树蕙滋兰
青胜于蓝

"联校教育社科医学研究论文奖计划"
20周年

曲恒昌 刘宝存 主编

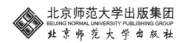

北京师范大学出版集团
BEIJING NORMAL UNIVERSITY PUBLISHING GROUP
北京师范大学出版社

图书在版编目(CIP)数据

树蕙滋兰　青胜于蓝:"联校教育社科医学研究论文奖计划"二十周年 / 曲恒昌,刘宝存主编.—北京:北京师范大学出版社,2018.9

ISBN 978-7-303-24015-9

Ⅰ.①树… Ⅱ.①曲… ②刘… Ⅲ.①社会科学—文集 ②医学—文集 Ⅳ.①C53 ②R-53

中国版本图书馆 CIP 数据核字(2017)第 182464 号

营 销 中 心 电 话　010-58802181　58805532
北师大出版社高等教育与学术教育分社　http://xueda.bnup.com

SHUHUIZILAN　QINGSHENGYULAN
出版发行:北京师范大学出版社　www.bnup.com
　　　　　北京市海淀区新街口外大街 19 号
　　　　　邮政编码:100875

印　　刷:保定市中画美凯印刷有限公司
经　　销:全国新华书店
开　　本:730 mm×980 mm　1/16
印　　张:25
字　　数:383 千字
版　　次:2018 年 9 月第 1 版
印　　次:2018 年 9 月第 1 次印刷
定　　价:98.00 元

策划编辑:陈红艳　　　　责任编辑:李云虎　葛子森
美术编辑:李向昕　　　　装帧设计:李尘工作室
责任校对:韩兆涛　　　　责任印制:马　洁

序言一

（顾明远教授）

改革开放以后，我国掀起了学习西方的热潮。一方面引进西方的科学技术，另一方面大批学生、教师赶赴发达国家留学进修。社会科学也不例外。但在学习过程中也出现了一些问题，即如何消化西方的理论，如何结合中国的实际，实现本土化。香港中文大学杜祖贻教授有鉴于此，希望改变现状，引导青年学者树立正确的研究观，掌握科学的研究方法，理论联系实际，为我所用。20 世纪 90 年代初，他奔赴内地找到北京大学汪永铨教授和我，商量在内地建立青年奖学金项目，鼓励青年学者开展有益的研究。我们当然非常赞成，于是联合了东北师范大学黄启昌教授、华东师范大学瞿葆奎教授等办起了"教育和社会科学应用研究论文奖励计划"。开始的时候只以教育和社会科学为主，后来又增加了医学等学科，而且奖励资助范围增加到十几所学校，所以就改称"联校教育社科医学研究论文奖计划"（简称"联校论文奖计划"）。资助经费主要由杜祖贻教授在香港爱国慈善人士中募集。20 年来共募集资金 1 100 多万元，资助内地研究生和青年教师共 1 470 多人次。受助者不仅得到经费的资助，而且得到精神的鼓励。早期受助者现在已是学校学术的骨干，并在学术上卓有成就。

此项计划虽然没有被列入国家教育科研奖励计划，但其影响是极其深远的。资助计划不仅促进了一批青年学者的成长，而且树立了正确的研究观和科学研究方法的范例。

应该特别指出的是，20 世纪 90 年代正是内地教育科研经费最紧张的

树蕙滋兰　青胜于蓝

时期。"联校论文奖计划"无疑是雪中送炭，似久旱逢甘露，滋润了内地青年学者的心田。杜祖贻教授不仅学术造诣深厚，而且关心青年学子的成长。为了筹措经费，他在香港奔走联络，历尽艰辛。杜教授的一片爱心将为青年学子永远铭记在心。

"联校论文奖计划"得到香港多方人士的支持，特别是受到香港中文大学原校长高锟的支持和香港圆玄学院主席汤伟奇先生的资助。我们永远感谢他们。

"联校论文奖计划"即将结束它的历史使命。为了纪念这个项目，记录项目的进程，并展示部分成果，特编辑此册。

2017 年 12 月 23 日

2

序言二　日新又新　与时偕行

（杜祖贻教授）

　　"联校教育社科医学研究论文奖计划"开始于筚路蓝缕之时，完成于修明盛世之日。以有限之资源，凭忠诚之合作；助学海以涓流，达送炭之任务。导师悉心传授：滋兰九畹、树蕙百亩。学员淬励精进：青出于蓝，冰寒于水。英才广植，意义长存。

　　"联校论文奖计划"渊源于1985年北京师范大学顾明远教授、北京大学汪永铨教授、华东师范大学袁运开校长、华南师范大学潘炯华校长以及多位国内和新加坡的学界的领导人物应邀访问香港中文大学，共同探讨海峡两岸和香港、澳门华人社会高等教育发展的问题。作者有幸认识怀有共同教育理想的学者，得时任香港中文大学校长马临的支持，于是展开与各地院校交流的准备。顾教授、汪教授与作者对学术研究的想法相近，时值改革开放，正是京港两地学术合作的好机会，首先组织社会及教育研究方法的讲习与研讨，进而筹办培植优秀学术人才的学位论文奖计划。初时是北京大学、北京师范大学与香港中文大学的合作，后来清华大学、东北师范大学、华东师范大学、中国人民大学、上海第二医学院（现为上海交通大学医学院）、中央民族大学、广东教育学院（现合并为广州大学）、广州师范学院（现合并为广州大学）、同济医科大学（现为华中科技大学同济医学院）、中央广播电视大学（现为国家开放大学）、华侨大学等十余所大学相继参加，20多年来获得资助的研究生及青年教师共1 400余人次。这里许多学成的优秀人才，此时分布于全国以至海外地区，服务于教育、学术、文化机构。他们在不同的岗位发挥学以

1

致用的抱负，效力于民族复兴与社会建设的事业。

论文奖计划颁发于研究生进修阶段中开始学位论文研究的关键时期，其功能在于缓解学员的经济压力、支持教授的辅导工作。"联校论文奖计划"所定的目标就是如此单纯。至于学员最终的成就，主要还是学员个人的努力、教授的造就与大学及家庭的培育。忝为"联校论文奖计划"发起人之一，作者对来自各校历届学员的优良表现，深感欣慰，对各校历任论文指导教授的敬业精神，至为钦佩。

"联校论文奖计划"的成立与维持，与多位服膺礼运大同的教训而怀有崇高文化理想的香港殷商慷慨捐赠是分不开的。当他们获悉内地学者与作者要把握时机，协助重振全国高等教育、重燃中华文化光辉时，立即热诚响应，鼎力支持20余年，特别是已故九龙总商会原会长及圆玄学院原主席汤国华先生、已故圆玄学院原主席赵镇东先生、香港现任圆玄学院主席汤伟奇先生，以及九龙总商会及圆玄学院的诸位董事们。

"联校论文奖计划"能够顺利发展和不断进步，负责筹划执行和检讨的秘书处居功至伟。相信大家对领导秘书处的曲恒昌教授和刘宝存教授，以及张玉婷主任、曾晓洁教授、蒋凯教授、李春萍教授、各位咨询委员、各校的联络教授，都有深刻的印象，也不会忘记当年在北京大学时，闵维方教授主持的讲习活动，陈定芳老师、陆小玉老师的优良服务。至于香港方面，香港中文大学学术交流处原处长伦炽标与财务处原处长陈镇荣都为论文奖计划提供了重要的助力。

"联校教育社科医学研究论文奖计划"的主要工作，一是安排论文阶段期的研究资助，二是提出论文选题的原则与研究方法的指引。意想不到的是论文奖计划竟然创立了一个令人兴奋的教育合作模式，其特点如下。

第一，大学与民间合作无间的高教项目，财务、学务各有所司而配合得宜。

第二，十余所不同地区的大学组成的学术研究的网络，促进校际合作。

第三，涵盖教育社科及医卫各科学，撤除学术樊篱，推动不同学科间的交流。

第四，宗旨明确，贯彻始终，帮助大量科研人才。

第五，收集1 400多篇学术论文，组成一个丰富的参考文库。

第六，实事求是，作风严谨；志在事功，不谋虚誉。

"联校论文奖计划"未必永垂史册，但论文奖计划多年来累积的经验是值得后人借鉴的。请看这本书的主编曲恒昌和刘宝存两位教授所定的很有意义的书题：

滋兰树蕙，见屈原《离骚》；青胜于蓝，见荀况《劝学》。

论文奖计划的前辈学者在国家多难的年代献身文教工作，他们历尽艰辛去维持中华文教的命脉，直到改革开放之时，再竭余力，培植后继人才，正是"既滋兰之九畹兮，又树蕙之百亩"，默默耕耘，方有今日。前辈学者期待他们栽培出来的年轻教授专家要比他们自己老一代更进步，期望取得"青胜于蓝"的成就。这里需要注意的是个"胜"字，以"联校论文奖计划"而言，论文奖计划学员要做"胜于蓝"的人，就以下列几位为例：曾经为论文奖计划题词勖勉的季羡林教授和朱光亚教授、论文奖元老汪永铨教授、瞿葆奎教授、黄济教授、黄启昌教授、王荣顺教授、曲士培教授、郭迪教授、曾国屏教授、洪昭毅教授，还有此时仍在学术盛年长春不老的顾明远教授。年轻学者要胜过这些前辈，首先要放下"特聘""千人""特殊津贴""院士""长江""讲座"之类的豪情与满志，而以谦逊的态度和坚毅的意志，朝向更高的学术标准和文化理想。当今的才俊真的要超越前人、要青出于蓝而胜于蓝的话，作者有三点建议。

第一，识古知今，继往开来。前述的前辈教授，不论其专业是文教理工医，都是学涉今古、识兼中外的学者，因此，他们能从中华文化本位出发，进行高深学问的探究并做出重要的贡献。

第二，省惜光阴，学无常师。前述的前辈教授，生活简朴，而专心致志于学问研究与人才培植。他们治学既专且博，不为学科所囿限，不

3

受学派所束缚。"泰山不让土壤，故能成其大；河海不择细流，故能就其深。"这是前辈学者成功的途径。

第三，学思并重，坐言起行。要达到青胜于蓝的最大考验是知行合一。前辈教授都是长于思考、勇于践行的可敬人物，他们生平的志业也汇入重振民族自尊、重建文化自信的动力之中。

前辈学者的使命告一段落，年轻学者"青胜于蓝"的时代正在开始。"九层之台，起于累土"，经过多年的积聚，联校中各大学的合作基础已经奠立，"联校论文奖计划"也将于今秋向学界告别，适时而兴的联校创新项目自必继之而生。承先启后，若影之随形；文教高台的建造与学术高峰的攀登，有待来者的努力。

谨祝"联校论文奖计划"历届的学员及此书的读者"日新又新""与时偕行"。

杜祖贻

戊戌仲春二〇一八年三月

祝教育及社会科学应用研究论文合作计划继续进行下去而且步步登高越办越好为祖国的教育及社会科学研究做出卓越的贡献

季羡林

一九九八年一月

季羡林：北京大学资深教授，国学大师，著名文学家，文学翻译家，梵文、巴利文专家，语言学家，教育家，社会活动家。

建立客觀自主的

國際學術水平

朱光亞 題

朱光亚：著名核物理学家，中国科学院院士、中国工程院院士，"两弹一星"元勋，国家科技领导小组成员。

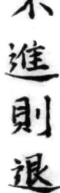

逆水行舟 不進則退

高锟

高锟：诺贝尔物理学奖获得者、中国科学院外籍院士、香港中文大学前校长，被称为"光纤之父"。

宏扬传统　兴中华文明

开拓创新　育世纪新人

顾明远书

顾明远：中国教育学会名誉会长，教育部社会科学委员会副主任，北京师范大学资深教授，联校论文奖学术委员会主席。

祝賀 聯校教育社科醫學研究論文獎

大會特刊

萬川歸海

眾志成城

香港圓玄學院

主席湯偉奇 敬題

汤伟奇：全国政协委员，"联校教育社科医学研究论文奖计划"全额资助单位、香港圆玄学院董事会主席。

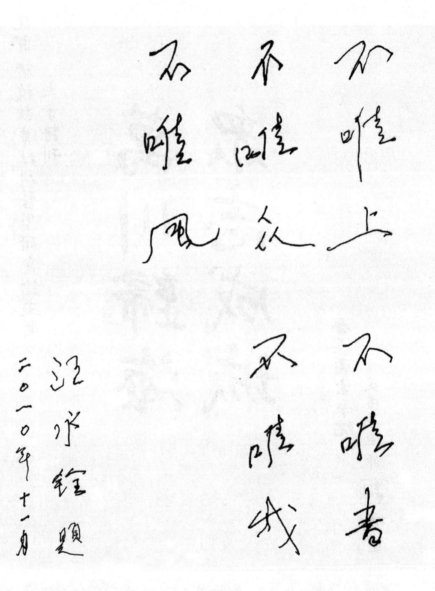

不唯上 不唯书

不唯众 不唯戏

不唯风 不唯我

二〇一〇年十一月 汪永铨题

汪永铨：北京大学资深教授、"联校教育社科医学研究论文奖计划"专家委员会原成员。

受繩則直法古今賢士
就礪則利鑄天下英才

杜祖貽

杜祖贻：美国密歇根大学及香港中文大学教育哲学讲座教授及研究科学家、联校论文奖主要发起人、联校论文奖评审委员会主席。

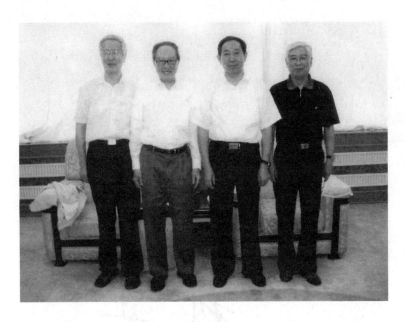

2008 年 4 月 7 日，教育部负责人袁贵仁会见"联校论文奖计划"学术委员会主席顾明远教授、评审委员会主席杜祖贻教授、秘书长曲恒昌教授。

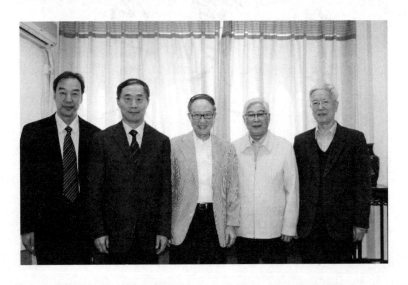

2011 年 9 月 30 日，"联校论文奖计划"学术委员会主席顾明远教授、评审委员会主席杜祖贻教授、北京大学党委书记闵维方、评审委员会秘书长刘宝存教授、北京师范大学曲恒昌教授会面。

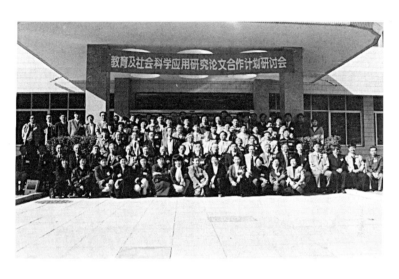

2000年"联校论文奖计划"五周年大会合影

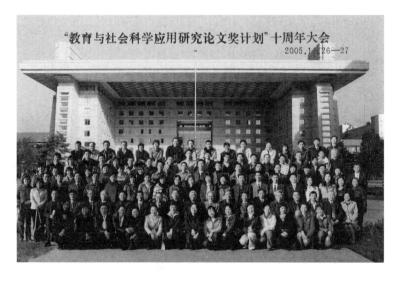

2005年"联校论文奖计划"十周年大会合影

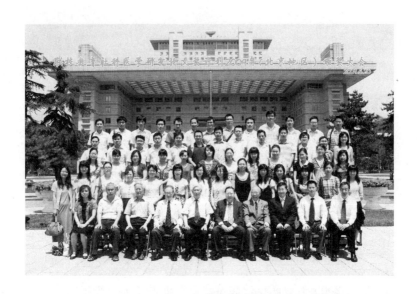

2009 年 6 月 20 日北京地区颁奖会议合影

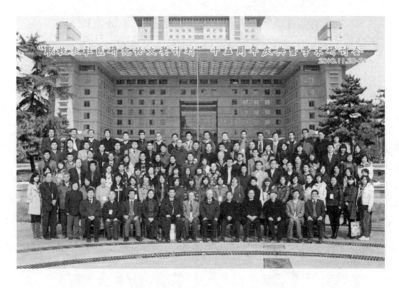

2010 年"联校论文奖计划"十五周年大会合影

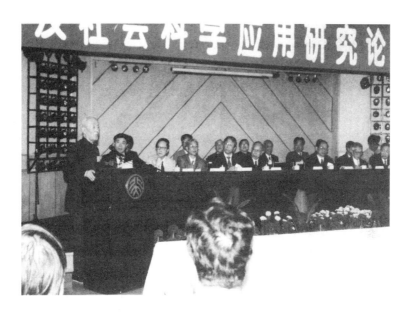

2000年季羡林先生在"联校论文奖计划"五周年大会上发言

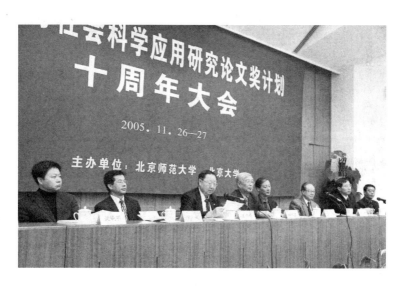

2005年汤伟奇先生在"联校论文奖计划"十周年大会上发言

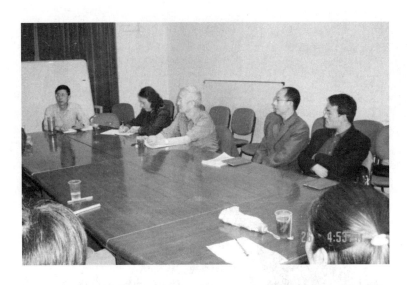

2005 年 4 月秘书处参加华东师范大学联校论文奖获得者学术座谈会

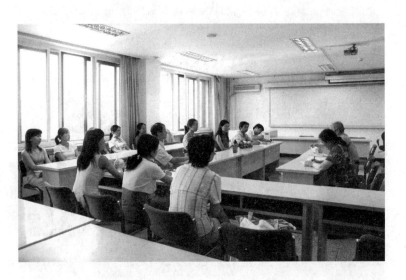

2006 年 1 月北京师范大学联校论文奖获得者学术座谈

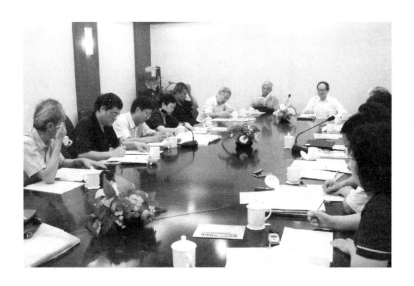

2007 年 7 月杜祖贻教授在"联校论文奖计划"学术委员会会议上发言

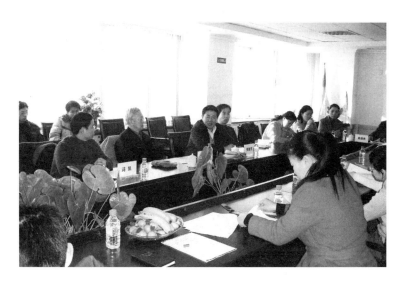

2007 年 2 月秘书处参加东北师范大学联校论文奖获得者学术座谈会

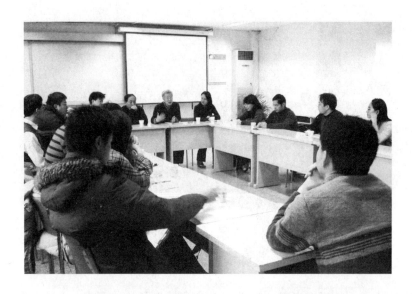

2008 年 1 月北京地区获奖者在北京师范大学召开学术座谈会

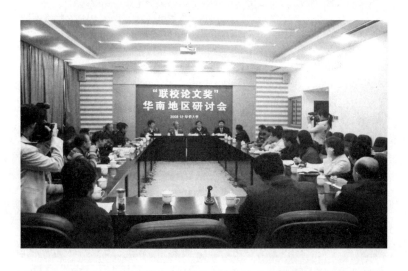

2008 年 12 月华侨大学、广州大学召开的"联校论文奖计划"
华南地区研讨会

目　录

第一章 "联校教育社科医学研究论文奖计划"的缘起

第一节 "联校论文奖计划"的渊源

"联校教育社会科学医学研究论文奖计划"又称"联校教育社科医学研究论文奖计划",简称"联校论文奖计划",是美国密歇根大学及香港中文大学杜祖贻教授、北京师范大学顾明远教授、北京大学汪永铨教授、华东师范大学瞿葆奎教授、东北师范大学黄启昌教授等学者[①]于1994年初联合发起的一个旨在资助和奖掖中国内地研究生和青年教师学术成长的计划。

创立初期,"联校论文奖计划"的名称为"香港中文大学教育及社会科学应用研究论文奖计划",由香港中文大学与内地参与院校分别进行合作,实行分散领导和组织管理。创立20余年以来,"联校论文奖计划"在引导内地研究生和青年教师深入研究西方教育及社会科学理论,有的放矢地将有关理论应用于中国教育和社会实践,推进教育及社会科学研究本土化,扶助青年学术人才成长,推动学术创新方面取得了令人瞩目的成就。虽然"联校论文奖计划"于1994年创立,但是这一计划具有深厚的渊源。美国密歇根大学及香港中文大学教育哲学讲座教授及研究科学家杜祖贻教授心系祖国,长期关注内地教育及社会发展状况,关切内地教育及社会科学研究进展,关心并扶持青年学术人才成长,在"联校论文奖计划"创立过程中发挥了关键作用,做出了卓越的贡献。

[①] 编辑注:本书关涉部分学者、专家、教授等,如有工作单位、职位、职称等相关变动,以事件发生截止时间为准。全书不再做一一说明。

　　杜祖贻教授早年在香港居住和接受教育，自香港中文大学毕业后到美国南伊利诺大学留学深造，博士毕业后在美国大学任教并取得杰出的学术成就，曾经担任密歇根大学教授兼教育理论系主任。20 世纪 70 年代后期，杜祖贻教授回母校香港中文大学创办教育学院，担任首任院长兼讲座教授。杜祖贻教授具有广阔的国际视野和深厚的民族情怀，由于在美国学校和香港学校接受教育且后来在两地大学任教，长期往返于东西方之间，杜祖贻教授十分关注在学习的时候如何使西方社会科学理论研究本土化并有所创新，如何采用科学方法开展教育及社会科学研究等问题。众所周知，现代知识领域的社会科学主要源自西方国家，主要的理论和方法大多是在西方发展起来的。社会科学传入海峡两岸和香港后，由于早期有些学者在欧美国家受过专业训练，他们在研究中国社会和以中国人为对象进行研究时，往往偏重西方学者所探讨的问题，沿用西方学者所建立的理论，套用西方学者所建立的方法，造成的影响是，中国社会科学研究者难以在问题、理论和方法上有所突破，亦步亦趋。[1] 为此，杨国枢教授、文崇一教授、李亦园教授等一批港台地区及海外学者联合倡议，于 1980 年 11 月 21 日至 24 日在台北市南港"中研院"民族学研究所举行"社会及行为科学研究的中国化"研讨会。著名化学家、"中研院"院长钱思亮先生致开幕词，来自人类学、社会学、心理学、政治学、历史学、教育学、语言学、精神医学、大众传播学、哲学共 10 个学科 60 余位学者参加了此次学术研讨会。1982 年 5 月，会议论文集《社会及行为科学研究的中国化》出版，该论文集收录了 18 篇高水平的会议论文。[2] 杜祖贻教授长期关心西方教育理论的局限性和华人社会教育研究的路向问题，与杨国枢教授、文崇一教授、李亦园教授等同道的观点十分契合，欣然应邀参加"社会及行为科学研究的中国化"研讨会，在会上做专题报告，提交的会议论文《论外来教育理论之限制与今后教育学研究的路向》被论文集收录。

---

　　① 杨国枢、文崇一：序言，见杨国枢、文崇一：《社会及行为科学研究的中国化》，台北，"中研院"民族学研究所，1982。

　　② 杨国枢、文崇一：《社会及行为科学研究的中国化》，台北，"中研院"民族学研究所，1982。

　　杜祖贻教授在研讨会报告和论文集所收录的论文中指出，20 世纪 50 年代以来，海峡两岸和香港的教育和学术研究仍然没有改变自洋务运动以来倚重外来理论和方法的局面，教育理论和方法西化的情况值得学者们深入反思。杜祖贻教授敏锐地看到香港和台湾地区的高校教育及社会科学学者和研究生们倚重西方理论的局限性，他举了几个具体的例子。例如，香港某高校两名研究生论文的参考文献几乎全部是英文文献；香港一位哲学研究者对北美一位哲学家的哲学思想进行巨细无遗的介绍，却没有做任何分析和评论；香港某高校教育学院的教材和参考文献绝大部分来自外文资料或翻译资料；受过西方训练的几位台湾社会科学学者主编一本教材，其参考文献绝大部分为外文，等等。接下来，杜祖贻教授以杜威教育理论为例，深刻地论述了教育理论的普遍性与特殊性，对教育理论从形成到应用实践的过程进行了深入的分析，并且对华人社会将来教育研究的路向进行了探讨。①

　　为了改变过于倚重西方的教育及社会科学理论的状况，杜祖贻教授还提出了一些具体的建议。在学习和研究方面，他建议中国学者不断学习新知识，对国内外有关理论和知识做全面深入的学习和研究，对各种理论产生的特有文化背景、历史因素、实际应用、效果以及对理论的分析和质疑做详尽的考察和透彻的研究；坚持学术诚实；多用本国文字发表成果，统一教育学名词术语，为教育学"中国化"奠定必要的基础；多研究本国本地的实际教育情况，发现问题，进行研究，以求解决问题；重视自己的社会的文化和教育传统，整理本土观念和知识，对其进行解释，以发现新知识。作为大学教师和学院院长，杜祖贻教授十分关心青年学术人才的培养。他明确提出，要加强对研究生的训练，培养后继学术人才。杜祖贻教授就此写道："学术的发展不是三年五年的事情，学术'中国化'将是一个相当长时期的努力。我们这一代学者，除了做自己的学术功夫之外，并须担负起培养后继者的重大责任，我们要尽可能照顾

---

　　① 杜祖贻：《论外来教育理论之限制与今后教育学研究的路向》，见杨国枢、文崇一：《社会及行为科学研究的中国化》，189～208 页，台北，"中研院"民族学研究所，1982。

我们的学生，希望他们能够青出于蓝，庶几不失'薪尽灯传'之义"①，"关于教育学和社会科学移植与'中国化'的问题和争论，应该列为研究院课程及必须研讨的项目，使研究生及时获得应有的警觉，以免重蹈前人的覆辙，及再度走上尝试错误的艰困过程。对于要出国留学的研究生，要告诫他们不要投机取巧，随便以中国事务题材撰写并无深意的论文，而获取学位。要劝勉他们脚踏实地，尽可能研习人家的文化与思想，并观察其长短得失，融汇新知旧学，为社会文化教育提供有用的知识和力量"②。客观地说，杜祖贻教授的上述会议报告和论文集论文，为后来"联校论文奖计划"奠定了观念基础。

　　20 世纪 80 年代和 90 年代，杜祖贻教授坚持不懈地在香港中文大学及香港学术界推动教育及社会科学研究中国化，并以广阔的视野和博大的胸怀关注亚洲华人社会的教育和教育研究问题。随着改革开放的不断推进，海峡两岸和香港的学术和交流不断增加，学者们开始一起探讨华人社会一些共同的教育和人才培养问题。1986 年，香港中文大学教育学院举行二十周年院庆，同年 4 月 13 日至 15 日，该校主办了主题为"亚洲地区华人社会教育事业的展望"的国际学术研讨会，校长马临教授莅临大会并致开幕词，我国与新加坡教育学和心理学专家学者共 31 人出席会议。出席会议的内地学者包括北京师范大学副校长顾明远教授、北京大学教务长兼高等教育科学研究所所长汪永铨教授、云南师范大学校长卢睿教授、广东教育学院③院长梁琼芳等。

　　"亚洲地区华人社会教育事业的展望"国际学术研讨会发起人、香港中文大学教育学院院长兼讲座教授杜祖贻教授在大会上做"海内外华人社会教育发展的共同问题"的主题演讲。杜祖贻教授指出，中华民族历史悠久、文化深厚，国人应当树立文化自信，培植民族文化自尊心和责任感。杜祖贻教授特别阐述了他在数年前提出的教育理论普遍性与特殊性的关

---

　　①　杜祖贻：《论外来教育理论的限制与今后教育学研究的路向》，见杨国枢、文崇一：《社会及行为科学研究的中国化》，207 页，台北，"中研院"民族学研究所，1982。

　　②　杜祖贻：《论外来教育理论的限制与今后教育学研究的路向》，见杨国枢、文崇一：《社会及行为科学研究的中国化》，207 页，台北，"中研院"民族学研究所，1982。

　　③　广州教育学院于 2000 年 4 月与广州大学、广州师范学院、广州高等师范专科学校、华南建设学院等院校合并组建成新的广州大学。本书所提校名及相关变动，以事件发生截止时间为准。

系问题，并且探讨了移植和应用外来教育理论所带来的后续效应。他指出，教育理论是在教育实践过程中形成的，理论本身带有浓厚的文化色彩和明显的社会背景；任何一种教育理论，除了具有以人类共同经验为基础的普遍性之外，同时也有植根于自己文化的特色，体现了自己的社会的传统和问题；学习和借用外来教育理论，必须注意其普遍性和特殊性，必须对外来教育理论做全面、深入的研讨。①

北京师范大学顾明远教授在研讨会上做题为"国内教育科学研究之现状和发展"的主题报告，指出一个国家的教育与这个国家的政治经济发展及文化历史传统紧密相关，应当建立适合我国国情的教育科学理论体系，走自己的道路；教育研究要从实际出发，坚持科学的态度，使研究结论建立在科学的基础之上。在研讨会上，顾明远教授还特别指出，过去由于一些原因，内地和香港学者之间的交流不是很密切，他热烈欢迎香港学者到内地讲学访问，和内地学者进行合作研究，促进内地教育科学研究的蓬勃发展。② 在这次研讨会上，汪永铨教授、卢睿教授、梁琼芳教授分别做了主题报告。

"亚洲地区华人社会教育事业的展望"国际教育研讨会议期间，杜祖贻教授多次和内地学者顾明远教授、汪永铨教授、卢睿教授、梁琼芳教授等进行交流，就国外教育理论移植和应用问题进行了深入的讨论，探讨了未来合作研究和共同促进青年学术人才成长的可能性。这一次的交流和讨论，可以看作8年后他们联合华东师范大学瞿葆奎教授、东北师范大学黄启昌教授共同发起"联校论文奖计划"的前奏。

1986年"亚洲地区华人社会教育事业的展望"研讨会后，杜祖贻教授致力于社会科学理论本质及应用研究，经常与海峡两岸和香港的教育学、哲学、心理学、人类学、社会学、政治学、经济学等多个学科的学者合作探讨社会科学理论移植的效果和局限性问题。1992年8月3日至5日，经杜祖贻先生提议，香港中文大学举办了"西方社会科学理论移植与应用

①　杜祖贻：《海内外华人社会教育发展的共同问题》，"亚洲地区华人社会教育事业的展望"香港中文大学教育学院国际学术研讨会论文集，3～7页，香港中文大学，1986。

②　顾明远：《国内教育科学研究之现状和发展》，"亚洲地区华人社会教育事业的展望"香港中文大学教育学院国际学术研讨会论文集，9～16页，香港中文大学，1986。

合作研究会议"，世界著名物理学家、"中研院"院长吴大猷先生莅临大会并致开幕词，来自中国、美国、日本的 20 多位学者出席了研讨会。在会议的论题研讨阶段，杜祖贻教授和他的合作者及研究生一共做了"西方社会及行为科学理论的科学性及可移植性：Piaget，Skinner，Kohlberg 三家学说分析研究""海峡两岸和香港在欧美进修社会科学的留学生选择论文的倾向：海峡两岸和香港留美学习社会科学者的博士论文研究方向的初步调查""日本的留学政策与国家的现代化与国际化的发展及经济发展"等四场学术报告。1993 年，会议论文集《西方社会科学理论的移植与应用》由香港中文大学出版社出版，吴大猷先生为论文集题写书名并作序，香港中文大学校长高锟教授（2009 年诺贝尔物理学奖获得者）也为该论文集作序。该论文集出版后受到学术界的欢迎，很快售罄，并于次年在香港、台湾和长春三地同时再版。①

　　杜祖贻教授不但关心国外教育理论移植的效果与限度，而且十分关心社会科学的科学性问题，重视科学方法在社会科学中的应用。杜祖贻教授认为，科学方法的训练和科学态度的养成，对国家发展和社会进步具有重要的意义。他推崇科学知识和科学方法，指出科学知识和方法可靠、有用，科学知识范围广泛，科学是人类知识进步的动力，科学方法的特点是要求公开求证与不断更新。他还认为，科学与客观是互通的，客观的推理与科学的推理是相符合的，二者都尊重事实和因果推断。根据杜祖贻教授的观点，科学知识是客观、精确的，科学方法是严谨、可靠的，教育学和社会科学乃至传统的人文学科都应当吸收自然科学的知识和方法，这些学科的研究生要重视科学方法训练。② 1993 年出版的《西方社会科学理论的移植与应用》论文集收录了杜祖贻教授多年的研究成果《社会科学的科学本质》(The Scientific Merit of the Social Sciences：Impli-

---

　　① 杜祖贻：《西方社会科学理论的移植与应用》，香港，香港中文大学出版社，1993。再版时，该书由香港中文大学出版社、东北师范大学出版社、台北远流出版事业有限公司联合出版。

　　② 杜祖贻教授探讨在社会科学研究中运用科学方法，一方面指社会科学应当借鉴自然科学的研究方法，包括观察、实验和统计方法等；另一方面指社会科学研究要以科学精神为主导，注重证据，注重逻辑和推理。

cation for Research and Implication）一文。① 在《社会科学的科学本质》这篇论文中，杜祖贻教授指出，社会科学意义重大，但是其研究的可靠性和有效性存在一些障碍，因而质量有待提高。杜祖贻教授深入比较了自然科学与社会科学的探究模式，指出前者的探究模式是累积的，后者的探究模式是散乱的；社会科学要提高科学性，就要把自然科学中新近发现并已得到证实的知识引入社会科学，并借鉴自然科学的研究方法；并且，要在自然科学与社会科学之间建立系统、双向的学术交流渠道，推动跨学科研究，促进自然科学和社会科学共同发展。②

　　杜祖贻教授主要从事教育哲学和教育及社会科学理论研究，但是他长期关注内地教育及社会发展状况，主张教育及社会科学研究不要空谈理论，而是要多研究实际的教育和社会问题，通过研究促进中国教育和社会改进。因此，论文奖从一开始设立就采用"应用研究"这一名称，鼓励多数研究生和青年教师开展应用研究，少数研究生和青年教师开展理论研究。客观地说，这种设计是合理的，毕竟教育及社会科学研究要以研究实际问题为主。论文奖设立后，特别是后来在征集课题指南的过程中，杜祖贻教授建议研究生和青年教师研究中国教育和社会的一些重要实际问题，如校车安全问题、四川震后救灾问题、食品安全问题、廉政反腐问题等，研究要体现出一位海外爱国学者对中国内地发展的密切关注和深厚情怀。杜祖贻教授一向主张，社会科学学生到国外留学，不要出于容易获得学位的考虑而选择本国问题作为选题，而要勇于研究留学接纳国或其他国家的问题。杜祖贻教授多次举现代著名经济学家马寅初先生早年在美国完成的研究纽约市财政的博士论文，以及当代著名历史学家何炳棣先生早年在美国完成的研究英国土地制度的博士论文的例子，对他们选题的勇气和魄力倍加推崇。杜祖贻教授多次建议，感兴趣的研

---

　　① 杜祖贻：《西方社会科学理论的移植与应用》，349～415 页，香港，香港中文大学出版社，1993。

　　② 杜祖贻教授的英文论文《社会科学的科学本质》由华东师范大学洪光磊博士翻译，1997年 9 月被北京师范大学国际与比较教育研究所曾晓洁、赵亮编辑的《"教育及社会科学研究论文合作计划"参考资料第二辑：社会科学》收录。2000 年，该论文扩展为同名英文专著，由 Trentham Books 出版公司出版。2012 年，《社会科学的科学本质》中文专著由上海辞书出版社出版。

究生和青年教师可研究到国外读研究生的中国教育及社会科学留学生的学位论文选题，并鼓励到国外读研究生的中国教育及社会科学留学生选择就国外理论或实践问题进行学位论文研究。

杜祖贻教授是一位文理兼修、知识渊博的学者，早年在香港中学毕业后被海外一所大学的工学院录取，因故未能成行。他的主要研究领域是教育哲学，但是他在哲学、文学、历史学、社会学、政治学、经济学、心理学、生物学、医学、药学等众多学科均有深入的研究。杜祖贻教授不但从事学术研究，教书育人，而且关注实践，为中国内地及香港教育质量改进、学生体质增强和国民素质提高而不遗余力。曾有一段时间杜祖贻教授身兼美国密歇根大学教育理论系主任与香港中文大学教育学院院长两职，经他倡议，两校的教育学院合作进行"人口稠密地居民体力活动与生活素质研究"，以学龄儿童为主，所需的研究工具包括学习兴趣调查、性格调查、体格调查、居住环境调查、健康状况调查、体育活动调查及体能测验等。① 杜祖贻教授主张儿童身心和谐发展，同时将社会视为一个有机系统，认为教育与经济、卫生、人口素质等相辅相成、紧密相关。因此，杜祖贻教授后来在香港开展社区医学研究，促进对儿童身体素质、教育与健康关系进行深入研究，并担任香港中文大学医学院社区医学讲座讲授，后来提议上海第二医科大学（后成为上海交通大学医学院）、同济医科大学（后成为华中科技大学医学院）参与"联校论文奖计划"，并提议创办《教育生物学报》，并非偶然。

与此同时，杜祖贻教授与内地同行的联系日益密切，与北京大学、北京师范大学、中国人民大学、华东师范大学、上海第二医科大学②、东北师范大学、广州大学、华侨大学等众多院校都进行交流合作，并商讨创办论文奖的合作机制。设立论文奖计划的多数条件已经具备。

（蒋　凯）

---

① 杜祖贻：《论外来教育理论的限制与今后教育学研究的路向》，见杨国枢、文崇一：《社会及行为科学研究的中国化》，208 页，台北，"中研院"民族学研究所，1982。

② 2005 年，上海第二医科大学与上海交通大学合并，成立上海交通大学医学院。本书所提校名及相关变动，以事件发生截止时间为准。

第二节 "联校论文奖计划"的创立

自 20 世纪 80 年代初开始，经过 10 多年坚持不懈的合作、交流、调查、研讨，一个研究宗旨正确、方法客观科学、路径明确的新科研计划的思想和理论准备已经成熟。1993 年年末和 1994 年年初的冬春之交，美国密歇根大学及香港中文大学教育哲学讲座及研究科学家杜祖贻教授在与内地多位专家书信交往的同时，冒着寒冷的天气，从香港北上到东北师范大学、北京大学、北京师范大学，再到上海的华东师范大学、上海第二医科大学，直至广东师范学院①，与这些院校的学术前辈一道确定创立"香港中文大学教育及社会科学应用研究论文奖计划"（即"联校论文奖计划"的前身），明确制订了该计划的宗旨和目标，商讨了该计划的运作模式和实施的具体步骤与方法，并决定于 1994 年春开始运作。这标志着"联校论文奖计划"的正式创立。

"联校论文奖计划"的宗旨和目标是：提倡对西方教育及社会科学理论进行跨文化比较研究，积极发展教育及社会科学理论的本土化学术方向，以及倡导教育及社会科学应用研究的价值取向。通过有选择的研究资助，引导研究生和青年教师对西方教育及社会科学、医学进行客观科学的跨文化的比较研究，探究其精髓，有的放矢地将其应用于中国实际，使其本土化，在此基础上创建有中国特色的、先进的教育与社会科学理论，促进青年学术人才的成长。

在宗旨和目标确立后，又确定了具体的目标和任务：无偿地资助研究生学位论文的撰写；资助青年教师的科学研究项目；表彰、推广优秀研究成果；支持各校各地区青年学子之间的学术交流与合作，将该计划建成一个有益于推进教育及社会科学研究，促进青年学术人才成长，富国强邦的公益事业。

这项计划由一些大学的知名学者共同倡议，其中包括香港中文大学及美国密歇根大学杜祖贻教授、北京师范大学顾明远教授、北京大学汪

---

① 广州师范学院于 2000 年 4 月与广州大学、广州教育学院、广州高等师范专科学校、华南建设学院等院校合并组建成新的广州大学。本书所提校名及相应变动以事件发生截止时间为准。

永铨教授、华东师范大学瞿葆奎教授(华东师范大学教育学系教授，全国教育科学规划领导小组教育基本理论学科规划组组长、中国教育学会副会长)、东北师范大学黄启昌教授(东北师范大学数学系教授，数学系主任、校长，兼任吉林省人大常委会委员、全国政协委员等职位)、广东教育学院梁琼芳教授(广东教育学院院长)及香港中文大学刘述先教授等。他们发起这项计划是针对当时在教育及社会科学研究中"机械套用西方理论"和"空谈白话"的现状，谋求学术研究的改革。他们主张"教育及社会科学研究应充分发挥理论的指导作用，目标要明确，方法要客观。研究者要对自己的研究方向和方法做客观和缜密的策划和审核"，投入活跃的学术研究状态和谨守严谨的科学精神。1993年，在香港中文大学召开的"社会科学应用研究"研讨会上，这一主张得到了海峡两岸和香港学者广泛地重视与认同。1994年，"教育与社会科学应用研究论文合作计划"正式启动。这项计划强调学术研究一定要目标明确，运用有限的资源去获取充分的知识成果，专攻具有真正学术意义和社会价值的论题，强调研究方法一定要客观、准确，不能牵强附会、随意模仿。因此，这个计划培养出来的人才，应该是具有文化理想、学贯中西、勇于实践、长于创新的学术生力军。这里浸透了老一辈专家学者对教育及社会科学发展研究的关切之心、对青年学者成长的关怀之意、对国家强盛的殷切期盼，是他们长期以来孜孜以求并为之奋斗的目标。

　　无疑，对于建立一个完整的公益事业，仅仅有正确的宗旨和方向还是不够的，它必须获得有效的资金支持。该计划的发起人杜祖贻教授在筹划论文奖计划的同时，也开始了筹措计划资金的工作。他对计划的共同策划者明确表示，他将会负责筹集资金，并表示为保持计划的独立性和纯净，他绝不会向国外教会势力谋求资助，他只向尊重和支持本计划宗旨的香港同胞和相关机构寻求资金支持。在他的努力下，香港九龙总商会、吴仲亚教育基金、许李基金、信泰公司等机构提供了最初的资金支持，使计划得以顺利开始运作起来。随后，又有更多的机构和爱国人士为计划的发展提供了源源不断的资金支持。这些热心于国家学术发展的爱国人士慷慨的资金支持，为该计划的成长提供了坚实的物质保障。

　　由于"联校论文奖计划"尚属初创，人力物力资源均有限，然而，虽然计划的组织架构和运行机制尚未十分完善，但便捷有效。

计划的大事项和决定通常由杜祖贻教授与内地第一批参与院校的汪永铨教授、顾明远教授、瞿葆奎教授、郭迪教授等前辈商议做出。香港中文大学校长高锟对"联校论文奖计划"十分重视，特意安排该校跨境学术交流处处长伦炽标博士及其属下承担起计划的日常财务管理、收集论文研究成果和与内地参与校的联系等多项工作。内地各参与校负责的工作包括大力宣传计划的宗旨、组织学子申报课题、聘请专家评审申报材料、确定获批的申报人员名单、呈送杜祖贻教授及香港中文大学相关管理机构、接收并分发香港计划总部寄来的资助资金等。具体操作均由各参与校的前辈专家及其相关院系的教师和办公室人员负责。由此可见，尽管创建之初整个计划的组织管理体系和运行机制尚不十分完善，但是上下左右相互衔接，运作通畅、有效，有助于计划进一步地发展和改进。

"联校论文奖计划"是一个开放的公益事业，但是，由于初创且资金有限，因此无法吸纳大量院校的参与，有鉴于此，唯一明智的选择便是接纳吸收国内影响较大、代表性较强、地域分布较广的一些高等院校作为第一批成员校。它们是：东北长春的东北师范大学、北京的北京大学和北京师范大学、上海的华东师范大学和上海第二医科大学（现为上海交通大学医学院）、广东的广州师范学院（现为广州大学）以及香港中文大学。当然，这些院校能成为"联校论文奖计划"的首批成员，更直接的原因是它们均拥有无比关切国家哲学社会科学发展、无比关切青年学子的成长、无比盼望富国强邦的众多令人尊重的学术前辈，他们对"联校论文奖计划"的宗旨完全认可并努力实践，有志于共同创建这一学术共同体。

尽管上述院校的教育及哲学社会科学、医学学科的研究生和青年教师原则上均有资格申请研究课题的资助，但基于资助的有限性，只有那些认可"联校论文奖计划"的宗旨，且有研究发展潜力的青年学子才有可能申报成功。为此，在"联校论文奖计划"正式启动之前，各参与院校均采取各种方式，努力在青年学子中大力宣传"联校论文奖计划"的宗旨及具体申报办法。为积极推广计划，杜祖贻教授等还深入内地多个院校召开座谈会、讨论会，介绍"联校论文奖计划"的宗旨，欢迎同学们积极申报。经过各院校专家的严格、公平的评审，并报请杜祖贻教授及香港中文大学相关管理部门审核，"联校论文奖计划"第一批获得资助者共有 59 人，其中博士生 15 人，硕士生 26 人，青年教师 18 人。他们所从事的研究涉及教育、心理、哲学、文学、历史、管理、经济等多门学科，充分展示了该计划多学科的特色。由于参与"联校论文奖计划"各院校的学科类型和规模有所不同，有的只有一个大学科，比如，医学和哲学，有的涉及众多学科，院校规模有的只有数百人，有的则多达上千人，因此，分配给各参与校受资助者的名额也有所不同，各校对此也给予了充分的理解和支持。

1994 年至 1995 年第一批获得资助的各院校学子和教师分布情况如下：东北师范大学共 18 人（其中研究生 13 人，青年教师 5 人）；北京大学共 5 人（其中研究生 3 人，青年教师 2 人）；北京师范大学共 14 人（其中研究生 12 人，青年教师 2 人）；华东师范大学共 8 人（其中研究生 6 人，青年教师 2 人）；广东教育学院共 5 人，均为青年教师；上海第二医科大学共 8 人（其中研究生 6 人，青年教师 2 人）；香港中文大学 1 人。

经过严格评审而获得资助的第一批学子，现在均已成为各领域、各单位的学术带头人或核心领导人。比如，北京大学的陈洪捷教授、李文利教授；北京师范大学的褚宏启教授、张斌贤教授、俞国良教授、杜育红教授等；东北师范大学的饶从满教授；华东师范大学的范国睿教授；等等。

按规定，每位获资助者将获得该计划为其提供的一定数额的无偿捐赠资金用以资助他们开展科学研究。考虑到博士生、硕士生和青年教师撰写学位论文和开展研究所需经费等资金数额有所差异，因此，采取了差别支付资助金额的原则，即博士生最高，青年教师次之，硕士生最低。具体规定是：获奖励资助的博士生额度为 1 600 元港币，青年教师 1 400 元港币，硕士生 1 200 元港币。

为鼓励获资助者的指导教师的积极性，提高论文研究水平，并体现其劳动价值，"联校论文奖计划"特意从受助者所得经费中划拨一小部分作为指导费付与各指导教师。尽管从今天看，这些资助经费数额相当有限，但其作用却十分突出。这是因为：其一，当时各校经费都相当紧张，科研经费更是稀缺，不要说研究生无法得到，即使青年教师也难以获得；其二，当时人们收入普遍较低，高校教师平均月收入不足千元，无力支付规模较大、研究较深入的课题所需经费。至于研究生，他们大多数家境并不充裕，甚至贫寒，更是无力承担任何较深入的科学研究所需经费。显而易见，这一资助无异于雪中送炭，使他们可以购置必要的科研资料，开展异地调研，进行更加客观深入的研究，以顺利完成学位论文的写作。每每谈到科研资助，他们都由衷地表达了感激之情。

为了保证受助者的论文写作能有效、有序地进行，"联校论文奖计划"规定资助经费分两次发放，即在申请者获批时首次拨付总资助经费的1/2，以利于研究的顺利开展；论文完成并通过审定的合格者，再次给予总经费的1/2，以保证研究成果的质量和学术水平。这一举措有助于保证"联校论文奖计划"自始至终有序高效、保质保量地完成。

"联校论文奖计划"第一批以及此后将近10年拨付给内地获资助者的款项均为港币（期间，1港币大约兑换1元人民币，二者均等值），但当时港币不能自由兑换成人民币，港币在市场上也不能自由流通。因此，每年内地各参与校收到经费后，必须持学校证明到指定的银行办理汇兑手续，一段时间后才能拿到相应的人民币，然后发放到获资助者手中。这一过程尽管烦琐，但各校相关工作人员都认真负责、毫无怨言并乐在其中。

"联校论文奖计划"并未召开盛大的创立仪式和庆祝大会，也未确定是在何日何时正式创立的，但可以肯定的是，1994年春"联校论文奖计划"正式启动之时，便是其创立之日。

总之，"联校论文奖计划"是在历经10多年充分的思想理论和舆论准备及相对高效的时间准备基础上创立的一个公益性项目。其宗旨正确，目标明确，倡导的研究方法得当，组织架构和运行机制比较简明、有效，是一个起点较高的民间公益计划。

随着国家社会、经济、文化的快速发展和高等院校内部的变迁，在老一辈专家学者的指导下，在参与院校各级领导的支持、广大师生的积极投入以及教育部领导的关切和指引下，"联校论文奖计划"克服了前进中的种种困难，在教育和哲学社会科学、医学等领域的研究和人才的培养方面取得了不平凡的成绩，在全国产生了较大的影响，成为民间成功资助高校青年学子开展教育及哲学社会科学、医学研究的典范。

（曲恒昌）

第二章 "教育及社会科学应用研究论文合作计划"的早期活动及发展

第一节 教育学术沙龙的举办
——关于社会科学的科学本质及研究方法的研讨

社会学家丹尼尔·贝尔曾经说过："由于知识和时间的增长，更由于人类关于自身的发展和对社会的控制，在过去的三十年左右，社会科学成为公众最关注和最寄予希望的科学。"没有人怀疑社会科学应该为人类的发展做出科学而有效的指点。但时至今日，人们还在讨论今天的社会科学是否称得上一门科学，太多的争议和迷蒙也还困惑着社会科学的发展，致使社会科学的发展远离丹尼尔·贝尔所言的目标，远离人们的希望。"教育及社会科学应用研究论文合作计划"创立的宗旨便是：提倡对西方教育及社会科学理论进行跨文化的比较研究，积极发展教育及社会科学理论的本土化学术方向，倡导教育及社会科学应用研究的价值取向，计划面向研究生和青年教师，以促进其学术成长，激励他们对学术价值与研究方法的思考，希望他们能够做出好的研究，导引实践。自 1994 年"教育及社会科学应用研究论文奖计划"推行以来，特别是受杜祖贻先生《社会科学的科学本质》的启发，关于社会科学的科学本质以及学术研究的价值与方法等问题，激起了"教育及社会科学应用研究论文合作计划"参与院校青年学子和学者的积极思考。

杜祖贻先生在《社会科学的科学本质》中针对社会科学发展的现状指出，社会科学还远没有像自然科学那样产生可靠的知识，在寻求真正科学性上也远没有像自然科学那样取得实质性的进步。社会科学所建立的各种理论本身也还严重地欠缺科学性的严密，而对西方教育及社会科学现有理论不加批判的接受，更是妨碍了社会科学的发展。社会科学要得以很好的发展，应该充分挖掘自身的科学潜能。《社会科学的科学本质》从总体上对社会科学进行了全面的反思，将社会科学与自然科学的研究模式进行比较，深入分析了社会科学的属性，阐释了社会科学欠缺科学性的缘由，指出"社会理论的建立、扩展和最终退隐，构成了其盛衰的全过程"。"新旧理论虽然也折中吸取了彼此的见解和思想，但几乎没有相互交流与合作。不同的社会理论提出了同样的问题，但它们运用的是不同的学术语言。……社会科学的实质是高度个别化的。因而，社会科学的探究活动缺乏有长久生命力的研究传统，缺乏既定的机制，未能积聚起完备的知识基础，未能依靠累积效应建立更强大的理论，这或许就是社会科学最严重的局限性"。相比于自然科学，"社会科学未能达到由自然科学确立的标准，因为它缺乏自然科学的重要属性，如累积性、可验证性、跨文化特性等"。《社会科学的科学本质》认为，在迈向科学化的目标上，社会科学应该向自然科学学习与借鉴，呼吁"把自然科学中的新发现并已取得证实的知识引入社会科学"，如心理学的研究和神经病理学的结合；应"认识到社会科学受着文化因素的约束"，要"研究文化因素在社会理论和社会知识的选择、引用和评估过程中的重要影响"；应"通过社会科学的运用来检验它们的作用及其力量"，呼吁研究者应当重新思考和确定社会科学的发展方向。《社会科学的科学本质》还提出了六项具体的行动建议。行动建议中对文化的因素做了特别的阐述，指出必须认识到"社会科学深受文化的约束"，任何一门学术活动及学派思想都受制于时空的特殊条件，鲜明而坚决地主张在接受与理解西方理论，尤其是将其在中国进行移植与应用时，要以一种跨文化的观念作审慎的分析，使之本土化。

自"教育及社会科学应用研究论文奖计划"设立以来，北京师范大学青年教师和研究生、华东师范大学青年教师和学生先后举办了多次教育学术沙龙，所讨论的问题主要集中于：社会科学与自然科学是否具有相同的科学标准？社会科学自身所具有的文化特性在其科学化的过程中又如何保存和体现？社会科学的科学化何以能够实现？

树蕙滋兰　青胜于蓝

　　1996 年 1 月 12 日和 1996 年 10 月 20 日，北京师范大学的一些研究生和青年教师就社会科学的科学本质举行了两次学术沙龙。参与者主要有方明、徐辉、马健生、宋忠赤、田效勋、周作宇、石中英、毛亚庆、王卫东、刘万伦等。这两次讨论围绕社会科学的科学本质进行了深入的研讨。大家一致认为，讨论社会科学发展中所存在的问题，探求社会科学与自然科学的差异及发展的方向是很有必要的学术思考。杜祖贻先生的《社会科学的科学本质》带给读者许多启发。《社会科学的科学本质》通过对社会科学研究中的几个案例理论的系统实证研究，考察了社会科学与自然科学的差异和差距，其分析的逻辑起点是社会科学应向自然科学学习，才能使社会科学具有自然科学的科学性和连续性的（而非间断性的）累积。

　　这两次教育学术沙龙讨论的一个焦点问题是：社会科学与自然科学水平间的差距产生的原因是什么？是研究方法不当，还是社会科学的学科特性所决定的？

　　周作宇提出对此问题的"十问"，系统阐述了他的思考与观点。他认为，"如果将最高的抽象看成一种活动，那我们就能在科学本质的概念下将自然科学和社会科学视为拥有共同的特征及本质。……不能仅仅把科学与知识画上等号，跳出仅仅是知识的框架来看待科学，那么科学所包含的便是科学精神、科学方法和科学知识。科学在很大程度上便是一种要求客观的、审慎的、执着的、有思想的探求活动……"他认为，应从活动的角度来探讨科学本质的问题。在此基础上，他认为自然科学与社会科学有明显的区别，社会科学研究的事实与人有关，研究过程中有价值介入，而自然科学研究的事实与人无关，研究过程中价值无涉。价值相关使社会科学区别于自然科学。正因为如此，社会科学的使命是走向社会，而不仅仅是建构理论。关于社会科学的发展何以滞后，结合教育研究，他介绍了其研究论文《理性批判与教育理论发展》《制约教育理论发展的因素》中的观点，认为教育理论之所以发展缓慢，一个重要的原因就是理性批判意识淡漠。他还提出三种制约社会理论发展的因素：开放与封闭的理论环境；开放的共同体与封闭的共同体；批判的主体与非批判的主体。他认为教育理论不仅是一个认知过程，也是一个社会交往的过程。中国教育理论之所以落后，缘由在于：理论主体的批判意识淡薄；理论共同体的宽容度不足；理论环境的开放性不够。

石中英赞同从活动的角度讨论科学的科学本质。他指出，怀特在《文化的科学》中就提出过"活动的科学观"。怀特认为，科学是一种文化活动。石中英认为，"从一定的意义上说，自然科学的问题是自然本身的问题，社会科学的问题是人自身的问题。自然科学要描述和说明事物，社会科学则要解释事件。就教育本质这一问题，为什么会对这样一个事实给予不同的价值判断和陈述呢？这是因为教育学中的事实问题本身就包含它的价值前提，人们对教育事实问题的叩问是从自己的价值立场出发，而不是从理论的逻辑或纯粹的经验立场出发。教育事实问题在这里成了教育家以及他们生活的时代对教育的主观需求的价值问题。因而，不同历史时期的教育问题不像不同时期的数学、物理学、天文学、生物学问题那样，是自古就有，但又历久弥新的"。他认为，教育问题是一类主观性问题，是富有个性、社会历史性和文化特征的问题。他从教育学隐喻的角度分析了柏拉图的"洞穴的囚徒"、夸美纽斯的"科学"和杜威的"生长"等隐喻所阐释的教育观，分析了这些隐喻所存在的意义及对教育活动内在性、精神性、文化性的深刻把握和独特呈现。

毛亚庆认为，自17世纪自然科学取得前所未有的成就以来，自然科学的概念及方法便拥有了相对的权威，人们以为自然科学知识是人类知识的典范，科学的方法无所不能，其他学科只有运用了自然科学的方法与概念，才能提高其理论的科学水平，教育学的发展也表现出这一科学主义的倾向。人们对这种趋向的积极性予以普遍的认同和肯定，但对这一倾向的局限性却少有论述。他从教育理论科学化基础之一的心理学入手，分析了科学主义的思维方法是如何从自然科学渗透到社会科学乃至教育学的。他认为，从冯特的心理元素分析、詹姆斯的机能实用主义研究到行为主义的刺激—反应说，都是"将人完全当作了物体或一架没有知觉的机器来处理，心理现象干脆变成了某种物体的属性，人从心理学中彻底消失了。以这样的心理学作为构建科学教育学的基础，构建出来的教育学终将难以摆脱目中无人的境地"。"教育学理论建构受这种实体还原思维方式的影响，偏执于教育实践的物质性、客观性，使教育学失去了主体意识，失去了固有的思想性，失去了自身学科的特点"，所产生的公式化教育理论扼杀了教育理论的丰富多样性，也使其自身的建设趋向僵化、封闭，也使"教育学自身成了只说一种语言，即标准的普通话——科学语言或逻辑的语言，而与充满个性和风格的方言无关"。他认为在教育学理论的构建与发展中，对教育理论科学主义倾向的局限性应有所思考。

徐辉认为，《社会科学的科学本质》所提出的社会科学的科学化问题及大家的讨论对教育科学的启示在于：在教育理论的研究中，要考虑规范化与文化的普遍性。他针对"当前我国教育科学领域，尤其是外来教育理论中存在的严重问题——浮躁与失范、移植与拿来主义"，提出了教育科学发展的两个指导原则：规范化与本土化。他反思了近代以来的中国教育科学，特别是外来教育理论规范化和本土化的历史进程，论证了规范化与本土化的内涵，并从动态与静态两个方面分析了本土化的过程。

方明认为，我们也许应当对我们所持的社会科学具有独特的研究对象的前提做一番反思。"我们是不是过分强调了社会科学与自然科学之间研究对象的差异性，而忽略了两者之间的共同性呢？"《社会科学的科学本质》对两者研究对象的差异进行了深刻的分析，但对社会科学科学化的强调其实是指出了社会科学从自己的学科特性出发，走出探寻自己的恒常性、累积性和实证道路的可能与趋向。"社会科学应该有自己研究的主体意识，应该以开放的而不是排斥的态度来对待自然科学的研究方法与研究取向，加以合理的科学化。"

讨论的另一个焦点问题是如何理解社会科学的累积性与社会科学的发展。方明认为，"社会科学与自然科学累积性的差异，其根源在于社会科学和自然科学的研究对象、研究方法以及研究者的价值观等的不同"。具体而言，自然科学研究对象为实存的相对静止的物质世界，而社会科学研究的对象可以是实存的，也可以是非实存的世界，而且社会科学研究中是价值相涉，不是自然科学研究中的价值中立。为什么社会科学的研究水平达不到自然科学的科学性呢？一是与社会科学研究的体系有关；二是与研究信息、资料本身的累积与整理有关；三是与研究人员有关。因此，"社会科学的某种学科是在某个历史阶段针对某种特定的历史阶段，为某个特定的历史问题、特定现象，根据某种特定的思想源泉创立出某种特定的思想"。因此，社会科学的累积性不可能像自然科学的"火箭式"累积与发展，而注定是间断的。

石中英认为，"教育问题的提出、教育科学的最后总是指向价值，指向判断者自身的价值判断，这在探求教育学的发展中是不应忽视的"。"价值是一种关系，价值不是物，也不是人，而是一种人与物之间的一种关系。自然科学目前也探讨其主观性，但其主观性与人文学科、社会科学的主观性并不相同。"自然科学的主观性借助于一定的手段是可以克服的。社会科学的主观性在于：没有价值涉及，其问题便不会为我们所把握。"在探讨教育科学不发达原因时，不少研究者包括皮亚杰都以为其主要原因在于其理论上的基础心理学、生物学不发达。教育学的成熟应该首先牢牢地把握价值，同时也关注其他学科的发展，但不能期待其他学科成熟后，再谈教育学自身的发展。"一个真正的教育工作者，如卢梭、杜威等之所以有巨大的贡献，就在于他们把握了他们所在时代的精神、人文价值的方向，构建了自己的理论体系。"但这也决定了教育学不同于自然科学的一点，它的发展是短时的，受制于历史时代，它不像自然科学那样步步推进，虽然后来的思想在流派上已不属于全面的流派，但先前的思想以潜在的方式融入后来者的思想，广泛而深入地影响和启发许多社会科学研究者的思维。"这恰恰是社会科学区别于自然科学一个很重要的标志。

马健生认为，自然科学和社会科学的研究都涉及现象的规律，但规律在自然界和社会界的表现形式是不一样的。自然科学具有的累积性与社会科学的累积性不具有可比性。社会科学理论的发展表现为后一种理论为前一种理论的继承与批判，这种继承与批判便是一种发展，也是一种积累。"正是关于一个问题的不同观点相互补充，我们才有对所研究问题的不断深入和开阔的认识"，社会科学累积性的"散点式"描述有不确切之处。他认为，在教育学的研究中还是应倡导关注实际怎么办的问题。教育学所面临的不仅仅是价值方面的问题，价值判断后的问题是具体如何办。就教育的质量与效率来看，教育研究所存在的问题还在于我们对教育活动过程本质的研究不够。教育学的发展不能跳过心理学、生物学等自然科学的发展。如果没有心理学的发展，我们现在对教育及人发展的认识还停留在相当模糊、含糊不清的层次与水平。这也是今天讨论社会科学的科学性的出发点之所在。

1996 年 5 月，华东师范大学国际与比较教育研究所的青年教师与研究生也就社会科学的科学本质议题，开展了一次学术讨论。

董秀华从社会学、心理学与教育学的发展探讨了社会科学的科学本质。他认为，社会科学与自然科学一样，也在一直追求科学性。社会学，尤其是实证主义社会学，其研究成果在较大程度上体现了客观性、科学性。但 20 世纪六七十年代的符号互动论对实证主义社会学的反对也表明，在社会学领域里，单纯的实证方法并不能反映人类及其社会活动中所存在的各种复杂现象。心理学研究也存在实证主义的取向，其代表为行为主义，但华生的行为主义过于强调对"可观察事物"的研究，割裂了人的心理活动与反映物之间的联系。其实在心理学中，意识是除行为主义之外的一般心理学的主题。在教育学史上，科学教育学的最高成就是 19 世纪下半叶由德国教育学家梅伊曼（Meumann）和拉伊（W. A. Lay）等人建立的实验教育学，但实验教育学自始至终受到人们的批判。社会学、心理学和教育学的发展都表明，在社会研究领域里，单纯的科学追求未必能全面、客观地反映社会发展的现象与规律，同样也未必能全面、客观地反映人的活动及其本质。社会科学研究不仅要追求客观性、科学性，以描述和解释社会和人类发展，而且要涉及社会与人发展的各种价值与规范。"在研究方法上，定量方法具有科学化精髓，但并非每一个社会研究领域都能进行量化研究。定性方法在许多方面仍有其运用价值。正是在这个意义上讲，社会科学的本质并不像自然科学那样具有科学唯一性，而呈现出多元化的取向。"

徐辉富认为，"如果说自然科学的发展是火箭型的递推进程，其理论的建构是通过在观察、想象、经验的基础上进行的，有着明显的逻辑发展顺序，那么在社会科学理论的建构中，发展的进程更多的是弥漫性的学科间或学科内的渗透"。社会科学理论一方面主要是以研究者的独特经验为基础的，因此，社会科学理论多带有研究者的主观因素，研究者的知识水平、阅历等都会影响社会科学的研究质量，具有很大的时空性；另一方面，社会科学的研究对象是所有人类的特性和活动、社会制度以及现存的社会环境等，是一个宏大的系统，有很大的不确定性和偶然性。

这两个方面就决定了社会科学研究的复杂性。在社会科学的移植问题中存在应用性和文化限制的问题。他认为，社会科学不太可能具有自然科学的科学性，它只能具有指导性，但社会科学理论丰富了人们的观念，开阔了人们的视野。

徐平利认为，在人们的观念中，社会科学与自然科学似乎是二元对立的。自然科学建立在观察、实验和推理的基础上，社会科学进行价值判断，建立在推测和一些原则的基础上。就"精确的科学性"而言，社会科学值得怀疑，因为"社会科学未能开展真正的科学探究活动"。但自然科学有没有缺陷？重构社会科学是不是就意味着社会科学被自然科学"同化"？社会科学的现有体系还有没有价值？社会科学与自然科学协调统一的最佳途径是什么？他指出，在后现代主义思潮中，"自然科学"的性质正在发生变化。批评者认为，自然科学只问事实，不讲价值，对于人类生存和发展来说具有某种盲目性。而让自然科学"统治"社会科学无疑更是一种危险。关于社会科学与自然科学的协调统一，康德在其《纯粹理性批判》、马克思在《1844年经济学哲学手稿》中都有所提及。两种活动都统一在人的实践活动之中。问题是要找寻二者统一的最佳途径。在现代社会，社会科学与自然科学的某些领域已相互沟通。如美国数学家扎德（L. A. Zadeh）的模糊集合论就是将数学理论运用于模糊现象研究中。这的确是一个方向。

邓志伟在发言中提出了他对科学性问题的几个思考：一是自然科学就真的至高无上吗？二是社会科学就不如自然科学优越吗？三是社会科学一定要成为科学吗？他认为，自然科学研究"事"，社会科学主要研究"人"。自然科学产生的知识可以视为客观真理，社会科学推导的知识可谓之主观性"真理"。这种真理是关系的，是主体间的。它无法超越人的历史、文化、情境而客观存在。"因此，建立在各自文化背景基础上的对人、对社会的探索与认识不仅现在，而且将来也永远是关于人与社会研究的主流方向。"

洪光磊提出，"只有自然科学才代表着真正的科学吗？"她认为，现有的自然科学远未能解释一切自然现象的本质。尽管自然科学在研究静态、封闭的、假定绝对的体系方面卓有成就，但对于真实世界中动态的、开放的、相对的、混沌的、体系的研究才刚刚起步。"正如社会科学的每一项理论均只适用于特定的社会情境，自然科学也不例外，牛顿建立的整个经典力学体系仅适用于封闭的牛顿空间。可见，自然科学研究在本质上同样具有主观性和相对性，研究者在研究对象及其时空的选择，以及在定义、公理乃至理论阐述方式的选择上，也同样表现出偶然性和随意性，甚至通常是处于实用性和可行性的考虑，由此打上价值判断的烙印。如果自然科学研究也并没有达到科学性，那我们应如何为科学性下一个定义？又如何评价社会科学与自然科学的科学性水平呢？所谓科学性是否也应该是一个相对开放的、动态的，包含主观性和价值判断的概念呢？"

赵忠民、张敏和王海澜在发言中回应了《社会科学的科学本质》所提出的有关西方社会科学理论的移植与运用所提出的八个方面研究：第一，理论创建者的社会、文化与教育背景；第二，该理论的主要文献，包括原著及有关该理论的学术研究及评论；第三，该理论建立与发展的方式、过程及有关的环境因素；第四，理论创建者对其理论的评估；第五，在建立过程中，有无经过客观的验证？如有，效果如何？其后有无重复试验？第六，该理论建立后，有无用来解释有关现象及解决问题？如有，效果如何？有无旁证？第七，该理论应用于原社会与运用于不同社会所得效果有何异同？如有差异，能否查出原因？第八，该理论创建者对理论的应用有无提示？有无提及应用该理论时须具有什么条件方可去分析？他们分析了比较教育研究在西方教育理论移植中的使命，阐述了社会科学研究的国际化与本土化。

如果说"教育及社会科学应用研究论文合作计划"为青年教师和学生提供了学术发展的一种导引，那么这些有关社会科学的科学性的教育学术沙龙活动讨论便是积极地促进了青年教师和学生学术思想与观点的交流与碰撞，推动了他们的学术思考和学术成长。后来，秘书处将这些教育学术沙龙的研讨及杜祖贻先生的论文《社会科学的科学本质》汇编为《社会科学的科学本质》专辑。专辑自1997年以来成为"教育及社会科学应用研究论文合作计划"获得者的一种学习参考资料，其学术影响深刻而久远。20多年来，"教育及社会科学应用研究论文合作计划"一直致力于学术新人的培养与指导,可以说,该计划对社会科学研究方向与方法的持续关注,促使每一位获奖的学生和青年教师都深入思考和积极寻求学术研究的价值与意义,思考如何做出更有建设性的研究。我们有充分的理由相信,没有对科学研究这一问题的思考,就没有学术发展的方向,学术研究的意义与价值也将迥然而异。关于这一问题的思考与回答,正是每一位获奖的学生和青年教师学术成长的一个重要起点与必经历程,其学术影响十分深远。

第二节 "北大会议"及其社会反响

截至 1997 年 6 月,"教育及社会科学应用研究论文合作计划"已推行 3 年,这期间已有 11 所院校参与,包括香港中文大学、北京大学、北京师范大学、清华大学、中国人民大学、上海第二医科大学、华东师范大学、东北师范大学、广州师范学院等。受助的 113 名博士、硕士及青年教师完成了学位论文或专题论文,其研究领域涉及社会学、教育、心理、历史、文学、经济及医学等学科,且在全国性的学术期刊上发表了不少论文。为加强"教育及社会科学应用研究论文合作计划"的学术指导性,进一步厘清"教育及社会科学应用研究论文合作计划"的发展方向、总结已有成就与经验、加强参与校之间的合作与交流,1997 年 10 月 28 日至 29 日,北京大学、北京师范大学和香港中文大学在北京大学共同主办了"教育及社会科学应用研究论文合作计划"研讨会。

来自海峡两岸和香港的知名学者,他们分别是:国学大师季羡林先生、香港中文大学及美国密歇根大学杜祖贻教授、台湾阳明大学副校长曾志朗教授、北京大学著名学者汤一介教授、北京大学教授汪永铨先生、我国著名教育学家顾明远教授、华东师范大学瞿葆奎教授、香港中文大学李绍鸿教授、东北师范大学副校长王荣顺教授、清华大学胡显章教授、北京师范大学王英杰教授、华东师范大学马钦荣教授、广州教育学院梁琼芳教授、广州师范学院张国阳教授、上海第二医科大学著名医学教授郭迪先生、中国人民大学刘大椿教授等一大批学者,以及全国十几所参与论文合作计划的学生代表一百多人出席了会议。

北京大学副校长闵维方教授主持大会，并致开幕辞。国家教育委员会①港澳台办主任李海稽先生也到会祝贺。在大会致辞中，季羡林先生对大会的召开表示热烈的祝贺，指出当前我国的大学办学基本上采用西方的方式，而不是我们传统的办法。他回顾了清华大学国学院的创办，虽然只有 5 年办院历史，但它却培养了几十位著名的学者，为此他提出大家应该思考大学如何办校的问题。

北京大学校长陈佳洱特地委托闵维方教授向大会致以贺词。在致辞中，陈佳洱校长代表北京大学对与会学者及同学表示热烈的欢迎，他积极评价论文奖研讨会召开的意义，认为这次会议的召开和成果将积极推动和促进我国教育科学及社会科学的发展。

香港中文大学校长李国章特地委托李绍鸿教授向大会表示祝贺，在贺词中，李国章校长指出，香港中文大学在几十年前就"反复倡导以光明正大的胸怀应同中国文化，将新的大学命名为'香港中文大学'，致力于学通古今，熟通中西的发展方向。从 20 世纪 70 年代开始，香港中文大学与国内外许多大学的科研单位开展学术交流，共同培训人才，此举乃为香港大学中的先驱"。他期望，"进入 21 世纪，我们的大学一定要全体合作，互取所长，共同为中华民族训练更多的教育研究人才"。他希望"教育及社会科学应用研究论文合作计划"可以选择更多的青年学子参与，更加深入地拓展该计划，为全国的高校建立一个目标明确、方法灵活的合作模范。

北京师范大学顾明远教授在大会致辞中回顾了"教育及社会科学应用研究论文合作计划"的创立。1985 年，杜祖贻教授邀请汪永铨教授和顾明远教授去香港参加高等教育会议。此后，在多次会谈与研讨中，大家都非常关注如何学习借鉴西方社会科学的理论研究与中国的社科研究本土化问题。后来，杜祖贻教授发起并在香港中文大学召开了"社会科学应用研究"研讨会。这次会议一方面是对 3 年来所取得的研究成果的检阅，另一方面，也促进了对教育及社会科学的应用及本土化更加深入的交流与研讨。会议论文集在内地受到学者的重视。于是，在杜祖贻先生的倡议

---

① 中华人民共和国国家教育委员会，成立于 1985 年，1998 年完成其历史职责，更名为教育部。

下，大家决定合作实施"教育及社会科学应用研究论文合作计划"，开展教育及社会科学的应用及本土化研究。

台湾阳明大学副校长曾志朗教授在大会致辞中，对"教育及社会科学应用研究论文合作计划"所倡导的对西方教育及社会科学的理论进行本土化研究给予了积极的评价，指出这种对西方科学的比较、移植和本土化研究非常重要。他以心理学的语言测试为例，指出了应用波士顿语言测试来检测中国病人语言缺失所存在的误区。因为这套语言测试里的许多语言架构虽然经过一些改变，实际上却并不能反映汉语本身的一些特点。我们用这套美国的语言测试来检测中国病人的语言缺失，这非常让人惊骇，这种应用很成问题。他指出，"我们文化上的一些东西从共相去看与其他的文化没有太多的差异，身在其中永远看不到其中的一些变相。只有比较，只有深思，只有从实验的数据上，才能慢慢看到真的有一些不同，而且是用不同的方式把文化当作一个单位的思维方式"。现在，有一些学子到国外学习，不要害怕他们会被吸走。国外的大学会帮我们培养很多人才。"但我们要有一个很重要的原则，就是我们的精华被吸走之后，不能仅仅是帮助别人做研究。他必须要很好地拥有一些本土文化的认识，然后到国外去。那么这样的学生回来，就不仅仅只是为了帮外国教授收集资料。我们应该是真正思考后再做比较。只要是从本土的方向上去看，我们的研究就可以做得非常优秀。"

另外，东北师范大学校长王荣顺教授、上海第二医科大学郭迪教授、华东师范大学瞿葆奎教授、广东教育学院院长梁琼芳教授、中国人民大学刘大椿教授也都对"教育及社会科学应用研究论文合作计划"所倡导的对西方理论做本土化研究以及坚持学以致用的学术方向予以充分的肯定，并对"教育及社会科学应用研究论文合作计划"的未来发展寄予期望，对研究者给予鼓励和支持。

大会还邀请北京大学闵维方教授做了题为"我们的教育及社会科学研究应该如何赶超国际水平"的主题报告。在主题报告中，闵维方教授指出，决定我们的教育及社会科学研究能不能超越国际水平的一个重要因素是，我们研究的对象和问题是否从具有国际水平和具有时代特色的问题着手。只有从具有国际水平和具有时代特色的问题着手，我们的教育及社会科学研究的成果才有可能构建出具有国际水平的理论。"我们的教育科学研究必须关注当今国际发展和时代变革的两大趋势：经济体制的转轨和信息革命的来临。这一个体制性的变化、一个技术性的变化带来了时代的新特征和新问题，我们教育及社会科学的研究必须关注时代的挑战和时代发展的最前沿问题。"

他指出，在高等教育研究中，中国的高等教育面临以下五个方面的重大挑战。

第一，高等教育的运行机制。过去，我国高等教育的运行机制及体制是：宏观经济发展计划—人才需求计划—高等教育发展计划—招生计划—课程、教学计划—分配计划—社会经济各个部门。这种过程是一个自上而下的国家政府行为。很明显，在这种体制下，学校是政府的一个附属部门。现在，这种高等教育的计划机制正在发生变化。我们必须研究新的市场条件下高等教育的宏观运行机制问题。因为现在是市场而不是过去的行政性计划对人才市场产生决定性的作用，所以，我们就必须研究这对高等教育意味着什么。人们对高等教育的期望与收益将形成对高等教育的需求，从而刺激高等教育的供给。因此，闵维方教授认为要研究经济体制转轨所带来的新制度化环境、运行机制、政策框架对高等教育的影响。

第二，高等教育的财政。随着中国高等教育的急剧扩张与发展，高等教育财政成为一个亟须解决的问题。他提出要解决高校的财政问题，应在两个方面开展研究：一是如何提高学校现有资源的使用效益。这是一个应用性的研究，对我国高校的发展具有迫切的直接现实意义。二是研究成本补偿政策，增加国家对高校的投入。

第三，教学内容改革。闵维方教授在报告中指出，教育体制改革是关键，教学内容是核心。计划经济逻辑所设计的课程所带来的后果是学生缺少面对迅速发展的市场所必需的适应性和灵活性。因此，教学改革是重点。

第四，市场和信息条件下大学的功能和使命问题。闵维方教授指出，"如果承认在信息时代科学知识的创造、加工和传播及应用是社会经济增长最重要的源泉，那么就必须承认在信息时代大学的作用比过去更加重要，因为大学是一种机构，它能比较有效地将信息的收集、加工、传播等方面整合起来。如果说在高科技的信息时代，科学知识是信息，是新的世界电流，那么大学就是产生这种电流的发电机之一。我们必须在这个高度来看大学的发展"。

第五，大学的国际化。信息经济的本质是国际化，它的资本、它的生产、它的管理、它的信息、它的市场等都是跨国的，在这种情况下大学的发展不能孤立起来，必须推进国际化，国际大学与国内大学间的交流将成为非常重要的一件事。

闵维方教授指出，如果我们在这些方面有突破性的研究，那我们就能比其他国家做得更好，能够以我们自己的理论充实世界高等教育的理论宝库。

围绕大会主题，论文奖大会还开展了四个专题的深入讨论。

专题一：研究和训练的目标——超越社会科学及教育研究的国际水平

本专题旨在通过讨论进一步明确：我们从事社会科学及教育研究的目标是什么？我们是否可以赶上及超越社科及教育研究的国际水平？如何理解社科及教育研究国际水平的含义及标准？我们社科及教育研究的差距如何？我国与国际研究水平的差距如何？我们应确定的努力方向是什么？

华东师范大学马钦荣教授在讨论中认为，超越社科及教育研究的国际水平包含两层含义：一是赶超，即承认我们有差距；二是达到一个明确的目标。具体而言，我们的目标有两个：一是出一些成果，这些成果是能被国际理解，也能为国人接受的高水平研究成果；二是培养一批能进行国际学术对话与交流的学术新人。以这两点作为我们的目标也许更为实际。论文奖的工作应是要产出一些具有时代特征、中国特色的研究成果。所谓时代特征，即我们的研究工作要跟上目前国际学术潮流，必须有一些与国际潮流接轨的课题，必须有一些能够掌握解决这些课题研究方法和技巧的学者。马钦荣教授以符号学国际学术会议为例，指出一些亚洲学者的符号学研究根本就不是符号学研究。他强调，如果要超越国际水平，就必须有一种国际上所理解、所接受的学术成果。另外，他

　　强调了研究应考虑在中国如何进行，认为我们在吸纳国际先进的东西时，需考虑与中国原有传统之间到底有多大的空间与差异，应对这个空间及差异产生的原因进行分析，应对二者之间的不适应进行分析。因此，在研究目标的这一问题上，我们必须考虑如何把我们的优势保持下来，将其发扬光大。如果没有我们的优势、没有我们的特点，那就不是中国的社会科学、中国的教育科学。但是我们又不能完全抛弃学术国际发展的共同规律，因此，如何处理这二者的关系十分重要。他希望通过"教育及社会科学应用研究论文合作计划"能培养一批可以进行国际对话的学术新人，形成一种具有时代特点和中国特色的学术风格和学术研究优势。

　　东北师范大学的孙启林教授在发言中指出，要让研究和训练的目标达到国际水平，一是需认清本学科国际发展的现状，完整地介绍新的理论、思潮及方法；二是要抓住前沿性课题，防止低水平重复；三是要认清国内目前学科研究的需要，争取经费。我国社会及教育科学研究落后的一个原因是社会学科及教育学科的研究经费严重不足。

　　北京师范大学的吴忠魁教授指出我们需要考虑的两个问题，一是我们以什么样的理念来面对我们未来的教育科学；二是我们处于一个国际化时代，中国拿什么来参与国际对话。建构我们未来的教育科学发展应该处理好"内源"和"外引"的关系问题。这是一个极其重要的问题。在某种程度上，这是中国改革开放以来令教育学界和其他学界研究者所困惑和关心的一个问题。比较教育研究在某种意义上是一个从外向内引进的"窗口"，但这个过程中，我们越来越深刻地体会到自己正在面临着一种冲突和矛盾，我们引进为了什么？我们引进的和发自内源的东西究竟是一种什么关系？在当前，我们教育科学发展还比较贫瘠时，西方理论的引进是必要的，但其指导思想必须明确，那就是引进不是为了验证某一学派或某一学者观点是否正确，不是为了引进而引进，也不是为了追赶时髦的话题。引进是为了充实自己，通过自我的充实去参与国际对话，将我们的东西拿出去，这才是我们的目的。否则，我们的引进便只是一种单向的"输入"。这个观点完全可以用来思考我们的论文奖。

　　吴教授还指出，我们现在正处于东西方文明冲突的时期。美国学者亨廷顿认为这是一种文明的冲突，这种冲突在未来社会中将是一切冲突的根源。这在某种意义上有一定道理，但未必完全有道理。我们处于改革开放的年代，有一些人认为，现在是"东学西渐""东学西进"了，而不是当年的"西学东渐"了。在这种新的情况下，我们如何考虑引进？吴忠魁教授认为应该充分挖掘我们东方学者自身的思想、观点，将我们自己的研究成果在国际学术的讲坛上去对话。所以，我们将来的教育及社会科学发展不应当是追随性的，而应是创新性的。这也是我们"教育及社会科学应用研究论文合作计划"的目的。

广东教育学院的周峰博士在发言中指出，超越国际水平涉及一个问题，即什么是国际水平？周峰博士认为社会科学与自然科学是有所不同的。自然科学很明确研究前沿是什么，对研究水平的认识非常清晰，标准明确。但由于社会科学在政治背景、社会制度、文化风格方面的差异，导致国际水平的评价经常有很大的模糊性。我们的教育研究是不是落后呢？我们在看待这一问题时，是否有一个"西方中心论"的观点。周峰博士认为应该看到我们社会科学落后的一面，但不能以为落后一面就一切都落后。我们在谈超越目标水平时，首先应明确超越什么。什么样的社会科学及教育研究才算是达到国际水平。假如有一种国际水平存在，我们要有两个方面的超越：一是理论层面的超越，这主要是原创理论的发展或新理论的提出；二是我们这一计划的宗旨强调移植与应用，因此更多地关注操作层面的超越，即引进西方的理论并根据中国国情来应用。这便引出了如何移植、如何应用的问题。我们总担心在应用过程中会把西方的东西"走样"，其实没有不走样的移植，因为理论移植过程不是简单地搬来搬去，其实质在生物学上称之为"嫁接"。这个嫁接便是一种创造，一种超越。

上海第二医科大学的黄红博士在发言中也以幼儿保健及儿童认知和社会能力发展方面的研究为例，指出在研究中不能搬用西方的有关研究结论，要注重在引进西方理论时考虑中国的国情与条件，立足本土，提出符合本土的理论和观点。

专题二：研究和训练的方法与途径

本专题旨在目标明确的前提下，进一步思考社会科学及教育发展目标的方法和途径；克服目前从事社会科学及教育研究的困难；认识目前社会科学及教育理论研究存在的方法危机，寻求解决的途径。

　　北京大学汤一介教授以北京大学哲学系宗教哲学专业硕博连读的研究生班教育为例，分析了硕博连读培养方式的好处：一是它的连续性强；二是它的基础比较好；三是比较容易实施淘汰制；四是比较容易进行学风建设。他提出这种硕博连读的培养方式与传统硕博分离的培养方式的区别，强调了新的培养方式所具有的优越性应在学科发展和建设中予以重视。

　　台湾阳明大学曾志朗教授在发言中以实验心理学的老鼠走迷宫研究为例，分析了实验室老鼠与家里老鼠学走迷宫方面的差异，提出在研究中需考虑研究对象的生态环境、历史进程，要分析所发生的切近之因和终极之因。他还以性格为例，分析了台湾现在本土化研究中存在的一些问题。比如，抽样的样本代表性与科学性问题。他以智力测验为例，分析了现在儿童智力测验所得出的智商比十多年前高的原因是现在儿童大都玩电动玩具、游戏机，而这些游戏对图形变化的要求很高，从而有助于儿童在智力测验图形部分的得分。据此，他提出研究必须注重变迁的文化因素对我们个体行为变化的影响。所以做研究不一定只在实验室做，也可以在实验室之外来进行。

　　东北师范大学的张之光教授以经济学研究为例，指出现在我国大力发展市场经济，而西方的市场经济学中有许多理论对我们会很有启发与借鉴作用，中国的经济学研究大有所为。针对"教育及社会科学应用研究论文合作计划"的发展，他提出两项建议：一是增加经济学研究的名额；二是与出版机构合作，扩大"教育及社会科学应用研究论文合作计划"的影响和宣传。

　　北京大学的陈向明教授在发言中针对三方面的问题发表了见解。第一，西方理论如何与建设有中国特色的教育及社会科学理论相结合？我们在做一个研究时，一般会考虑用什么理论框架来做研究。是先拿一个框架，然后去收集材料来做研究；还是先做调查，再从下往上来建构一个理论？这二者是不同的思路。她主张第二种思路。她以中国的素质教育为例，强调在建构时要重视中国的传统文化。另外，她主张在中西交流中应转换一个概念，是"对话"，而不是比较、讨论。第二，关于定量与定性方法方面，虽然现在定量方法在中国教育研究中刚刚兴起，但有一种趋于主导的趋势。我们有必要反思这种源于自然科学的方法引入社会科学有何长处、有何短处。第三，关于研究的质量检验与评估问题，什么是国际标准的水平？陈向明教授认为这一提法便有一个一元化的倾向，也许自然科学可以做科学性的衡量，但在社会科学中，质量检验与评估是非常多元的。是不是研究了前沿问题就具有国际水平了？这还需要思考，最重要的是，我们的研究是不是揭示了事实的真相？其深度如何？是否有很强的解释力？因此，研究者一定要有反思的能力，把自己的研究立场、研究过程交代给读者，以便得到更好的评判。当中国的研究与世界其他国家的研究相互交流时，我们一定不是只认同别人的研究水平，然后我们赶上去。国际的水平是多元的、丰富的。

广州师范学院的邓云洲教授在发言中针对如何使"教育及社会科学应用研究论文合作计划"更富有成效，提出以下建议：第一，应选择一些具有可移植的、有针对性的问题，把各个学科综合起来进行研究，以加强论文奖的指导作用，使研究更加深入，大家也就有了更多对话的机制。第二，要提高教育科学的研究水平，关键还在于"应用"。他认为，改革开放以来，中国市场经济发展的成功就在于经济理论的运用。中国不是立刻实施"一揽子"市场计划，而是首先在商品市场局部范围内推行，然后再渐次扩大到金融市场、劳动力市场、人才市场。这也推动了我们经济学的研究和发展。教育理论的发展可以说还缺少应用的场所。这可能是影响其发展的一个因素。第三，关于民族性与国际性问题，无论是借鉴还是移植都要面临这一问题。国际性问题是世界上最有共性的东西，如市场经济。同样，在教育研究中最具有世界潮流的普遍性的东西应当具有国际性，比如，现在以人为中心来组织教学的思想。邓云洲教学认为民族性不是孤立的民族性，它应与国际性靠近，要有对话与交流。

专题三：学以致用

本专题旨在讨论教育及社会科学研究领域中哪些是有价值的研究方向和研究课题，如何在研究中进一步倡导和树立"学以致用"的学术价值观念和学科发展方向，从而使我国的教育及社会科学研究沿着正确的方向发展。

广州师范学院的陈卫旗博士介绍了在教师工作积极性研究中所提出的十因素论，同时介绍了西方的九因素论。他提出在西方理论的移植与应用中必须做一定的修正，特别是在理论概念、结构上必须考虑是否具有共性，必须在概念、功能、量度这三个方面对西方理论进行验证。

广东教育学院的李江陵博士在谈及西方哲学的"学以致用"时，提出首先要转变观念，以"互补"而非"对立"的观念来看待马克思主义与非马克思主义理论。这种互补应体现在研究领域与研究方法上。在方法上，"学以致用"有五个途径与方法：一是从实际出发；二是坚持以马克思主义为指导；三是不要仅仅侧重本体论，应更重视价值论、方法论的借鉴；四是全面介绍，局部吸收；五是介于生活。

上海第二医科大学的盛晓阳博士根据所从事的儿童保健工作，介绍了我国在儿童保健方面所取得的显著成绩，如儿童的计划免疫使我国儿童的传染病发病率、死亡率已下降到与发达国家相同的水平。同时，她还指出了我国儿童保健工作所存在的问题与不足，如儿童腹泻、营养不良等。在儿童保健方面的西医理论借鉴方面，她结合我国所引进的西方婴幼儿生长量表，介绍了婴幼儿生长训练、早期疾病的发现与防治的工作与研究。

北京师范大学的毛亚庆博士提出在教育及社会科学研究中对问题与方法的选择与评价必须以问题域来确定方法的应用及评价的效度。由于问题域是各种各样的，因而研究方法也应是多元的，应用方法的多样性决定了评价效度的标准也不是唯一的。在西方理论的移植问题上，他主张应了解西方理论存在和发展的历史和文化背景，而非简单地拿来，仅仅是概念上的引进与套用往往不具有什么意义。在教育问题的研究中，尤其要关注价值及理念的重要性。

东北师范大学的张向东博士首先阐述了文学的文化性与人文性，他提出一个问题：文学是否具有科学性？他认为，文学与自然科学的独特性决定了在文学研究中不适宜硬搬自然科学的定量研究。其次，他提出文学是语言的艺术，而语言往往孕育着一个民族在特定的自然环境与历史条件下的恒久生命力，并成为该民族文化精神结晶，它是一个民族文化传统和文化个性的表征，充分表现了这个民族独特的思维活动与行为规范。如果说中国的市场经济学与西方的市场经济学有相同之处，那么中国文学与西方文学绝对不同。中国感悟性和描述性的古代文论和古诗词，就很难用西方语言来翻译。这主要是由于文学是传承文化传统的最为本质、最为基础的部分。不仅如此，所有社会科学的产生与发展与其产生的国际和地域的传统都是分不开的，只不过文学更甚。但应承认，各民族的文化既具有文化的个性，同时也具有全人类的文化共性，这正是我们移植与借鉴的基础。

华东师范大学的郑金洲博士在发言中首先提出了理论研究本土化的两个前提：一是东西方文化的碰撞；二是学术危机中学人自我意识的觉醒。其次，他提出了理论研究本土化的四个阶段：第一，客观引进，叙述；第二，甄别，评析；第三，吸纳，磨合；第四，融合，整合。最后，他提出在理论的本土化研究中要注意处理两个关系：一是外来文化与本土化文化的关系；二是不同理论层次与本土化的关系。他个人认为可以将理论分为技术、科学、哲学三个不同层次。前两个层次的理论本土化易于进行，而哲学层次则非常难。

华东师范大学的黄向阳博士认为，"学以致用"的提法不应滥用，因为任何研究都可分为基础研究与应用研究，前者注重真理的探求，后者重视实际的应用。对于基础理论研究应提倡"为真理而求真，为知识而求知"；对于应用研究才可以提"学以致用"。如果在社会科学中不加以区别，仅提"学以致用"有可能引发短视的危机。

美国夏威夷大学的黄子娟博士阐述了在国际交流中不同国家应保持自己的民族性，要注重保持学术交流与对话，认为"学以致用"的研究取向对发展中国家具有必要性。

专题四："教育及社会科学应用研究论文合作计划"的改进与发展

该专题探讨"教育及社会科学应用研究论文合作计划"推行中所存在的问题与规划未来的发展方向。

与会的专家与青年教师和学生都畅谈了对"教育及社会科学应用研究论文合作计划"发展的期望，形成了以下共识与建议：第一，论文奖不是研究经费奖，它是一种强调研究导向与训练的资助与起步奖，其宗旨在于以"教育及社会科学应用研究论文合作计划"的形式，推进不同大学间的合作，导引对学术新人的培养与训练。因此，"教育及社会科学应用研究论文合作计划"需注重奖励面，奖励的名额要适当多一些，不宜采用资助额度大而面窄的方法。第二，应加强评审和导师对学生论文的指导，进一步提高论文的研究水平；可考虑将奖助的经费分为不同的级别，资助优秀的研究成果出版，以加强"教育及社会科学应用研究论文合作计划"的影响，对于优秀的青年教师与学生可考虑进一步的资助。第三，应加强"教育及社会科学应用研究论文合作计划"的合作性，促进不同大学间开展更多的交流与合作，定期或不定期召开"教育及社会科学应用研究论文合作计划"大会。第四，改进奖助经费的发放方式，改一次性发放为两次发放，以提高经费的使用价值。

此次大会产生了积极的学术和社会影响，激起了学术界更多的研究者对"联校论文奖计划"发展的关心和参与，关于社会科学及教育科学研究的本土化讨论也受到了新闻媒体的广泛关注。《光明日报》《中国教育报》《社会科学报》和《南方周末》都对这次论文奖大会予以了报道。

重提本土化精神[①]

本报记者夏欣

海峡两岸和香港一些大学的老中青三代学人最近在北大举行的一次学术活动中，积极倡导在学习、借鉴西方社会科学理论的同时，注重本土化研究，提出教育科学、社会科学研究在改革开放中应放眼看世界，重在为我所用。

这次学术交流活动缘起一项叫作"教育与社科应用研究"的论文合作计划。这项计划是由香港中文大学杜祖贻教授等，针对华人学者在社科研究中存在的一些问题与不足，于1994年发起的旨在用一定的基金鼓励青年教师及博士、硕士生学习借助自然科学的研究方法和检验手段，提高我国社会科学研究的科学性水平。同时避免生搬硬套，重视本土化的研究。这一思路在许多高校得到认同，3年来已有十余所内地和香港地区的大学加入这一合作，113位青年教师和研究生完成了体现这一精神的研究论文，内容涵盖教育、社会、经济、心理、哲学、历史、医学、文学、国际研究等多个学科领域。

---

① 参见《光明日报》，1997-12-04（2）。

当今中国的经济越来越多地和世界经济联系在一起，资本、劳动、生产、营销、管理都是跨国际组织的，我们的学术研究也比任何时代都有条件"睁开眼睛看世界"，国际化的趋势是必然的。但是，开放不等于盲从，移植亦不是照搬，记者就此访问了一些知名青年学人，他们在这个问题上可说是感同身受，所见略同。

北京大学副校长闵维方是改革开放后留学美国的教育管理学博士。他说科学和理论是没有国界的，学术间跨国界交流的趋势是客观的。西方的一些实证、定性、定量的方法，比较我国社科界的某些"空口说白话"式的研究的确具有很强的科学性，非常值得我们借鉴；但西方的社科理论是从西方现实社会结构和社会经济生活中提炼出来的，有些东西我们可以借鉴，但不可照搬。一方面，我们一定要有主动交流的意识和姿态，另一方面，要以马克思主义为指导，准确地理解对方的东西，唯有如此，才能借鉴我们真正有用的东西，摈弃那些不合中国国情的东西。

中国人民大学教授刘大椿认为引进、吸纳西方的学术思想和方法，是要解决中国的实际问题。我国正处在转型期，新旧体制的过渡不仅仅是理念问题，而且要有可操作的方案。但一种观念、方法的引进和渗透不是简单的事情，一般性的介绍、照搬都是浅层次的，在这个问题上必须厘清别人的思路，把握其实质；探寻其源流，以我为主，为我所用。运用比较成熟的自然科学方法研究社会实际问题，较之解释性研究来说，更能代表社会科学的研究方向。

北京师范大学教育学家顾明远教授指出，国际性和开放性已经成为现代教育的特征，可有些借鉴外国教育理论和经验的比较研究常给人以隔靴搔痒之感，或许根本没有弄懂人家理论的精神实质是什么。有些理论文章不知是写给谁看的，没有我们自己的数据、自己的事实验证，而是摆一堆令人费解的名词，其解释是非常令人遗憾的事情。我们的治学态度是学以致用；如果是只知皮毛，不了解外国的社科理论产生的背景和本质含义，移植过来又作何用。

热心发起和致力于这项合作计划的杜祖贻先生是香港中文大学研究讲座教授、美国密歇根大学教授，他一贯倡明对西方理论的接受与理解，尤其是在中国的移植应用时，必须以一种文化的观念做审慎的分析，使之本土化。他指出："我们的研究应充分挖掘社会科学的科学潜能，目标要明确，方法要客观。应对自己研究方向、方法做一个检讨，我们的大学若总按照外国的学术模式走，即使办成了中国的哈佛，香港的剑桥，也永无出息。"

在美国数所大学做了 22 年教师的台湾阳明大学副校长曾志朗教授谈的是自己的切身之感：西方理论在搞清本源之后，一定要把它植根在中国的土壤上才能产生新的跨文化的成果，而"套"来的理论往往行不通。如此看来，目前有些华人学者对西方理论的吸纳"太囫囵"了。联系到他在门户开放后所接触的不少的华人留学生，大都倾向于选择自己地区为研究对象，但方法无非是搜集各种资料，整理分析后，提交报告，遂告学成。这样的报告大多是些对外国人有用，对中国人无用的东西，被人称为"学术进贡"。他们并没有利用在西方研究期最重要的一段时间内，用最成熟的智慧去研究人家的社会文化。因而他认为在西方的土壤上研究中国问题，和在本土的研究大不一样。最重要的是要倡导一种健康的学术状态，提倡一种精神。

许多学者教授谈到，随着改革开放的深入，社会科学研究的广度深度都大大扩展了，学术研究比较接近运作性研究了，这些都和越来越重视社科研究的国际化有直接关系，科学的成果在交流、使用中只能更接近真理而不会被消耗掉。同时要与使源于本土的社会科学研究真正有助于中国的现代化，还必须在坚持国际化的同时明确本土化的研究方向，这首先着眼于解决中国社会的现实问题，进而探索本国社会经济的发展规律，最终建立世界水准的中国社会科学理论体系。

移植·应用·本土论
——"教育及社会科学应用研究论文合作计划"研讨会侧记[①]

本报记者边庆利

1997 年 10 月下旬的一天，秀美的北京大学芍园迎来了"教育及社会

---

① 参见《中国教育报》，1997-11-05(3)。

科学应用研究论文合作计划"研讨会。

此次研讨会是由北京大学、北京师范大学和香港中文大学共同主办的,旨在推动我国教育及社会科学应用研究的进一步发展。

一

身着浅灰色西服、会议期间忙里忙外的香港中文大学的杜祖贻教授,是"教育及社会科学应用研究论文合作计划"的倡导者。4年前,他努力奔走、多方联系,使内地12所大学与香港中文大学建立起合作关系,共同完成以"教育及社会科学应用研究论文奖"为渠道的人才培训计划。到今年6月,经过有关学校的努力实施,已有113位博士研究生、硕士研究生和青年教师完成了他们的学位或专题论文。这些论文不仅均以西为中用和学以致用为其立意特点,而且涵盖面广,包括教育、社会、心理、哲学、社区医学、历史、文学、国际研究、经济等学科,不少已在全国学术刊物上发表。

二

能否超越教育及社会研究的国际水平?如何从客观和科学的途径去研究、解决问题,以求提高教育和社会科学研究的质量?怎样从知识的应用过程中寻求学术的验证并获取社会建设的功效?这些关系到研究、训练的目标和方法等问题,是移植国外有关理论,应用于我国实际,达到本土化目的的关键,也是这次研讨会的主题。

各校代表在研讨中一致认为,我们实践过的教育及社会科学应用研究曾获得成功,但仍存在着盲目移植与应用脱节等问题。这次研讨会的主题使教育、社科研究实现本土化的问题更加深化,极大地调动了高校社科工作者科研的积极性,使他们树立了一个信心——我们可以超越国际水平;找到一种方法——重实证、重实验,并把自然科学研究成果应用于社科研究之中的客观、实效的研究方法。

三

季美林来了,表现了学术界一代宗师对会议的关心;汤一介、汪永铨、顾明远、瞿葆奎、王荣顺及香港中文大学的李绍鸿教授来了,体现了资深学者对此项合作计划的重视;以闵维方为代表的中青年学者来了,说明了他们对合作计划的大力支持;各有关院校的博士生、硕士生们来了，表明了后起之秀的积极参与……

《中国高等教育拨款机制探析》《价值取向与品德影响研究》《西方产业结构理论与我国产业结构的调整》《国外心理测验方法的引进与应用》等研讨会上所展示的论文，都是科学移植和应用本土化的实践成果；而那些青年学子亲自登台主持研讨，并畅谈各自见解的动人场面，则闪现出我国教育及社科研究的希望之光。

引进西方社科理论要注重本土化
"教育及社会科学应用研究论文合作计划"研讨会召开①

本报北京讯　由香港中文大学、北京大学、北京师范大学主办的"教育及社会科学应用研究论文合作计划"研讨会不久前在北京大学召开。"教育及社会科学应用研究论文合作计划"是由香港中文大学和内地十几所大学合办的。自1994年设立以来，该人才培训合作计划已获得初步的成果，到今年6月为止，已有113位博士生、硕士生和青年教师完成了他们的学位论文或专题论文。这些论文涵盖面广，包括教育、社会、心理、哲学、历史、社区医学、文学、经济等学科，不少已经发表或出版。与会者达成以下共识：第一，加大力度推进西方教育及社会科学理论在中国的移植工作，实现西方社会科学理论的本土化。第二，要从客观的和科学的途径去研究并解决问题，以提高社会科学和教育研究的整体素质。第三，强调学以致用。第四，通过理论的应用研究，促进研究生的培养和成长。

时事评点
引进西方社科理论要注重本土化②

由香港中文大学、北京大学、北京师范大学主办的"教育及社会科学应用研究论文合作计划"研讨会不久前在北京大学召开。与会者达成以下

---

① 参见《社会科学报》，第590期，1997-11-20(1)。
② 参见《南方周末》，1997-12-05(5)。

共识：第一，加大力度推进西方教育及社会科学理论在中国的移植工作，实现西方社会科学理论的本土化。第二，要从客观和科学的途径去研究并解决问题，以提高社会科学和教育研究的整体素质。第三，强调学以致用。第四，通过理论的应用研究，促进研究生的培养和成长。西方先进、科学的社科理论，在引进时，只有使其本土化才会有生命力。但可别在本土化的幌子下，使其"淮南为桔，淮北为枳"，这样的例子已不胜枚举。

第三节 研究通信的创办与传播

1997年在北京大学召开"教育及社会科学应用研究论文合作计划"大会期间，与会的青年教师和学生还组织了一次晚间研讨会。研讨会上，北京师范大学的曾晓洁、赵亮老师，北京大学的李四龙、何光彩、蒋凯博士，上海第二医科大学的盛晓阳、黄红、薛敏波、赵晶博士，华东师范大学的顾红亮老师、郑金洲、黄向阳、蒋士会博士，香港中文大学的王文珊老师和美国夏威夷大学的黄子娟博士，广东教育学院的周峰老师、广州师范学院的邓云洲老师等倡议创办一份《研究通讯》，以加强不同院校的老师与学生之间的学术交流与沟通。正如《研究通讯》发刊辞中所言，大家"希望这份《研究通讯》是一座桥梁，方便论文奖计划参与院校间的学术交流与沟通；希望它是一个论坛，我们的想法与观点能在此陈述、发表，与大家共享心得，互启沉思；希望它是一个信息的窗口，能让我们了解更多的教育及社会科学研究信息；希望它是一个朋友，为我们友谊的增进、情感的联络做出努力"。这一倡议得到了杜祖贻先生的热情支持，并为《研究通讯》的创办提供了经费支持。

北京师范大学的曾晓洁、赵亮老师，北京大学的何光彩、蒋凯博士承担了《研究通讯》的组稿和编辑工作。《研究通讯》的创办也得到了老一辈学者及专家的鼓励。季羡林先生为《研究通讯》的创办亲笔题词："祝教育及社会科学应用研究论文合作计划继续进行下去，而且步步登高，越办越好，为祖国的教育及社会科学研究做出卓越的贡献。"

1998年5月《研究通讯》正式出刊。《研究通讯》的宗旨为："倡导方向，交流学术，展示成果，开阔视野。"它面向参与"教育及社会科学应用研究论文合作计划"的全体师生，介绍该计划参与院校的成功经验与研究成果。同时，为开阔视野，吸纳新知，《研究通讯》也密切关注教育及社会科学的学术发展。《研究通讯》第一期主要介绍了在北京大学召开"教育及社会科学应用研究论文合作计划"会议的主要内容，介绍了1994—1997年"教育及社会科学应用研究论文合作计划"推行以来，各参与院校的研究成果，以及国内相关新闻媒体对大会的报道。关于在北京大学召开"教育及社会科学应用研究论文合作计划"会议的内容，因上一节已有详叙，故在此不叙。

1997年北京大学"教育及社会科学应用研究论文合作计划"会议所倡导的教育及社会科学研究的本土化研究方向以及研究方法的科学性，促使青年教师与学生对这一问题开始了更多的思考。1999年6月《研究通讯》第二期正式出刊。《研究通讯》第二期主要刊发了一些青年教师和博士生对这一问题进行探讨的研究论文。

北京师范大学朱红文老师在他的《社会科学的方法论矛盾和客观性本质》中首先提出，社会科学的主要学科，如社会学、经济学和政治学，都是适应近代大工业生产、城市化、经济市场化以及市民社会形成等社会变化而产生的一类新学科。学科的功能、规范和方法方面，不仅区别于自然科学而且与人文社会学科也有明显的不同。按照唯物史观，社会存在决定社会意识，故社会科学的方法论性质也是由社会的需要和要解决的社会问题的特点所决定。

其次，他分析了社会科学与自然科学的关系，指出"社会科学的产生在某种意义上可以说是自然科学胜利的结果"。19世纪自然科学迅速发展，近代物理学等自然科学的观念与方法很快被运用于社会思想领域。当然，在与自然科学的关系上，社会科学有一个从简单效仿到逐渐独立的过程。

再次，他还分析了社会科学的整体性，指出整体性或社会性是社会科学的根本特性，是社会科学的方法论基础，是社会科学区别于其他科学的主要标志。

复次，他提出了社会科学的价值中立与抽象性。尽管社会现象总是有着一定的文化性和价值性，社会研究作为"文化人"的行为也总是有着价值上的选择，甚至可以说，价值的选择是社会研究得以展开和开始的前提。但是，社会科学作为"经验科学"，其根本的任务绝不是提供直接的价值劝谕，而是对客观的社会事实和社会过程进行实证的描述和因果分析。

最后，关于社会科学的客观性，他指出，社会存在决定社会意识。社会科学理论中逻辑变量之间的关系，是社会现实中的客观关系的理论再现。揭示社会关系和社会结构的辩证的矛盾和客观的发展规律，是社会科学最根本的理论目标，也是我们评论社会科学的最后标准。

北京师范大学国际与比较教育研究所的徐辉博士在他的《试论外来教育理论的规范化与本土化》中就当前我国教育研究对西方教育理论的介绍与引进过程中所存在的某种程度的"移植"色彩和不规范问题进行了研讨。文章指出所谓外来教育理论的规范化包含了两个前提性的结论：一是外来教育理论作为一种特定的知识；二是研究者根据这种知识的内在规定性，而在其生产知识的过程中逐渐形成了相应的规范，只有依循这些规范获得的知识我们才能称其为教育理论。外来教育理论规范化的内容包括两个部分：形成方面的规范和由各个层面的规范、规则所组成的规范运行机制或原理。外来教育理论规范化的标准包括三个方面的含义：一是国际性，外来教育理论的规范化就是要寻求外来教育理论中的国际性因素，把其中所包含的具有普遍意义的规律、特点挖掘出来，供他国学习。二是科学性，规范化就是要通过对外来教育理论的反思、比较，判明其科学性。三是示范性，由于外来教育理论规范化的目的是生成一种具有普遍意义的典范，供他国学习和借鉴，因而，该理论是否具有示范性、可接受性便成为一个关键的问题。示范性也就成为外来教育理论规范化的第三条标准。针对外来教育理论的本土化，他指出本土化的根本目的是使外来教育理论能够为我所用，进而促进中国教育理论科学的健康发展。文章还动态考察了外来教育理论本土化的过程——评判与筛选、移植与应用、借鉴和本土化；静态考察了本土化的自然状态因素、社会状态因素和思维状态因素。

广州师范学院社会心理研究所的戴健林在《中国人的法律观念：一种本土化的研究视角》中，介绍了其运用实证方法对中国儿童、大学生的法律观念所做的一项探索性研究。研究初步验证了作者所提出的"在中国人的法律观念或法律心理结构里，纯粹的法从来就不是一个独立的存在，而是表现为以权力—法律—人情这样一个三元结构（三者同构共生或同构互渗）为核心的多维关联结构"。因为这个结构的存在，所以在现实的中国人心目中，"权"与"法"哪个更大的困惑将长时间地延续；也因为这个结构，中国人心目中的"法"将无法避免浓厚的人情色彩。文章还分析了在儿童研究中的一个有趣发现，尽管中国儿童在表面上表现出对法律规则的普遍、无条件的服从，但他们法律认知的深层结构的内容并非那么简单。对两难问卷的结果做定性分析发现，虽然服从法律是儿童在做行为判断时的首要考虑，但孝道这一道德理念仍在他们的意识深层里发挥作用。对大学生的"法律"概念研究发现，他们的法律观念中更多表征的是国家权力的威严，而非它对公民种种权利的维护。这两项研究都从某个角度揭示了中国人法律心理内容的复杂性及本土化色彩。

北京大学高等教育研究所的蒋凯博士在《中美高等教育交流与中国高等教育思想观念的变革》中分析了中美高等教育交流是如何推动中国高等教育改革与发展的。文章认为，20 世纪 70 年代末以来，中国高等教育领域的许多思想观念的转变，特别是高等教育职能的转变、通识教育观的恢复与发展和发展个性与培养能力观的树立等，都有来自中美高等教育交流的影响。在此仅以高等教育职能的转变为例，文章详细分析这种转变是如何受中美高等教育交流影响的。文中指出，在新中国成立前，我国一些教育家如蔡元培、胡适、梅贻琦等受德国和美国大学模式的影响提倡教学和科研相结合。新中国成立后，我国模仿苏联的高等教育模式和科研体制，成立了实体的科学院，导致了科研与教学的分离。1979 年，中国高等教育界开始了高等教育教学与科研双重任务的大讨论，其间，一些教育专家的访美报告，如北京大学和清华大学联合撰写的《重点大学既是教育中心，又是科研中心》、北京大学校长周培源《访美有感——关于高等教育的几个问题》等，以及 1985 年的中美大学校长会议，都对高校教育与科研的关系进行了讨论，从而达成了共识。1985 年《中共中央关于加强教育体制改革的决定》明确提出了我国高校教学和科研这两个任务，突破了单一人才培养的苏联模式。文章指出，1986—1987 年中国高校就高等教育的职能又有一次大讨论。复旦大学坚持"两中心论",上海交大的"交大模式"则强调为社会服务是高校的第三职能。1987—1988年的中美大学校长会议讨论的重点即是大学的延伸——社会服务职能。一些留美和访美学者也开始大量介绍"威斯康星思想""大学—工业园"。中国教育国际交流协会也多次组团考察美国的州立大学、社区学院,先后发表《美国州立高等院校为地方经济建设和社会发展服务的做法与经验》《美国州立大学与地方经济发展》等报告与专著。这些中美交流促进了中国高等教育从单一人才培养到双重任务,再转为三大职能的转变。

正如美国学者霍金斯(John N. Hawkins)所言,中国派遣留学人员到美国,为中国高等教育改革提供了媒介,也带来了"学术模式的跨国移植"。总之,美国高等教育思想的引入是中国高等教育思想变革的一个推动,这是一种外因,这种选择性的引入为我们高等教育的改革提供了参照。

北京大学高等教育研究所的徐玮斌博士在《中国中部和西南部农村地区初等和中等教育个人投资收益实证研究》一文中,以人力资本理论为理论框架,分析了中国中部(湖南、湖北、陕西、山西)和西南(云南、贵州)六省农村地区初等和中等教育的个人投资收益。研究发现,与其他国家相比中国中部与西南部农村地区的个人教育投资收益率偏低,其中明瑟教育收益率为4.80%,小学教育内部收益率为9.96%,初中教育内部收益率为7.89%。除受到教育成本方面因素的影响,农村地区的个人教育投资收益率偏低可能有如下原因:①我国贫困地区的教育质量不同,学校传授的知识技能对受教育者劳动生产率的促进作用非常有限。②上述地区的学校教育未能与社会经济需求很好地结合,教育人力资源存在一定的浪费。③我国劳动力市场的工资结构不反映个人的劳动生产率,教育的经济价值得不到充分实现。另外,贫困地区妇女的平均收入低于男性劳动力,但明瑟教育收益率却与男性相等。同样值得指出的是,在上述地区虽然从事工业与服务业劳动力的平均收入高于从事农业和林牧业的劳动力,但是后者的教育投资个人收益率却高于前者。个人收入和教育收益率在不同省份之间存在极大差别。中国中部地区劳动力平均收入和教育收益率高于西南部地区,这也在某种程度上反映了我国中、东、西部地区社会经济发展的深刻差异。

第二期《研究通讯》还开设了人物访谈，对北京师范大学国际与比较教育研究所的霍力岩教授进行了访谈。霍力岩教授长期从事学前教育研究，其博士论文《蒙台梭利教育法研究》曾获 1994—1995 年度"教育及社会科学应用研究论文奖"，任北京师范大学蒙台梭利研究中心主任。访谈中，霍力岩教授介绍了对"教育及社会科学应用研究论文合作计划"所强调的对西方教育理论跨文化研究和应用研究的理解，结合蒙台梭利教育法的研究介绍了自己学术研究方向和研究思路的转变，认为选择应用研究的方向，应"把科学的教育观念、思想理论转化为具体的教育行为，这个从纯理论到可操作教育实践的转化也应当是教育研究者的一种责任"。访谈中，她着重介绍了在研究中如何从方法和内容上结合文化因素进行蒙氏教育法的应用研究，进行蒙台梭利教育法的中国化。比如，在儿童的语言发展方面，蒙氏教育法非常注重"拼音"及"音"的训练，但中文与西文不同，西文为拼音文字，而中文为象形文字，因此如果生搬蒙氏教育方法无疑是极不恰当的，所以在幼儿的语言发展中她强调了对"形"和偏旁部首的训练，并取得了很好的效果。霍力岩教授强调如果没有文化比较的前提，不进行移植应用跨文化研究，对一个西方的教育理论作中国背景下的应用研究几乎是不可能的一件事。

2002 年起《研究通讯》附刊于北京师范大学出版的《比较教育研究》，以"教育及社会科学应用研究论文计划"专栏形式每期刊登介绍得奖论文摘要。在"教育及社会科学应用研究论文合作计划"的发展过程中，《研究通讯》的创刊及后来《比较教育研究》中的"教育及社会科学应用研究论文合作计划"专栏对促进参与学生的学术交流、分享新知与传播研究成果起到了积极作用。

（曾晓洁）

第三章 "联校论文奖计划"的管理体制
改革与发展壮大

第一节 2002年"教育及社会科学应用研究论文 合作计划"的改制

进入21世纪以后,在国家社会经济文化各领域改革开放深入发展的大背景下,"教育及社会科学应用研究论文合作计划"(简称"论文合作计划")的发展也进入了一个新的阶段。为进一步扩大"论文合作计划"的影响,更加健康、高效地推进计划的发展,"论文合作计划"的专家们认为需对"论文合作计划"进行一系列改进,包括加强品牌建设,将"论文合作计划"改名为"联校教育及社会科学应用研究论文奖计划"(简称"联校论文奖计划"),加强宣传,在《中国教育报》《比较教育研究》刊载获奖名单及成果,设立理事会和专家委员会、秘书处等机构,并实施新的管理运行模式与方法。

一、"教育及社会科学应用研究论文合作计划"改制的背景

1994年"教育及社会科学应用研究论文合作计划"设立,由香港中文大学和内地十几所院校合办。2002年改制前,"论文合作计划"的实施方法主要由香港中文大学的学术交流处主导,参与院校自行制定年度申请细则,提出获助名单和奖金数目,每年9月各校宣布受助者结果。程序如下:各参与院校均规定博士生、硕士生、青年教师(四十周岁以下,初、中级职称)凡符合论文奖的论文写作目标和要求,都具有申请"论文奖计划"的资格。申请者以个人名义申请,由(正、副)教授推荐并指导;

可以由个人自由确定选题，亦可由各院、系（所）指定研究主题，组织申报。经过各院校专家的评审后，将推荐的学员名单以及申请表、教授推荐书、评审报告书等寄送香港中文大学学术交流处，由学术交流处转交评审专家评审。最终获助名单由香港中文大学学术交流处通知所在院校。获得资助的奖金及教授指导费分两次颁发：50％奖金于研究题目及计划书正式核准之后颁发；另一半于论文完成及正式审核通过后颁发。

1997 年北京"论文合作计划"大会促进了各参与院校间的交流与合作，并对"论文合作计划"的未来做出了规划。1998 年中央民族大学、华侨大学、中央广播电视大学（现为国家开放大学）三校加入"论文合作计划"，自此参加"论文合作计划"的院校共 12 所。

1. 上海第二医科大学（现上海交通大学医学院，上海）

2. 广州大学（注：2000 年广州五校合并，广州）

3. 中央民族大学（北京）

4. 中央广播电视大学（现国家开放大学，北京）

5. 中国人民大学（北京）

6. 北京大学（北京）

7. 北京师范大学（北京）

8. 东北师范大学（长春）

9. 华东师范大学（上海）

10. 华侨大学（泉州）

11. 清华大学（北京）

12. 香港中文大学（香港）

参与院校数量的迅速增加使"联校论文奖计划"的相关工作量急剧增加，同时，鉴于内地科研与学术资助体制所发生的迅速而重大的变化，为加强参与院校之间的联系与合作，为更有效地推动论文奖计划的顺利开展，更好地促进青年学术人才的成长，实现论文奖的预期目标，2002年，"联校论文奖计划"的开创者们经慎重商讨后决定对"联校论文奖计划"的管理体制与运行机制进行改制。

二、"论文合作计划"改制的组织建设和实施办法

改制首先确定建立新的"联校论文奖计划"的相关组织架构，然后，

在组织上设立"联校论文奖计划"的理事会、学术专家委员会和秘书处。理事会负责大政方针和经费事宜；学术专家委员会负责学术方向与学术规划，负责每年的课题申报评审；秘书处负责执行理事会及专家委员会的相关指示和论文奖的各项具体事宜。秘书处设立于北京师范大学。各参与院校设立"联校论文奖计划"负责人和联络人。

"联校论文奖计划"理事会

理事会主席：杜祖贻教授

理事会成员：顾明远教授、汪永铨教授、史宁中教授、曾国屏教授

理事会秘书长：曲恒昌教授

"联校论文奖计划"专家委员会

专家委员会主席：顾明远教授

专家委员会秘书长：曲恒昌教授

专家委员会成员：

北京大学汪永铨教授

北京大学陈学飞教授

北京师范大学李守福教授

清华大学曾国屏教授

中国人民大学焦国成教授

中央民族大学滕星教授

东北师范大学柳海民教授

华东师范大学杜成宪教授

上海第二医科大学许积德教授

华侨大学张禹东教授

广州大学张人杰教授

香港中文大学伦炽标博士

香港中文大学李绍鸿教授

香港中文大学刘述先教授

香港城市大学苏廷弼教授

"联校论文奖计划"秘书处

秘书长：北京师范大学曲恒昌教授

秘书：北京师范大学张玉婷、曾晓洁，北京大学蒋凯、李春萍

上述机构和各参与院校的负责人、联络人的设立，在组织结构上完善了"教育及社会科学应用研究论文合作计划"的组织建构，保证了相关工作的有效开展，使"教育及社会科学应用研究论文合作计划"的发展更加规范和科学。（注：2009 年，为适应新形势的发展，"联校论文奖计划"理事会会议决定重新成立评审委员会，并承担部分理事会的职责，原理事会主席杜祖贻教授转任评审委员会主席，独家资助"联校论文奖计划"的香港圆玄学院基金会主席汤伟奇先生担任理事会主席。2011 年，北京师范大学国际与比较教育研究院院长刘宝存教授接任"联校论文奖计划"学术委员会秘书处秘书长。）

2003 年 1 月 10 日，"联校论文奖计划"秘书处召开第一次会议，对"联校论文奖计划"经费的支出、课题申报指南的制订、专家评审、名额分配比例、奖励等级等事宜进行了讨论，并形成了有关工作的原则、流程及具体工作方案。2003 年 8 月 20 日，召开了改制后的第一次"联校论文奖计划"专家委员会。秘书长曲恒昌教授向专家委员会汇报了秘书处的主要工作，报告了 2003 年改制后"联校论文奖计划"评审实施的程序及评审原则。专家们也就课题指南的制订、申报名额的分配、资金的拨付与发放、"联校论文奖计划"及成果的宣传等工作进行了积极的讨论，确定了"联校论文奖计划"实施的新机制和新流程。

与原来的"论文合作计划"相比，"联校论文奖计划"在完善新的组织建构的同时，其实施办法和运行机制也发生了以下几个转变。

（一）由分散资助改为重点资助

1. 增加每年论文奖金额预算的总额。

过去的"论文合作计划"主要是论文奖形式，在各校设立三类奖项即青年教师、博士研究生和硕士研究生论文奖，资助人数较多，资助力度较小，着重于倡导论文奖所力主的研究方向与宗旨。随着参与院校的增加，每年资助的名额最高达到了 80～90 人。虽然论文奖原有资助方式使论文奖的覆盖面较为宽广，但由于奖励人数颇多，资助金数额有限，影

响了论文奖的资助力度。改制后的"联校论文奖计划"将过去的分散资助改为重点资助，并增加对每名获奖者的资助额度，即每年集中设立45～65项计划项目。2011年后，随着香港圆玄学院捐赠资金的大幅度提高，每年获赠人数增加至90多人。

2. 运行方式。

在运行方式上，成立了"联校论文奖计划"理事会、专家委员会和秘书处，分别负责"联校论文奖计划"的决策、选题、评审与行政等各方面的工作。

3. 设立新制的目的。

改制后的"联校论文奖计划"仍面向青年教师、博士研究生和硕士研究生，但将集中使用资源，加大资助力度，更着重于学术水平和应用价值的提高。改制后的论文奖不仅倡导正确的学术研究方向和研究方法，而且还注重通过"教育及社会科学应用研究论文合作计划"课题创造有重要价值的学术成果。

(二)由"自由选题"改为以"指南选题"为主，"自由选题"为辅

过去论文奖采用的是完全"自由选题"的方式，即由申报者自主选题，向各院校论文奖工作组申报，各院校根据论文奖计划所倡导的方向与精神进行评议推荐。这种方式虽然利于研究者发展其个人的兴趣，但就论文奖整体而言，选题则过于分散，不易实现论文奖所倡导的研究方法与取向。改制后的"联校论文奖计划"每年发布《课题申报指南》，具体规划"教育及社会科学应用研究论文合作计划"的研究方向与选题，以保证论文奖所设立宗旨的真正实现，发挥明确的引导作用。申报者主要依据《课题申报指南》选题申报项目；同时，新论文奖计划也设一定比例(约占1/3)的自由选题项目。

(三)建立了公开、公正、公平、透明的课题评审制度

论文奖的申请者应为参与院校的青年教师(45岁以下)、博士和研究生，申报课题应该符合：①对西方社会科学理论进行深入研究，探讨其移植到中国的可行性和局限性；②注重研究方法的科学性、客观性、实证性，对所采用的研究方法进行自觉的反思；③进行应用研究，结合中国实际，实现学以致用等目标。资助额会根据课题的项目而有所不同。课题申请者及其指导教师均可获得资助。

评审流程分为以下 4 步。

①每年 3 月，各参与院校会组织申请者依据该年度专家委员会发布的《"联校论文奖计划"课题申报指南》填写申请表，申报课题。除《指南》所列课题外，论文奖还设立一定数额的自选课题，申请者可以自定课题进行申报。各参与院校的学术专家负责进行初选。

②每年 4 月 15 日以前，各院校将课题申请表汇总后报送秘书处，秘书处根据各院校的资助奖励名额以 1：3 的比例进行第二次筛选。

③秘书处将二次筛选的申报评审材料寄送并转交专家委员会委员进行匿名评审。为保证评审的公平与公正，评审专家均不参与本校申报材料的评审，评审专家严格依据选题价值、研究基础、论证的严密性等方面给出评分，评分实施十分制，每一份申报材料均由 3 名或 3 名以上评审专家评审打分。

④秘书处汇总专家评审意见，统计出申报者的平均分值，据此拟定初选名单，上报理事会主席杜祖贻教授和专家委员会主席顾明远教授，最终确定入选名单。

评审结果于每年 6 月中旬，由秘书处通知参与院校及申请者。申请者应在课题立项后一年或两年内完成研究，其中研究生的课题研究成果原则上要求与学位论文一致。

（四）实施前后两次经费划拨，以保证课题的有效完成率

立项课题经费分两次拨付。课题通过评审后，申请者获得课题基金前期资助经费的 70%，用于开展课题研究。课题完成后需经过专家委员会的鉴定，合格者将获得另外 30% 的后期资助；课题未完成者或课题成果未通过专家委员会鉴定的课题承担者，不能获得另外 30% 的经费。课题完成并通过鉴定者还将获得"教育及社会科学（医学）应用研究论文奖计划"的证书。

2002 年的改制使"联校论文奖计划"由过去一个较松散的学术合作计划，转变为一个学术目标更加明确、管理更加规范的学术新人培训计划，极大地推进了"教育及社会科学应用研究论文合作计划"的有序健康发展。2002 年改制完成后，华中科技大学同济医学院也加入了"联校论文奖计划"。至此，"联校论文奖计划"的参与院校增至 12 所学校的 13 个院系。

(五)每五年评选优秀成果

论文奖改制后规定,每五年评选优秀成果,由专家委员会评审,获优秀成果者除课题资助经费以外另获1万～2万元优秀成果奖金,并颁发获奖证书。专家委员会及秘书处于2005年评选出首届"优秀论文奖"和"特别优秀论文奖"10名。

三、依托北京师范大学教育基金会,建立规范化、制度化、法制化的经费管理体制

1994年"论文合作计划"建立之初是源于香港及内地专家的倡议与合作,虽有十几所院校参加,但该计划的合作更多的是以项目方式进行的民间合作,不完全是校方合作。因而,"论文合作计划"早期在经费管理方面,主要是由香港中文大学学术交流处负责,每年香港中文大学学术交流处分别向各参与院校的论文奖负责人划拨和邮寄相应经费。2002年成立了秘书处之后,香港中文大学学术交流处便将各参与院校的"联校论文奖计划"经费及秘书处行政管理经费统一划拨至秘书处,由秘书处统一管理,按照"联校论文奖计划"理事会批准的年度预算及经费管理细则向参与院校划拨。但由于"联校论文奖计划"的经费需在香港与内地之间划拨,在当时缺乏更加流畅和规范的机制与管理机构,而且随着"联校论文奖计划"的迅速发展,这已成为影响"联校论文奖计划"经费筹集和制约其长远发展的一个关键因素。2005年专家委员会专门就此问题提出讨论,商议解决之道。中国高校基金会的出现,为"联校论文奖计划"经费管理体制的改革带来了新的机遇。2007年北京师范大学教育基金会成立,经协商,从2008年开始,北京师范大学教育基金会全面负责"联校论文奖计划"的经费托管。自此,香港中文大学不再作为"联校论文奖计划"的参与单位,但仍通过专家为论文奖计划提供学术支持。自2007年,"联校论文奖计划"经费便由"联校论文奖计划"的独家资助者香港圆玄学院基金会直接划拨至北京师范大学教育基金会。长期以来,"联校论文奖计划"一直得到汤伟奇先生领导的香港圆玄学院基金会及香港其他爱国人士和机构的大力支持,这也是"联校论文奖计划"能够持续发展的根本保证之一。"联校论文奖计划"资助经费在2006年为45万元,从2007年开始,

"联校论文奖计划"经费全部由香港圆玄学院基金会慷慨捐助，由每年 60 万元逐渐增至每年 80 万元。北京师范大学教育基金会的经费管理机制解决了长期以来困扰论文奖发展的经费管理问题，从而实现了"联校论文奖计划"经费管理的全面正规化、制度化和法制化。

四、建立"联校论文奖计划"专题库和网页

在"论文合作计划"发展早期，论文研究成果都是寄往香港中文大学，并由其保管。论文完成后，须装订二册并连同指导教授及各校评审委员会签署的评核报告书一份，交寄香港中文大学"论文合作计划"办公室，由主管教授审阅。为更加有效地发挥研究成果的社会效益、扩大其影响力，2006 年，秘书处与北京师范大学图书馆合作专门开设了"联校教育社科医学研究论文奖"成果专题库，将研究成果的纸质版和电子版提交图书馆收藏、管理，并在北京师范大学官方网站建立链接，人们可通过网站查阅 2003 年以来的所有"联校论文奖计划"的研究成果，也可到馆借阅 1994 年以来"联校论文奖计划"的研究成果报告。

目前，北京师范大学图书馆"联校教育社科医学研究论文奖"成果专题库共藏有 1994—2014 年的纸质研究报告 1 104 份①，2003 年至 2014 年论文研究报告电子版本 642 份。与北京师范大学图书馆的合作以及专题库的建立，使研究成果有了更好地传播与应用途径和方式，并且扩大了"联校论文奖计划"的影响，使该"计划"的影响不仅仅局限于"计划"的参与学校。

随着信息技术的快速发展，为加强宣传和更加快速有效地与参与院校进行工作沟通，联校论文奖秘书处还于 2003 年建立了"联校论文奖计划"网页。网页附设于"比较教育在中国"网站，网页及时发布"联校论文奖计划"的年度课题指南、年度获奖名单和专家会议及学术研讨会信息，为广大教师和学生更好地了解"联校论文奖计划"起到了积极的作用。

（曾晓洁）

---

① 此处要说明的是，1996—2003 年之前的论文成果由各校自行管理，2003 年联校论文奖秘书处成立后，各校上交的成果不齐全，因此与获资助的总人次不一致。

第二节　2005年"联校论文奖计划"十周年大会的举行

2005年，时逢"联校论文奖计划"十周年之际，为了总结、宣传"联校论文奖计划"十年的发展与成就，检讨"联校论文奖计划"的各项工作，商议和筹划"联校论文奖计划"的未来发展，促进"联校论文奖计划"参与院校之间的交流与合作，由北京师范大学主办、"联校论文奖计划"秘书处筹办的"联校论文奖计划"十周年大会于2005年11月26至27日在北京师范大学英东学术会堂隆重举行。

会议主题：教育研究的国际化与本土化——"教育与社会科学应用研究论文奖计划"十年的发展、回顾与展望

分主题：

1. 当前国内教育及社会科学论著及学位论文的研究趋势

2. 当前国内教育及社会科学研究的科教兴国价值、科研方法特点与一般表现以及改进之道

3. 教育与社会科学对西方理论的借鉴及本土化发展

4. 如何超越社科及教育研究的国际水平

大会主席由"联校论文奖计划"专家委员会主席、中国教育学会会长、北京师范大学顾明远教授担任，大会由李守福教授主持。北京师范大学校领导到会致欢迎辞，教育部港澳办公室领导、教育部社政司袁振国副司长、香港圆玄学院主席及全国政协委员汤伟奇先生到会祝贺，美国密歇根大学及香港中文大学教育讲座教授、研究科学家杜祖贻教授，香港中文大学社区医学荣誉讲座教授及香港公共卫生署前署长李绍鸿教授、中国教育学会会长顾明远教授、北京大学党委书记闵维方教授、上海交通大学副校长沈晓明教授等专家出席会议，"联校论文奖计划"获资助的青年教师和学生共计120多人参加了此次大会。

大会为"联校论文奖计划"评选出来的优秀论文奖获得者举行了颁奖仪式，向北京师范大学项贤明、北京大学丁小浩、华东师范大学吴刚平、中国人民大学刘敬鲁等，以及全国百篇优秀博士论文获得者华东师范大学熊川武博士、北京师范大学石中英博士、北京师范大学丁邦平博士、

北京师范大学蔡永红博士颁发了"特别优秀论文奖"及奖金；向21名评选出来的青年教师和研究生颁发了"优秀论文奖"获奖证书及奖金。

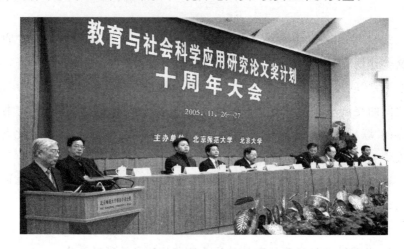

"联校论文奖计划"十周年大会主席台

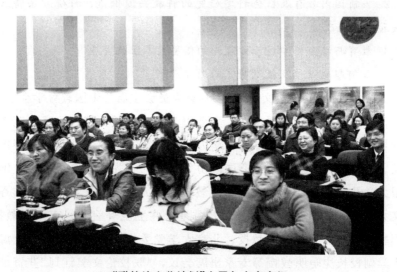

"联校论文奖计划"十周年大会会场

大会还邀请专家学者就教育及社会科学研究的方向与方法等问题做了大会主题报告。美国密歇根大学及香港中文大学讲座教授杜祖贻先生做了"建立利己利人客观自主的国际学术水平"的学术报告，在报告中提出"学术国际化与自主性"问题。

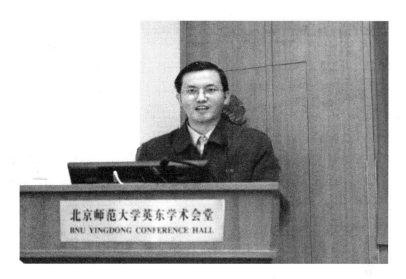

获奖者代表发言

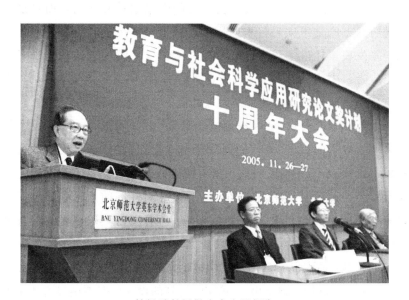

杜祖贻教授做大会主题报告

杜祖贻教授认为，中国的高等教育应以国际化为方向，然而在学术国际化的发展中存在两种模式：一种模式是"亦步亦趋式"，以西方的标准为自己标准的国际化，这带来两个严重后果——一个后果是产生以科学引文索引（SCI）、社会科学引文索引（SSCI）线性排列学术标准的谬误，缺乏文化自信，把不同性质、不同类别的期刊的影响因子做线性排列，用简单分数去评定一位大学教师或一个学系研究成绩的高低无疑过分简化。第二个后果是浪费资源，将学术发展引入歧途。能够代替"亦步亦趋式"的另一种模式是"借鉴超越式"。这个程序是：从检讨到借鉴，从借鉴到集采众长，然后到凝聚力量，认定目标，创新研究。杜祖贻教授主张中国的高等教育发展应拥有自己的发展道路。

忽视本身社会需要，既浪费资源，又虚耗时日，结果是徒劳无功。要以本身社会需要为基础，虚心借鉴他人之长，进而谋求超越，自能青出于蓝，才能建设富强之国。

杜祖贻认为，中国学术界要建立文化自信，了解自身的缺点和不足之处，了解国际学术发展的虚实与趋势，择善而从，少做利他的西方式中国研究，多做益己的西方研究。

如果我们不辨虚实，不去理会西方的学术精神和实力，而只是一知半解地将西方的学术皮毛移来照用，这就等于揠苗助长，延误了自己真正的学术发展。杜祖贻认为，中国在国际学术交流的地位从施予者遽然降为求取者，中国学术界应该改变这样的局面。"不盲从西方理论，倡导对西方理论做深入研究，鼓励探讨理论移植、学术发展的本土化。"

中国教育学会会长、"联校论文奖计划"学术委员会主席、北京师范大学顾明远教授的报告"教育的国际化与本土化"，分析了我国教育研究存在的不良倾向："一种倾向是只重视西方的理论研究，不与中国的实际相结合；另一种倾向是在国外学习但不去研究外国的理论和经验，而是反过来只研究中国的问题。当然在国外从新的视角，运用新的方法来研究本国的问题是可以的，而且是很有益处的，但有些学者不是着眼于解决国内的问题，而是认为容易通过学位论文答辩，因而研究的成果并不能解决国内的实际问题。"他指出，"论文奖计划的设立就是要引导青年学者坚持正确科学的研究方法，使得研究成果能在实际工作中起到作用，对国外的理论能够真正消化，化为我们自己的理论，即所谓理论的本土化。"

北京大学党委书记闵维方教授、北京大学陈学飞教授、赵国栋博士、郭丛斌博士、林小英博士、清华大学曾国屏教授、中央民族大学滕星教授、北京师范大学石中英教授、项贤明教授、朱红文教授、蔡永红博士、东北师范大学党委副书记柳海民教授、中国人民大学焦国成教授、刘敬鲁教授、申素平教授、上海交通大学沈晓明教授、上海交通大学医学院的黄红教授、华东师范大学杜成宪教授、吴刚平教授、熊川武教授、黄向阳博士、广州大学张人杰教授、香港中文大学李绍鸿教授、香港城市大学苏廷弼教授、华侨大学饶志明教授、张向前教授等分别在大会上发表了主题演讲;"联校论文奖计划"参与院校的 22 名获奖青年教师和研究生代表也就自己研究课题的总结及研究心得向大会代表做了汇报。主题演讲及研究心得包括"外来资源与本土资源——教育政策研究的创新途径""教师教育研究的本土化与国际化问题""华东师范大学教育学学位论文选题研究""科学共同体与学术自主性关系研究""政治教育与道德教育""中国大陆校本课程开发的国际视野与本土行动""教育与富国强民""中国传统文化与教育科学国际化的困境""现代性与中国社会科学""当前国内教育法学学位论文研究的现状与趋势""社会科学对西方理论的借鉴及本土化发展——以复杂性研究为例""借石攻玉,仿中求创——从'反思性教学'到'自然分材教学'""对问题的正确把握是理解一种理论的重要途径""生物科技与教育研究""人力资源与区域经济发展研究——中国大陆地区实证分析""转型期农村教育重要问题的国际比较研究""利用信息技术提高教学与科研效率:网络问卷调查法在高校教学与科研中的应用""当代国外青少年思想政治教育对我国的启示""民办高等教育政策变迁中的策略空间""劳动力市场分割的代际效应及教育的作用""教育给了我们什么——农村教育'脱轨者'的流向和生存状况调查""社会分层视野下的择校与教育公平",等等。就中国传统文化与教育科学国际化的困境、教育政策研究的新途径、科学共同体与学术自主性关系研究、现代性与中国社会科学、教育研究方法、教师教育研究的本土化与国际化问题、价值教育、艾滋病预防教育等专题做了大会主题报告,探讨教育与社会科学的社会功能及其研究方法。

大会上,各参与院校的"联校论文奖计划"负责人相继做了工作总结,交流了"联校论文奖计划"的工作经验。"联校论文奖计划"秘书处秘书长曲恒昌教授做了"联校论文奖计划工作回顾与展望"的工作报告,回顾和总结了"联校论文奖计划"10 年来的发展历程、主要成就、经验与体会,以及未来的发展计划等。

　　大会期间，还举行了"联校论文奖计划"专家委员会工作会议，各校论文奖计划负责人亦参加了会议，共同商议和规划"联校论文奖计划"未来的发展。

　　大会闭幕式上杜祖贻教授做大会总结，充分肯定了 10 年来"联校论文奖计划"所取得的成绩和经验，并提出了下一个 10 年的发展愿景。

第三节　"联校论文奖计划"地区研讨会的举办

　　2005 年"联校论文奖计划"十周年大会的专家委员会工作会议提出，要进一步加强参与院校之间的交流与合作，加强"联校论文奖计划"获得者之间的交流与合作，要求在北京、华南、华东地区积极举办"联校论文奖计划"的地区性学术研讨会。自 2007 年以来，北京、华南、华东地区各自举办了多次研讨会，密切了院校之间的合作，增进了"联校论文奖计划"获得者之间的了解，为青年学子的学术成长提供了更好的学术交流与合作机会，推动了"联校论文奖计划"的发展。

一、"联校论文奖计划"北京地区研讨会

　　2007 年 7 月 29 日下午，"联校论文奖计划"秘书处组织的北京地区第一届研讨会在北京师范大学英东楼举行。来自北京师范大学、北京大学、中国人民大学、清华大学等院校获得"联校论文奖计划"资助课题的在研青年教师和研究生、获得课题资助的历届师生，以及"联校论文奖计划"评审委员会主席杜祖贻教授、秘书处工作人员、媒体记者共 30 余人出席了会议。

　　已获"联校论文奖计划"资助的与会人员目前多任职于高等学校、教育部、出版社、报社等机构。"联校论文奖计划"秘书长、北京师范大学国际与比较教育研究所曲恒昌教授向与会师生简要介绍了论文奖计划的缘起、宗旨和实施情况。他希望与会师生相互交流经验，加强合作，互相帮助，形成一个温暖的学术大家庭，成为我国教育及社会科学研究的一个重要创新群体。

"联校论文奖计划"评审委员会主席、香港中文大学荣誉讲座教授、美国密歇根大学教育哲学教授及研究科学家杜祖贻先生主持会议。他指出，教育及社会科学研究需要责任感和专业精神；当代教育和社会面临着重大挑战和许多亟须解决的问题；教育及社会科学研究应当多研究实际问题，开展有意义的研究。

与会的青年教师和研究生逐一进行了简要的自我介绍，并感谢"联校论文奖计划"的发起人、资助人、课题评审专家和指导教师。他们介绍了个人目前从事的研究课题，探讨了最值得研究的若干问题，交流了研究中遇到的困难，并提出进一步研究的设想。

承担课题研究的各届与会师生来自哲学、教育学、心理学、社会学等多个学科，涉及这些学科的多个分支学科和研究领域，如认识论、逻辑学、方法论、政治哲学、比较教育、课程与教学论、教育经济学、教育史、高等教育、幼儿教育、发展心理学等。通过经验交流，他们达成了以下共识：①应当关注教育在中国社会转型中的使命以及培养全面发展、具有科学人文素养的人才；②提倡跨学科、跨院校的教育及社会科学研究，尽可能组成研究团队，吸收其他学科、院校同人的营养；③教育理论应当与教育实践相结合；④应当处理好教育及社会科学研究的国际化与本土化的关系。

杜祖贻教授对与会师生的发言做了言简意赅的点评，回答了与会师生提出的有关问题。"联校论文奖计划"经验交流会讨论热烈，气氛活跃，收获颇丰。

2008年1月5日，秘书处在北京师范大学英东楼召开了"联校论文奖计划"北京地区第二届研讨会。出席会议的有秘书处秘书长曲恒昌教授，学术委员会委员、中国人民大学论文奖计划负责人张志伟教授，北京大学哲学系论文奖计划负责人李四龙教授，北京大学论文奖计划负责人侯华伟老师，2007—2008年北京地区论文奖获得者和秘书处的老师，共计29人。

座谈会上，秘书长曲恒昌教授向与会的师生详细介绍了"联校论文奖计划"的建立与发展，详细阐释了"联校论文奖计划"的设立宗旨与学术目标，强调了"联校论文奖计划"的资助原则与重点，鼓励青年学生以严谨、科学、认真的态度高质量地完成课题研究。曲恒昌教授还向与会师生介绍了"联校论文奖计划"一年来开展的主要工作，介绍了"联校论文奖计划"专家工作会议的主要计划与目标。

座谈会还专门邀请了北京大学青年教师李文利做了教育研究方法的专题讲座。李文利老师在《教育研究方法漫谈》中，首先引用巴甫洛夫的观点强调了研究方法的重要性——"初期研究的障碍，乃在于缺乏研究方法。无怪乎人们常说，科学是随着研究方法所获得的成就而前进的。研究方法每前进一步，我们就更提高一步，随之在我们面前也就开拓了一个充满着种种新鲜事物的更辽阔的远景。因此我们头等重要的任务乃是制定研究方法。"她从教育研究的层次、教育研究的分类、实证研究的设计思路、实证研究方法的种类四个方面介绍了教育研究的方法，强调教育研究是体现科学精神的研究方法和崇尚人文精神的教育理念的有机结合，教育研究的选题要体现人文精神，研究方法的使用要体现科学精神。

座谈会上，与会同学还分别介绍了各自的研究课题及进展。同学们都共同表达了对"联校论文奖计划"及论文奖资助机构香港圆玄学院的感恩之意，认为这次获奖是对自己学术研习的积极鼓励和大力支持，使他们对学术发展更有信心、更有方向。同学们还结合自己的研究课题就方法问题与与会的老师和同学展开了讨论。

2009年1月3日，秘书处在北京师范大学英东楼召开了"联校论文奖计划"北京地区第三届研讨会。出席座谈会的有秘书处秘书长曲恒昌教授，秘书处的张玉婷、蒋凯、李春萍、曾晓洁及2008—2009年北京地区论文奖获得者，共计30余人。

座谈会上，秘书长曲恒昌教授向与会的师生详细介绍了"联校论文奖计划"的创立与发展，向与会师生介绍了"联校论文奖计划"十几年来所取得的成就。"联校论文奖计划"自创立以来，在引导青年学子的科研方向上起到了积极的作用，促进了参与院校对教育及社会科学的西方理论及本土化的研究，在研究方法上引导青年学子重视对科学方法的学习与应用，培养了一大批学术骨干人才。其中，有5名获奖者先后获得了全国百篇优秀博士论文，几十项研究课题获省部级奖励。会上，曲教授还介绍了"联校论文奖计划"2009 年 6 月北京地区会议及对 2010 年"联校论文奖计划"十周年大会的主要设想与会议目标，希望大家积极参与，相聚北京，交流心得，共启思想。

座谈会专门邀请国家教育行政学院青年教师司洪昌做教育研究方法的专题讲座。司洪昌老师在攻读硕士学位和博士学位时曾先后两次获得"联校论文奖计划"的奖助。他的《一个村落社区中的教育变迁》(指导教师丁钢教授)在 2006 年获全国百篇优秀博士论文。司洪昌老师在讲座中，首先感谢了"联校论文奖计划"对他学术成长的支持与鼓励。在《一个村落社区中的教育变迁之研究方法漫谈》中，他从五个方面进行了阐述：第一，为什么要研究一个村落的教育；第二，研究的几个发现；第三，如何进行田野研究；第四，研究的具体策略；第五，研究中应注意的事项。在座谈中，他特别谈到了研究问题的选择是一个非常重要的问题，它往往决定着研究课题的价值。他之所以选择一个村落社区中的教育变迁作为研究课题，是因为乡村教育在中国是一个社会问题、公共问题和群体问题，长期以来这一问题受到严重的忽视。20 世纪 90 年代后，中国的乡村研究成为一个热点，有关乡村治理、乡村家族与宗教复兴的研究引起了人们的关注。结合到自身的经历，他认为，从历史的视角对乡村教育进行研究，去追问教育意味着什么，是一个非常有价值的问题。他关于田野研究方法的具体介绍与讲述，引起了大家的兴趣与热烈讨论。

座谈会上，与会同学和青年教师汇报了各自的研究课题，并就研究方法展开了相关交流。他们认为能够参与这样一个团队，能够获奖，是自己学术成长中的一件大事，也是对自己学术研习的鼓励，他们对"联校论文奖计划"的创办者和资助者表达了感谢，也希望"联校论文奖计划"能够更好地发展，成为更多青年学子的成长平台。

2010 年 1 月 9 日，北京地区"联校论文奖计划"参与院校在北京师范大学举行了"联校论文奖计划"北京地区第四届研讨会。北京师范大学、北京大学、清华大学、中国人民大学、中央民族大学和中央广播电视大学(现为国家开放大学)2009 年论文奖获得者、北京部分院校"联校论文奖计划"负责人及秘书处老师共计 26 人出席了座谈会。秘书处还特别邀请了前"联校论文奖计划"获得者、全国百篇优秀博士论文奖获得者、首都师范大学丁邦平教授做专题报告。

座谈会上，"联校论文奖计划"秘书处秘书长曲恒昌教授首先向与会的青年教师及同学介绍了"联校论文奖计划"的创立与发展，阐释了"联校论文奖计划"的学术目标与学术追求，介绍了"联校论文奖计划"的组织结构，介绍了论文奖的资助机构香港圆玄学院。最后，他勉励大家认真努力，做好课题。

丁邦平教授在专题报告《比较教育研究与我的学术成长：反思与展望》中，结合自己的学术成长，围绕学术研究的方向如何确定，如何更好、更深入地做好比较教育研究，在国际科学教育研究方面，如何与国际接轨等问题进行了阐述，与到会同学进行了交流与讨论。在报告中，他谈到，对于学术研究的方向如何定位，应当考虑自己的学术兴趣，并结合社会和国家的需要。在科学教育的比较研究方面，如何深入研究？如何与国际科学教育研究接轨？他提出，首先需要重新思考研究方法。比较教育研究的一个重要方面是研究其他国家的教育为本国教育服务，另一个重要的方面则是研究中国自己的教育或比较中国与外国教育的某一方面并进行国际教育交流。国际上教育研究非常注重经验性研究（empirical research），即最近美国科学院国家理事会（National Research Council）反复强调的"教育的科学研究"（Scientific Research in Education）。而国内的教育研究则恰恰在这点上相反。我们需要思考这样一些问题：什么是经验性研究？为什么要重视经验性研究？如何重视经验性研究？丁邦平教授认为，经验性教育研究是直接与研究对象相遇，直接从研究对象那里获得第一手研究资料，并对这些资料进行系统分析、得出结论的研究。经验性教育研究既有定量的研究，也包括质性研究。许多经验性研究也需要有理论框架，需要相关文献的支撑。在此意义上，经验性教育也是教育理论与教育实践相互动的研究。由此可见，经验性教育研究与理论性的教育研究的区分不是前者不要理论，而是从总体上看，经验性教育研究是使用经验性研究方法的研究，而理论性教育研究则只使用理论方法（哲学方法、历史方法、逻辑方法等）。

经验性教育研究的目的是创造新的教育知识，或者说积累新的教育知识。经验性教育研究可以积累可靠的证据，形成新的教育概念，并由此建立新的理论。理论性研究当然也是重要的，特别是宏大理论的建立很重要，但仅有理论性研究是远远不够的。比如，在科学哲学领域里，库恩提出了历史主义的科学发展范式，这是一种理论，但也需要大量的"常规科学"的经验性研究给以支持，使其丰富。在英语国家理论性教育研究少，经验性教育研究多，这是合理的，因为我们需要大量的"常规科学"去丰富和发展理论性的"科学革命"，而"科学革命"总归是少的。

最后，他提出我们需要讨论如何重视经验性研究的问题。现在国际国内教育研究界一般都承认，教育学或教育学科属于复杂学科，甚至连参与过科学教育研究的诺贝尔奖得主都承认教育学是远比自然科学更为复杂的学科。因此，重视经验性教育研究首先要重视教育研究方法的学习和运用。中国文化具有重视整体研究、系统和辩证思维的文化传统，我们需要把这种文化传统与现代科学研究方法结合起来，以复杂的教育研究方法研究复杂的教育问题。

这首先需要转变对待研究的态度。选一个题目，找来一些文献，关起门来写作，这固然能发表"研究成果"，但这种"文献研究"的学术性和实际价值是值得怀疑的。丁邦平教授在报告中指出，改革开放 30 年过去了，我们的教育研究较之 30 年前似乎"繁荣"了，但我们教育研究者究竟创造了多少有价值的教育知识（无论是理论知识还是所谓实践性知识），这值得思考。要转变对待教育研究的态度，就需要从价值出发，重新审视我们的教育研究及其方法，要以"科学发展观"对待教育研究。

丁邦平教授的报告引起了与会同学们的热烈反响。一位同学说："丁教授的报告对我触动很大。2010 年 7 月我也将毕业，如何确定以后的发展方向，我一直很迷茫，今天的报告对我以后的学术方向选择很有启发。"同学们还对丁邦平教授报告中所谈到的研究方法很感兴趣，提出了自己课题研究的具体方法问题与大家讨论。参会同学还分别就自己的研究课题进行了介绍，大家都很高兴能有这样一次相互交流、学习的机会。发言中，大家都对"联校论文奖计划"的支持与鼓励表示感谢，对香港圆玄学院对"联校论文奖计划"的资助表示感谢。

2012 年 1 月 8 日，北京地区"联校论文奖计划"参与院校在北京师范大学举行了"联校论文奖计划"北京地区第五届研讨会。北京师范大学、北京大学、清华大学、中国人民大学、中央民族大学和中央广播电视大学(现为国家开放大学)2010年论文奖获得者、北京部分院校"联校论文奖计划"负责人及秘书处老师,共计30人出席了座谈会。秘书处还特别邀请了前"联校论文奖计划"获得者、北京大学蒋凯博士做了题为"教育研究中的科学精神"的学术报告。蒋凯博士就科学精神是什么;教育研究为什么需要科学精神;体现科学精神的若干教育研究实例这三个方面,从理论到研究实例进行了深入浅出的阐释。特别是对涉及教育哲学、教育史、课程与教学论、教育经济学、教师教育研究等不同的领域,采用了哲学方法、历史方法、计量经济学方法、叙事研究方法等不同研究方法的5篇论文进行了详细的分析,令与会者很有启发。

二、"联校论文奖计划"华南地区研讨会

在庆祝改革开放三十周年及海峡两岸实现通邮、通航、通商之际,受华侨大学之邀,"联校论文奖计划"广州大学代表2008年12月17日赴福建参加华侨大学为期三天的"联校论文奖计划"华南地区研讨会。

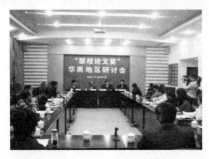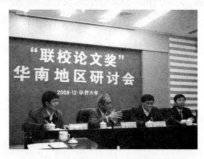

"联校论文奖计划"华南地区研讨会于华侨大学泉州校区陈嘉庚纪念堂二楼会议室召开。这次研讨会由"联校论文奖计划"秘书处、广州大学和华侨大学主办,华侨大学承办。会议由华侨大学副校长张禹东教授、广州大学教育科研所所长张人杰教授联合主持。出席研讨会的有华侨大学科研处陈鸿儒处长,广州大学社科处蔡兴勇处长,以及来自两校近几年来"联校论文奖计划"的获奖者、指导老师、准备申报"2009—2010年联校论文奖计划"课题的研究生共30余人。

华侨大学副校长张禹东教授致开幕辞,对广州大学师生的到访表示

热烈欢迎。广州大学张人杰教授对华侨大学承办此次研讨会表示衷心感谢，并邀请华侨大学明年到广州大学继续探讨"联校论文奖计划"发展的前景。本次研讨会主要讨论三个内容：一是提高"联校论文奖计划"的管理水平；二是提高获奖者完成论文的质量；三是西方社会科学的移植与创新。具体讨论情况如下。

（一）明确宗旨，完善管理

张人杰教授首先介绍了"联校论文奖计划"的缘起、宗旨、评审机制、资金支持力度及影响程度，同时介绍了本次华南地区研讨会的由来。该计划旨在通过有选择的科研资助，引导研究生和青年教师对西方教育及社会科学理论做跨文化的比较研究，取其精华应用于中国实际，创建有中国特色、客观、健全的教育与社会科学理论，促进青年学术人才成长，以达富国强民的目的。1994 年以来，受到资助的研究生和青年教师达900 余人，为提高青年学子学术水平提供了良好平台。自成立以来，"联校论文奖计划"的管理、推广、评选愈趋成熟，资助名额增多，资助范围更广，更多青年学子因此受益。为加强"联校论文奖计划"参与院校的交流与协作，华侨大学张禹东教授提议可以分区域、分地区开展院校间的相互交流。此提议得到创始人杜祖贻先生与"联校论文奖计划"秘书处的大力支持，广州大学也积极响应，经过一段时间的精心策划，终于在华侨大学顺利实现。

张禹东教授接着介绍了"联校论文奖计划"在广州大学和华侨大学的落实情况。在广州大学，"联校论文奖计划"取得三大发展：一是成立"联校论文奖计划"广州大学专家评审组。张人杰教授为评审组长，副校长何大进、校党委宣传部部长于莉莉教授等为评审专家，统一领导和管理计划的决策和实施，同时配有一名学术秘书专门负责"联校论文奖计划"的日常管理及沟通联系工作。评审组注重加大对"联校论文奖计划"宣传力度，与社科处和各文科学院科研办公室保持密切联系，及时发布"联校论文奖计划"相关信息，做好科研成果的申报与登记、材料收集与整理，跟踪执行情况并做好总结。二是"联校论文奖计划"获得了学校行政支持。"联校论文奖计划"是民间性质，由于其意义重大，成效明显，广州大学校领导和院系领导都十分重视，并给予了有力的行政支持。广州大学"联校论文奖计划"经费已经纳入学校的财务管理，获奖课题统一报校社科处，纳入学校的课题管理之中，免收管理费，这为"联校论文奖计划"的落实提供了很好帮助。三是"联校论文奖计划"作为科研业绩纳入学校的考核指标。我校评选"特岗"教师时，"联校论文奖计划"课题算入教师的科研工作量。

华侨大学"联校论文奖计划"成绩十分突出，至今已有42人获得奖励和资助。这些获奖者在联校论文奖的基础上，确定了明确的学术研究方向，为自己的学术生涯打下了良好基础。这与华侨大学的重视是分不开的，华侨大学虽然后来才加入"联校论文奖计划"中，但管理体制已较为成熟，一开始就有严格的评审制度，由科研处直接管理，专人负责日常事务，尤其在指导和监督受助者按时、高质量完成课题方面成绩喜人。

（二）获奖感言，激励后人

华侨大学几位"联校论文奖计划"受助者代表在会上做了经验报告，表达了对"联校论文奖计划"无偿资助的感谢。华侨大学工商管理学院张向前教授认为，自己是联校论文奖计划的最大受益者，通过申报"联校论文奖计划"课题确定了研究方向。"联校论文奖计划"是他学术生涯当中的第一个申报课题，2004年获得"联校论文奖计划"资助，2005年完成研究任务获硕士学学位。获奖后此项课题成为他的硕士毕业论文，经过后续努力与学校大力支持，近几年来，他已经主持国家社会科学基金（教育科学）项目2项，省部级项目6项。这些项目都是建立在"联校论文奖计划"基础之上，是"联校论文奖计划"产生的连锁效应。"联校论文奖计划"的宗旨是资助青年学子提升学术水平，加强人才的培养，在张教授身上，该宗旨可以说体现得淋漓尽致。

彭立春教授也得益于"联校论文奖计划"的资助，"联校论文奖计划"研究成果已在社会科学文献出版社出版。他对"联校论文奖计划"的评价是"功德无量，利益高远"。此外，华侨大学多位青年教师与研究生均对"联校论文奖计划"谈了切身感受，均为"联校论文奖计划"的宗旨所感动，为"联校论文奖计划"的组织者对青年一代的关心表示感谢。

广州大学的罗明星教授是"联校论文奖计划"转制后的第一届获奖者，他认为"联校论文奖计划"体现了各位知名学者对国家的责任感和对青年学子的无私奉献精神，并表示完成课题研究过程就是一个心灵净化的过程。

(三)中体西用，扬"适我"者

本次研讨会还围绕"西方社会科学的移植与创新"展开了讨论。讨论的问题包括：如何在中西文化的比较中研究和吸收西方文化、突出中华文化特点；西方社会科学如何移植中国本土，如何看待西方社会科学理论的普适性等。有论者认为，"联校论文奖计划"的研究重点在于"比较"，主要是要把握好"比较"的维度。进行比较有四种态度：学人所长，加以创新；笑人之短，故步自封；扬己之长，分庭抗礼；吾家也有，比你早远。我们应取第一种态度。比较中的创新应该突出以下方面：①国外有，国内缺乏的；②中国有，外国基本没有的；③中西都有，学西方更有优势的；④中西都有，扬中国发展更好的；⑤中西发展都充分，取各人所长的。关于怎样"比较"的问题。一要分清主体，比较不是为了谁压倒谁，而是互为促进；二要确立时间，古代的或当今的；三要确立手段，用何种研究方法进行比较。"比较"的用处关键要看研究成果是否具有普适性。有学者认为，西方文化的移植主要应该解决两个问题，一是在无限丰富的西方社会科学资源中，哪些资源应该为我们优先移植；二是如何解决中西方文化的相容性问题。解决问题的原则是以普世价值为尺度，以意识形态的包容为前提，以张扬中国传统文化的精华为重点。

广州大学翟洪昌教授则提出，比较研究不能停留在验证西方理论层面上。他本次指导学生的课题研究为"只认不写材料的脑成像研究"，"只认不写材料"特指繁体字，研究目的是要做外国人做不了的研究，扬中华文化，为中国人自豪。翟老师鼓励青年教师和研究生从事研究时要克服各种困难，享受研究的过程，戒骄戒躁。

(四)建言献策，展望未来

研讨会成员还就"联校论文奖计划"的管理和论文质量的提高提出了许多建设性意见。

1. 加强学校管理层面上的工作

两校通过研讨会相互了解对方的运作模式，大家认为在学校管理层面上以下工作还有待加强：宣传力度还需进一步加大；对获奖者尤其是青年教师的过程监督要进一步到位；提高获资助者对研究成果应用的主动性；督促获资助者将"联校论文奖计划"的延伸成果及时反馈给秘书处，等等。上述工作需要两校制定更为完善的管理制度具体落实。

2. 呈北京"联校论文奖计划"秘书处的几点提议

①建议每两年做一次研究成果鉴定。过去"联校论文奖计划"举行了大型的评选活动，评选出了"联校教育与社会科学应用优秀论文奖"等，这些奖项的评选对获资助者来说是莫大的鼓励和支持。鉴于以上评奖时间间隔过长，建议每两年做一次研究成果鉴定，设立更多名目不同的奖项。一般情况下，"优秀论文奖"是作为一种对未获得优秀成绩者而颁发的鼓励奖，现"联校论文奖计划"设立的"优秀论文奖"给人感觉是鼓励性质的奖励，体现不出此奖项的重要性，建议考虑更名。此外，设立的奖项数量可以稍增加几项，侧重于荣誉证书奖励，不一定要颁发奖金。

②增加获奖者人数，分设资金资助与资金自筹两种方式。"联校论文奖计划"的知名度日益扩大，更多的青年教师和研究生希望加入大家庭中。在众多的申报书当中，能否设立两部分获奖者：一部分是按原来方式，发放奖金资助课题完成；另一部分则由立项者自筹资金完成课题，但其课题纳入"联校论文奖计划"，这将会极大推动参与者的积极性。

③建立专家意见反馈机制。现在"联校论文奖计划"仍处于发展阶段，专门管理"联校论文奖计划"的人力还不足。现行评审的单向模式不利于青年学子的进步，缺乏自上而下的反馈，获资助者可能不知道自己的亮点在何处，落选者更是不知道自己的缺陷在哪里。"联校论文奖计划"的宗旨是帮助青年学子提高学术水平，在评审过程中，专家的意见对青年学子来说是最宝贵的财富。青年学子的学术生涯是一个不断尝试和探究的过程，如果能够做到由上而下的学术关照，将会使所有申请人都受益。当然此项提议操作起来有相当的难度，且全国性课题申报还没有先例，"联校论文奖计划"能在全国首创，反馈评审信息，化解申请者与评审者的信息不对称。

④拓宽课题指南，体现更大包容性。一部分青年教师和研究生在申报时碍于课题指南没有列出相关学科（如民族学、管理学、法学等社科类学科指南均无列出），误认为"联校论文奖计划"仅倾向于教育学、医学等

学科，因此放弃申报，失去了获得资助的机会。建议把社科类的一级学科都能考虑到课题指南里面，进一步扩大"联校论文奖计划"的影响力。

⑤课题指南要突出社会前沿问题。课题指南经过专家的敲定，体现了深厚的理论基础。但在命题和内容方面还有待突出社会前沿问题，如增加跨学科的指南。

⑥明确认定课题等级。由于当前"联校论文奖计划"参与的 12 所院校均没有统一的等级认定标准，有的认定为省级，但更多学校是因为没有认定依据而不做认定，如华侨大学与广州大学至今一直没有落实"联校论文奖计划"的等级认定。两校认为，课题等级认定是需要教育部自上而下认定的，学校没有这个权力。希望在未来的发展中，秘书处能与教育部相关部门取得沟通，明确课题的等级，有利于各院校进行相关的认定工作。

⑦评审应多向优秀研究生倾斜。从"联校论文奖计划"的获奖者来看，青年教师占了三分之二的比例，研究生只有三分之一。青年教师申报课题的机会相对较多，研究生得到像"联校论文奖计划"这样公益性资助来撰写学位论文的机会十分稀有，希望往后评审过程中能多向优秀的研究生倾斜。

"联校论文奖计划"功德无量、利益高远，不仅资助青年学子，使他们提高了学术研究水平，也为院校的学术交流搭建了平台。"联校论文奖计划"华南地区研讨会为华侨大学与广州大学架起了桥梁，建立了两校长远的合作机制，以后两校将会保持紧密联系，在相互借鉴中共同进步。

三、"联校论文奖计划"华东地区研讨会

2008 年 12 月 21 日，华东师范大学教育学系 907 教室济济一堂，在教育系主任杜成宪教授和刘世清老师的主持下，举办了 2008—2009 年度"联校论文奖计划"专题报告会。

系主任杜成宪教授首先对"联校论文奖计划"的历史进行了介绍。举办此次报告会旨在希望获奖同学能够饮水思源，将自己的研究成果与全系同学共同分享，将有益的资源回馈给大家。随后获得资助的 7 位同学汇报了课题的有关研究成果，与会的同学就课题的相关问题进行了热烈的谈论。报告会具体内容如下。

(一)报告主题：教育机会均等视域下重点高校大学生来源的历史研究

重点大学拥有稀缺的优质公共资源，并成为追求更多国家教育资源

的有力竞争者。进入重点大学，就意味着对最优质教育资源的拥有，对最佳教育机会的占有。尽管高等学校 1999 年后连年扩招，人们接受高等教育的机会总体扩大了，但是农村学生接受高等教育的机会主要集中在地区中心城市的普通二、三流院校。在显性差距缩小的同时，隐性差距却在逐渐拉大，这就是农村学生更多地进入了非重点的地方院校，进入重点大学的比例呈下降趋势，而且院校层次越高，不平等现象也越严重。教育机会不均等更具有隐蔽性，从形式不均等向实质不均等转变。因此，通过对重点大学学生来源状况的考察，能够揭示高等教育机会不均等的状况。

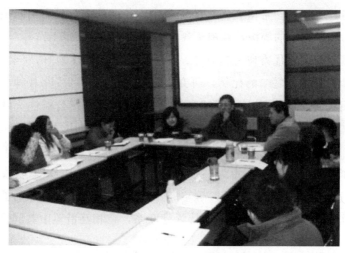

报告人：董美英（华东师范大学教育学系 2006 级博士研究生，
"联校论文奖计划"一等奖获得者）

根据对高等教育机会占有的影响因素不同，把新中国成立后我国重点高校大学生来源状况的研究分成四段。

①新中国成立后十七年的大学生来源状况（1949—1965 年）：向工农开门的招生政策下，学术因素和政治因素共同决定学生是否有机会进入大学。

②"文化大革命"期间的大学生来源状况（1966—1976 年）：在"群众推荐，领导批准，学校审核"的招生政策下，良好的家庭出身成为进入大学的资本，此时政治因素是能否进入大学的决定成分。

③恢复高考后的大学生来源状况（1977—1992 年）：在"德智体全面考

察，择优录取"的招生政策下，基本上是分数面前人人平等，学术因素成为能否进入大学的关键因素。

④收费后的大学生来源状况（1993—2008 年）：在实行高考和收费的学费政策下，学术因素和经济因素决定了学生是否能够进入大学和进入大学的类别。

通过对不同时期学生家庭背景的实证研究，父母职业和学生进入重点大学的概率有显著的相关性。新中国成立后十七年和"文化大革命"时期，干部子女在重点大学的入学机会上具有较其他阶层绝对的优势，知识分子子女的优势并没有凸显出来。恢复高考后和 1990 年后，知识分子子女的优势开始显现出来，干部子女在重点大学机会占有上仍然最有优势，农民的子女在减少。

（二）报告主题：论学校道德教育中的表扬——兼论学校道德教育中的评价

为提高德育实效性，表扬在学校德育中获得了很大的重视。从中小学校"学雷锋"的奖励制度，到许多中小学校广泛实施的"道德银行"的做法，都是希望通过表扬使学生道德品质得到提高。在这些教育方法中，表扬无疑被赋予极高的地位。好孩子是夸出来的，正是这种思想观念的写照。在总结这些经验的著作中，他们都大肆鼓吹表扬的重要意义。但是表扬也有潜在的威胁，因为这只是受到了训练，而没有受到教育。

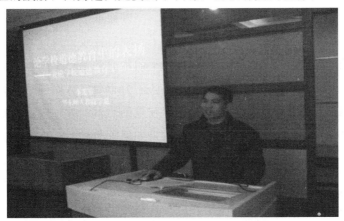

报告人：李先军（华东师范大学教育学系 2006 级教育伦理学专业博士研究生，"联校论文奖计划"二等奖获得者）

本研究展开的提纲如下。

一、教育中表扬的概述

(一)各相关学科中的表扬画像

(二)教育中表扬思想溯源

(三)当代学校道德教育中表扬的广泛运用

二、道德教育中表扬问题的凸显

"伪善是罪恶向德行表示敬意"——西方谚语

(一)表扬的理论基础及其价值

(二)"以表扬为主"思想在实践中运用的问题

三、道德教育中表扬失效的缘由

(一)学校道德教育的目的是使学生达到自律

(二)学生的道德成长受其道德发展规律的影响

(三)道德教育的方法应具有教育价值

四、具有教育意义道德评价的特质

(一)不影响学生道德行为的内在动机

(二)使用具有描述性的评价语言,提供积极的反馈

(三)有利于学生自信、自尊感的建立

(四)教师的道德评价是反思性的

(三)报告主题:促进教育公平的教育决策机制公信力研究

教育政策是否有助于促进教育公平,一方面取决于产生教育政策的决策机制是否具有公信力,另一方面取决于实施教育政策的行政机制是否具有执行力。具有公信力的决策机制是公平的教育政策产生的基础。本文拟从决策机制的运行过程来分析其体现的公信力程度,从而判断什么样的教育决策机制有助于促进教育公平的教育政策的出台。教育决策机制实质上是问题如何产生、方案如何出台以及效果如何评价的运行方式,人作为多维关系的主体成为决策运行的核心。换言之,教育决策机制是以人为顶点,以问题、方案与效果构成三角底面的多边互动关系。这种多边互动关系在结构上是整体的,在边界上是模糊的,在状态上是运动的。其中,结构的整体性表现为人的心理因素的复杂性、社会群体合作的多变性以及主观精神的自觉性;表现为流动的、问题的层次与等级、问题的触发与联动;表

现为方案的逻辑体系、方案的临界点、方案的采纳；效果的原始状态、效果的预期状态以及效果的实际状态。边界的模糊性表现为决策系统的对内开放度与对外开放度。对内开放度分为输入—转化—输出中的混沌因子，即偶然因素决定着教育决策的方向；输入—转化—输出中的非线性因素，即政策问题的总量与政策方案的总量并不完全对等；输入—转化—输出中的路径依赖，即决策主体、目标群体与非目标群体、执行主体和评价主体往往遵循着某种思维和行为惯性，逐步强化，难以改变；输入—转化—输出中的"噪声"，即与决策无关或对决策效果有着消极影响的文化信仰的缺失与变异、小道消息的传播与信息的真空与超载。而对外开放度表现为交换过程中物质、信息与能量的放大、减损与流失，即一些问题得不到及时解决，就会引发越来越多的不满，通过媒体舆论的放大和裂变，积重难返，形成难以在短时间内解决的社会问题，促使政治家花费更多的精力；交换过程中的不可逆性，即低效的教育政策对于学生及家长带来很大负面影响，即便是政策终止以后，这些负面影响已经产生，不可逆转；交换过程中的编码与解码，即每一次编码与过程都被赋予了编码者的个人价值观与社会心理；交换过程中的复杂适应性，即问题、方案与效果等环节体现了不同的主体的智能。状态的运动性表现为从不平衡到平衡，即问题推动决策的运行，从平衡到不平衡，即政策效果触发新问题的产生，从不平衡到平衡、再到不平衡，即决策机制在循环中上升。

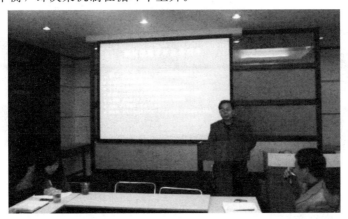

报告人：李树峰(华东师范大学教育学系 2006 级博士研究生，
"联校论文奖计划"二等奖获得者)

(四)报告主题：西方教育智慧的跨文化传播——孟宪承教育思想研究

孟宪承是我国现代著名教育思想家，对文、史、哲、教均有深入的研究。2005年入选中国高等教育学会提出的教育部批准的"共和国老一辈教育家"，在十几位著名大学校长中，孟宪承是唯一以"教育理论家"身份入选的。为此，华东师范大学邀请瞿葆奎和杜成宪两位教授主编《孟宪承文集》，我有幸参与其中并负责搜集资料和论文卷的校对工作，本《文集》自2009年起陆续出版。在参与《孟宪承文集》项目时，我们搜集并大致了解了孟宪承的一些教育思想，深深感到他对中国教育理论的巨大贡献。2006年，华东师范大学专门建立了"孟宪承书院"，迎接第一批免费师范生。同时，学校还多次举办孟宪承校长生平学术图片展览，出版发行《师范之师——怀念孟宪承》一书，对他的生平、教育思想及活动给予简单介绍。但到目前，由于各种原因，人们对孟宪承的了解和认识仅局限在一些工具书或民国人物介绍上，对其思想研究甚少，于是本研究以此为学术论文的研究方向。

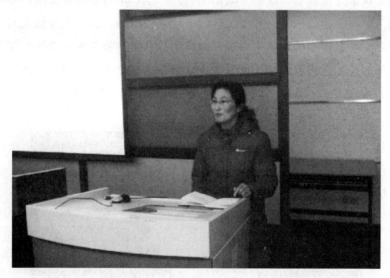

报告人：张爱勤(华东师范大学教育学系2006级博士研究生，
"联校论文奖计划"二等奖获得者)

1. 研究视角

研究孟宪承的教育思想，如果仅仅局限在阐述孟宪承教育思想，不过是在中国教育史上增添一个耀眼的名字而已，不足以展现其对中国教育事业的贡献。为此，本文结合他所处的时代背景，确定以其对西方教育智慧的领悟、宣传他对中西文化的认识，并结合他的教育实践活动为研究视角，全面展示他对中国教育事业的贡献。

2. 研究方法

（1）文献法和访谈法

文献法是本研究的基础，为此，我一方面利用校图书馆和各省市图书馆广泛搜集与本研究相关的文献资料，另一方面，去孟宪承曾经工作过的学校档案馆搜集资源。同时为了使本研究的人物形象更丰满，更能真实、全面地反映其教育思想和活动，在文献研究的基础上，我还采用了访谈的方法，从孟宪承的学生、亲友中获得更多有关资料，以弥补文字资料的不足。

（2）比较法

任何人思想的形成和发展，一定离不开社会的背景，若仅就孟宪承的教育思想而谈思想，难以反映其思想的独特和睿智，本研究拟就与同时代的国内外其他主要代表人物的教育思想进行比较、分析，最后得出结论。

3. 研究的主要内容

中国近现代社会面对的一个突出问题就是如何对待和解决中西文化问题，基于每个人不同的生活经历、知识结构和政治态度，对他的理解和采取的态度也不同。孟宪承基于对西方教育思想学说的透彻理解，在对真善美教育生活方式追求的理想境界和不懈追求中形成了自己独特的教育思想，使得他面对西方各种教育思潮时总能把握住精髓和核心，并在一种国际化视域中追寻教育的"真"，在日常教育教学中践行教育的"善"，进而形成教育"美"的价值观，释放对中国教育事业的浓厚情怀。

（1）西方先进教育理论的引介与实践探索——考察孟宪承对教育的一般看法

孟宪承以其深厚的哲学功底，在对西方教育学说思想的介绍中阐述其对教育的本质、教育与人、教育与社会、教育目的等重要问题的研究。并在圣约翰大学切实开展中国国文的教育教学实践改革，印证检验西方教育理想和对青少年进行传统文化与爱国主义教育。

(2)教育民族化的探索之一：普及教育于民众

"新教育"过后，众多教育家纷纷进行反思，思考和选择不同救国强国之路，孟宪承认识到要强国必须提高国民素质，普及教育于民众，于是，他积极投身到民众教育中，不仅广泛译介西方相关理论和经验，而且亲身在中国民间开始各种实践实验活动。

(3)教育民族化的探索之二：人才教育理想的建构与实践

如果说，孟宪承民众教育思想体现了其与陶行知、晏阳初等人的自下而上的思路，他还如蔡元培、胡适等一样非常注重中国的高等教育，在针砭中国高等教育时弊中，孟宪承借鉴世界诸国大学教育思想，建构了他的大学教育理想蓝图，提出了著名的三大理想："智慧的创获""品性的陶熔""民族和社会的发展"，这为他作为华东师范大学校长提供了坚实的指导思想，同时也为华东师范大学的可持续性发展指明了方向。

(4)对民族文化教育的回归：切入中国古代教育史的研究

在特殊的社会背景下，孟宪承承担了高校文科教材的部分编撰工作，晚年的他几乎将所有的精力用在对中国古代传统文化教育的研究上，开创中国高校历史上第一个中国教育史研究生班，先后主编了《中国古代教育史资料》和《中国古代教育文选》等，为中国教育史学科的发展奠定了坚实的基础，也为华东师范大学教育史学科的地位夯实了人才根基。

总之，本论文以孟宪承的中西文化观为切入点，通过对其睿智的教育思想、浓厚爱国情怀和严谨的研究态度的研究，全面、详实地展示出他的主要教育思想及实践活动，为我们今天的教育理论研究与教育实践的开展提供一些有价值的启示。

(五)报告主题：国际教育组织与中国教育互动关系的研究——先谈谈"水有多深"

国际关系学者兹比格纽·布热津斯基说，中国并非国际性而是地区性的国家；而日本并非地区性而是国际性的国家。他在20世纪90年代末做出的这一论断，至今仍然正确。从中国参与国际组织的情况中可以看出，到2006年为止，仅有4个政府间国际组织(IGO)总部设立在中国，而日本是19个，泰国是39个，印度是16个。

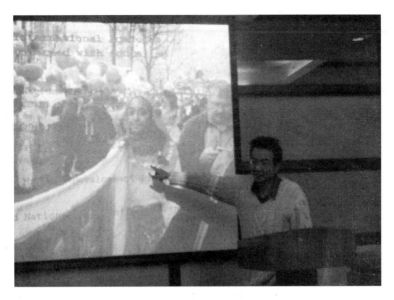

**报告人：沈俊强（华东师范大学教育学系 2006 级博士研究生，
"联校论文奖计划"二等奖获得者）**

国际组织协会（UIA）2008 年的国际组织年鉴上的统计数字显示，当前世界上共有 12 829 个国际组织[970 个 IGO，11 589 个 NGO（非政府组织）]。其中有 332 个 IGO 和 1 786 个 NGO 有教育业务，这一类的组织在世界比较教育学会前会长、现任国际教育规划研究所所长马克·布雷（Mark Bray）教授的书里，被称为国际教育机构。该书还介绍了世界上最有影响力的三大国际教育机构（国内学者张民选将其称为国际教育组织）：联合国教科文组织（UNESCO）、世界银行（WB）、经济合作与发展组织（OECD）。

虽然世界上有许多的国际教育组织，然而最有影响力的 IGO 和 NGO，都与联合国教科文组织（UNESCO）建立了正式关系或业务关系。比如，1990 年泰国宗迪恩世界全民教育会议由 UNESCO、联合国儿童基金会（UNICEF）、联合国开发计划署（UNDP）、世界银行（WB）联合发起召开。

另一方面，UNESCO 和它的分支机构还与各个会员国政府和该国内的文化教育机构、NGO 有广泛的密切合作。比如，自 2002 年起 UNESCO 每年出版的《全民教育监测报告》，又如，联合国教科文组织统计所（UIS）、

OECD、WB 与包括中国在内的 11 个发展中国家首先协作发起的联合项目——世界教育指标(WEI)，目前该项目与 19 个中等收入国家的研究人员合作开发与政府相关的教育指标。

根据以上情况，"国际教育组织与中国教育互动关系的研究"实际上可以在 UNESCO 系统内进行，以 UNESCO 为主线，把 OECD、WB、UNICEF、UNDP 等机构与中国有关的一些合作信息融入其中。

在研究 UNESCO 与中国教育的关系之前，首先要对 UNESCO 本身进行了解，其次是概览 UNESCO 在教育领域的活动，进而是把握 UNESCO 与会员国的合作关系结构。国内的研究，仅仅停留在译介 UNESCO 的三个独立机构(大会、执行局、秘书处)的层次上。而这些机构的制度关系、席位、议案(提交和审议过程)决定了 UNESCO 与会员国的合作关系。对这个层面的研究，实际上还是国际政治关系的问题。进而，要回顾 UNESCO 教育领域活动，有两个任务，一是分清 UNESCO 总部教育部门的架构、它的分机构和地区办事处的关系；二是了解 UNESCO 教育活动的历史、理念和现实问题。还需要在联合国系统(UN system)里看 UNESCO 与它的会员国和其他(UN)机构的合作关系。最后，才是 UNESCO 与中国教育的关系。

(六)报告主题：教育均衡视角下我国城乡中小学教师业内流动的动力研究

我最初申报的课题名称是"中国教师城乡分布的现状和对策研究"，在研究的过程中由于具体研究条件的限制和研究的需要做了小小的变动。

本研究采用的方法主要是问卷与访谈相结合的方式。本课题研究分调研阶段与分析综合阶段，采用理论分析与实证分析相结合、定性分析与定量分析相结合、案例比较分析等方法进行，主要途径包括访谈、调查报告、文献研究、数据统计与分析等。

论文主要有三个部分：第一，了解目前我国城乡中小学教师业内流动的现状。第二，考察促进"乡"类学校教师往"城"类学校流动的驱动因素，并尝试着对影响"城"类学校教师往"乡"类学校教师流动的阻碍因素做归因分析。第三，在以上研究的基础上努力构建将"城"类学校教师导向"乡"类学校的动力平台。具体内容如下。

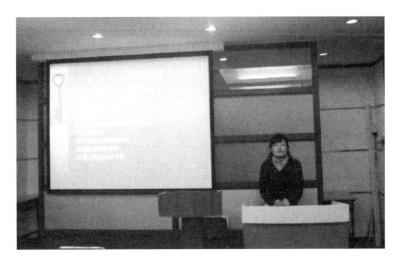

报告人：许发梅(华东师范大学教育学系 2006 级硕士研究生,

"联校论文奖计划"二等奖获得者)

除了导论和结论部分以外,正文主要内容是城乡教师流动的动因分析,我主要从动因分析的必要性入手,从管理动因、经济动因、政治动因和专业动因四个角度分析我国中小学教师城乡流动驱动疲软的因素。从管理动因角度来说,主要分析校长的教育理念和学校的管理方式;从经济动因来说,主要分析教师自身的经济条件及物质追求;从政治动因来说,主要分析教育教学政策和学校所在地的教育行政干预;从专业动因来说,主要分析教师自身的职业发展和专业追求。随后的动力架构以及对策建议都是针对这四大因素提出的,主要包括在政治驱动架构方面,完善下乡进城与互换制度、绩效工资奖励与补偿制度,教师聘任、编制与评价制度,改革办学评估制度等;在专业驱动架构方面,研究教师专业发展等;在管理驱动架构方面,主要包括完善教师进修制度与培训体系、构建教育人才市场、统筹规划,进一步优化城乡中小学布局等。另外,不仅要进一步发挥经济待遇的杠杆作用,而且要善于用情感与发展驱动逐步代替经济驱动。最终达成教育均衡的最终目的。

本文的研究结论如下。

第一,教师城乡互动是一个渐进的过程。

第二,掌握背后的规律和驱动因素是寻求最大范围均衡的最根本途径。

第三，道路曲折，前途光明！

本次研讨会中，代表们就以下问题：教师流动的动因与教育均衡发展；道德教育的手段与方法及其作用；教育决策公信力与教育公平的关系等进行了交流与探讨，提出了一些有价值的见解。

第四节　2009 年"联校论文奖计划"颁奖及学术研讨大会的召开

为扩大"联校论文奖计划"的影响力，宣传该计划的学术倡导和宗旨，2009 年 6 月 20 日上午，北京地区"联校论文奖计划"2009 年颁奖及学术研讨大会在北京师范大学英东楼第三讲习厅隆重举行。中国教育学会会长顾明远教授，香港圆玄学院主席、全国政协委员汤伟奇先生，北京师范大学党委副书记唐伟教授，密歇根大学及香港中文大学教育讲座教授、研究科学家杜祖贻教授，香港中文大学社区医学荣誉讲座教授、香港公共卫生署前署长李绍鸿教授，"联校论文奖计划"秘书处的工作人员，《中国教育报》等媒体记者，来自北京师范大学、北京大学、清华大学、中国人民大学、中央民族大学、中央广播电视大学等院校的师生共 90 余人出席了会议。

北京师范大学党委副书记的唐伟教授致开幕辞，对"联校论文奖计划"颁奖大会的举行表示热烈的祝贺。唐伟教授高度肯定了"联校论文奖计划"在引导研究生和青年教师选择有意义的研究课题、借鉴西方理论并进行批判反思和本土理论创新、采用客观和科学的研究方法三个方面做出的重要贡献，并代表北京师范大学对"联校论文奖计划"的发起人、香港圆玄学院等资助机构、"联校论文奖计划"的学术委员、评审专家和秘书处工作人员表示衷心的感谢。

中国教育学会会长、北京师范大学资深教授、"联校论文奖计划"学术委员会主席顾明远教授指出，社会科学研究应当坚持三点：理论与实践相结合，研究重要问题；树立良好学风，脚踏实地做学问；重视学术规范，坚守学术道德。顾教授还满怀深情地感谢杜祖贻教授、汤伟奇先生、香港圆玄学院以及所有支持"联校论文奖计划"的机构和人员。当顾教授说"没有他们的支持，'联校论文奖计划'不可能持续到今天"时，全场报以热烈的掌声。

香港圆玄学院主席、全国政协委员汤伟奇先生介绍了香港圆玄学院的概况。香港圆玄学院是一个有重要影响的宗教慈善组织，倡导佛、儒、道的融合，注重道德建设，推动世界和平。该学院长期致力于慈善事业和教育事业，在香港和内地设立了众多的中小学和福利院，仅在内地就资助了60余所希望小学。汤伟奇先生肯定了"联校论文奖计划"取得的成绩，对有关人士的支持和努力表示感谢。他表示，香港圆玄学院董事会将长期支持"联校论文奖计划"，希望促进青年学术人才的培养，对国家有所贡献。

香港中文大学社区医学讲座教授李绍鸿教授以健康教育为例，阐释了合作研究教育问题的重要性。他指出，影响健康的因素不限于生理方面，还包括其他许多因素。为了帮助青少年健康成长，需要对传染病、非传染性慢性病、意外伤害、精神压力以及青少年特有的一些问题开展合作研究。健康与教育密切相关，推动健康研究与教育研究的结合，需要有效的领导、开展伙伴合作、加强社区参与，需要在地区、国家和全球层面加强规范的合作研究。

密歇根大学及香港中文大学教育讲座教授、研究科学家杜祖贻教授向会议的成功举行表示祝贺，对香港圆玄学院和九龙商会等机构表示感谢。他指出"联校论文奖计划"的目标在于促进内地学术水平的提高，树立学术自信。"联校论文奖计划"要发扬四个特点：①弘扬中国文化传统；②把握正确的研究方向，选择最重要和有意义的课题；③推动科学、客观的研究方法；④学以致用，实现培育人才、富国强民的目标。他希望"联校论文奖计划"利用有限的资源发挥最大的力量，累积知识和经验，产生示范作用，为培养学术新人起到与其他计划不同的作用。

北京师范大学教育学部部长周作宇教授、北京大学教育学院副院长李文利教授先后代表参与院校的学术机构讲话，并分别代表所在学术机构向为"联校论文奖计划"做出贡献的机构和人士致谢。周作宇教授指出，"联校论文奖计划"发挥了"播种机""催化剂""聚英堂"的重要作用，获得课题资助的研究生和青年教师在经济上得到了支持，在精神上得到了鼓舞，在学术成长过程中受到了指引和锤炼。李文利教授结合自己作为研究生和青年教师共三次获得"联校论文奖计划"资助的经历，阐述了"联校论文奖计划"对扶持、激励青年学术人才成长的促进作用。

受"联校论文奖计划"秘书长曲恒昌教授的委托，北京师范大学曾晓洁老师代表秘书处做工作报告，对"联校论文奖计划"的缘起、发展过程、主要经验和问题进行了总结。

大会报告结束后，汤伟奇先生、顾明远教授、杜祖贻教授、李绍鸿教授向获得 2008—2009 年度"联校论文奖计划"课题资助的 28 名在京获奖者颁发了证书和奖金。

获得"联校论文奖计划"课题资助的四名学生代表，即北京大学的郗戈，北京师范大学的郭鑫、孙龙存，清华大学的何华青同学，分别代表各自所在院校的获奖者对"联校论文奖计划"的发起人、资助机构、学术委员会、评审专家和秘书处致以深深的谢意，他们还结合所承担的课题研究分享了自己对于教育和社会科学研究的经验体会。

在颁奖大会结束之际，"联校论文奖计划"学术委员会主席顾明远教授、北京大学教育学院副院长李文利教授代表"联校论文奖计划"的 12 所参与院校向汤伟奇先生、杜祖贻教授、李绍鸿教授和香港圆玄学院赠送了精美而有特色的纪念品。

颁奖大会由北京师范大学教育学部副部长马健生教授主持。《中国教育报》等媒体对"联校论文奖计划"2009 年颁奖大会活动进行了及时的报道。

2009 年 6 月 20 日下午，"联校论文奖计划"工作会议在北京师范大学英东楼第三讲学厅举行。顾明远教授、汤伟奇先生、杜祖贻教授、李绍鸿教授，参与"联校论文奖计划"的在京院校部分专家(中央民族大学滕星教授、清华大学曾国屏教授、中国人民大学张志伟教授等)、曲恒昌教授及"联校论文奖计划"秘书处工作人员共 20 余人出席了会议。

顾明远教授在会议上再一次明确指出，本计划主要是一个奖项，是资助研究生和青年教师的起步奖，而非成果奖。经过多年的摸索和努力，论文奖计划越来越规范，课题越来越符合论文奖计划宗旨的要求。

李绍鸿教授建议增加对传染病防治、食品安全、药品安全、医疗服务制度、珠三角医疗卫生合作的研究。

杜祖贻教授指出，提高华人社会的国民素质，需将教育与医疗卫生等结合起来，这方面有待研究；他还建议就知识的转移与应用、宗教的科学化和中国化开展研究。

与会的参与院校专家的主要建议包括：①对参与院校中的"985"院校只资助研究生的课题研究，不再资助青年教师，因为他们已经有了更多的受助机会；②要求研究生和青年教师在发表获得资助课题的研究成果时注明资助来源；③利用"联校论文奖计划"的部分经费，资助出版获奖课题研究中的优秀成果；④利用增加的经费资助专项课题。专家委员会讨论决定于 2010 年 11 月 20—21 日在北京召开"联校论文奖计划"十五周年大会。

香港圆玄学院主席汤伟奇先生饶有兴致地参加了会议，并明确表示，为帮助青年学术人才成长、为国家做贡献，香港圆玄学院将长期支持"联校论文奖计划"，从 2010 年起，资助额度从目前的每年 60 万元人民币增加至 80 万元人民币。

6 月 21 日上午，杜祖贻教授、李绍鸿教授在北京师范大学英东楼第三会议室与"联校论文奖计划"获奖者代表及指导教师、"联校论文奖计划"秘书处工作人员进行了座谈。

"联校论文奖计划"秘书长曲恒昌教授指出，在香港圆玄学院的慷慨资助和杜祖贻教授等专家的努力下，"联校论文奖计划"的经费问题已经基本解决，接下来的关键问题是如何改进"联校论文奖计划"工作，提高论文和研究报告的质量。杜祖贻教授指出，座谈会主要讨论三个问题：如何提高课题的选题意义；如何改进研究方法；研究如何学以致用。

教育部基础教育二司副司长、北京师范大学申继亮教授，北京大学教育学院丁小浩教授、陈洪捷教授、阎凤桥教授，北京师范大学石中英教授、刘宝存教授、朱旭东教授、清华大学蒋劲松博士等出席了本次座谈会。会议就如何改进"联校论文奖计划"的工作、提高课题研究的质量提出了建设性的意见。

第五节 2010 年"联校论文奖计划"十五周年大会的召开

为总结"联校论文奖计划"发展的成就，规划"联校论文奖计划"的发展未来，加强"联校论文奖计划"参与院校的合作和交流，2010 年 11 月

20—21日由北京师范大学和北京大学共同主办了"联校论文奖计划"十五周年庆典大会及学术研讨会，会议先后在北京师范大学和北京大学隆重举行。来自全国12所院校的150多名专家、学者和师生出席了会议。北京师范大学校副校长孙玲、北京大学校常务副校长林建华到会致辞，全国政协常委、港澳台侨委员会副主任林兆枢先生，教育部港澳台办副主任宋波等有关领导，"联校论文奖计划"的全额资助单位香港圆玄学院董事汤修齐先生等到会祝贺。

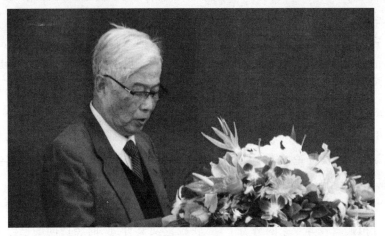

顾明远教授教授为大会致辞

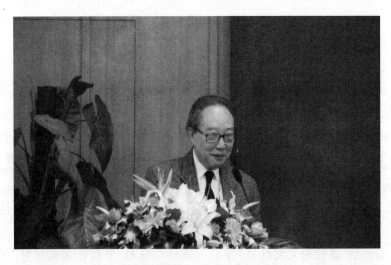

杜祖贻教授为大会做学术报告

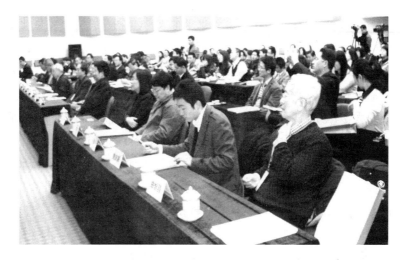

"联校论文奖计划"十五周年大会会场

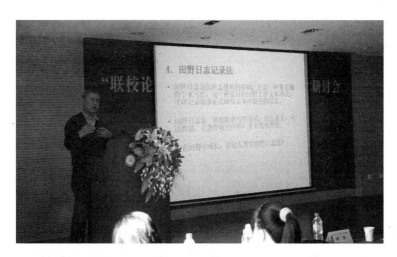

"联校论文奖计划"十五周年庆典大会及学术研讨会在
北京大学举办研讨会

大会由北京师范大学国际与比较教育研究院院长刘宝存教授主持，他首先对"联校论文奖计划"的发展做了简要回顾，随后与会代表相继发言，对计划的经验进行了总结，并探讨了未来持续发展的方向和途径。

刘宝存教授指出，该计划由香港中文大学和内地几所院校于1994年合办，原名为"教育及社会科学应用研究论文奖合作计划"。2007年该计划改名为"联校教育社科医学研究论文奖计划"(简称"联校论文奖计划")。至2010年,该计划参与院校已从1994年的8所发展为12所,它们是:北京大学、北京师范大学、清华大学、中国人民大学、中央民族大学、中央广播电视大学(现为国家开放大学)、东北师范大学、华东师范大学、上海交通大学医学院、广州大学、华侨大学、华中科技大学同济医学院。至2010年,内地12所大学获奖助的研究生及青年教师达1 225名。研究范畴则涵盖了与社会发展关系最密切的学科,如教育、心理、经济、哲学、社会、历史、地理、文学、社区医学、公共卫生、商业教育、研究方法论、公共行政、公共管理、工商科技、社会规划、旅游等。15年来,除资助研究项目外,"联校论文奖计划"亦有多项促进各校学术交流的活动,包括举行研讨会、出版《研究通讯》、开设论文奖专栏、开展学术访问与交流等。

代表们在讨论中一致认为,"联校论文奖计划"特别的学术与训练意义体现如下。

一、引导研究生和青年教师关注现实社会及教育问题

"联校论文奖计划"的导向性十分明显,强调关注中国现实问题,选取最有价值的研究课题。这种导向与当前中国改革的需要颇为合拍。在"联校论文奖计划"十五年的实施中,产生了大量对实践问题的研究成果。如《教育与代际流动的关系研究——中国劳动力市场分割的视角》《市民社会理论与中国社会转型》《闽台经济合作与海峡两岸经济区发展研究》《中国教育防震减灾的现状、问题及对策研究——我国汶川大地震引发的研究》《台商大陆投资纠纷解决机制研究》《初中生问题行为影响因素及综合干预措施研究》等。

二、引导青年教师及学生学习如何借用西方人文社会科学的研究方法

在教育与社会学科的研究中注重科学的研究方法是论文奖所倡导的一个重要方向。"联校论文奖计划"的一些研究体现了科学研究方法上的学习与运用。如《嵌入村庄的学校——仁村教育的历史人类学探究》《双语

教学现状调查与对策研究》《大学生的风险态度与其教育和职业选择》等将人类学、经济学的质性研究与定量研究结合运用，提高了研究的质量。

三、引导青年教师和学生研究西方理论及其移植问题，思考和实践学术研究的本土化与理论创新

"不盲从西方理论，倡导对西方理论做深入的研究，鼓励探讨理论移植、学术发展的本土化"是"联校论文奖计划"倡导的另一重要方向。"联校论文奖计划"的推行，大力促进了参与院校教育及社会科学在这一方向的研究，产生了大量积极的成果。如《超越外来教育的困境——试论外来教育理论的规范化与本土化》《社会科学理论研究的国际化和本土化——西方社会科学理论的移植和应用方法》《西方教育改革理论的比较与移植》《西方学前教育理论在中国的移植与应用》《社会心理学本土化运动的文化考察及关于儿童法律观念的实证研究》《美国批判教育学之批判——吉鲁的批判教育学观述评》等。

"联校论文奖计划"对青年教师和学生的学术发展起到了积极的引导作用，当年的许多获奖者已成为学科研究的带头人和学术骨干。有7篇研究成果获得"全国百篇优秀博士学位论文"奖，2篇获"全国百篇优秀博士学位论文"提名奖，还有数十篇博士学位论文先后获得国家级和省部级奖。

本计划先后得到香港九龙总商会、香港圆玄学院和吴仲亚教育基金等机构和个人的支持。自2007年以来，香港圆玄学院为"联校论文奖计划"提供了全额的资金支持。到目前为止，"联校论文奖计划"已接受累计投入资金总额将近900万元。

本次大会是对"联校论文奖计划"的回顾、总结、表彰与展望。会议期间，大会向郭迪教授、瞿葆奎教授、汪永铨教授、袁运开教授、王荣顺教授、哈经雄教授等老一辈专家学者颁发了"特别贡献奖"，以表彰他们对"联校论文奖计划"的创建与发展做出的重要贡献。

大会还向荣获特等奖（全国百篇优秀博士论文奖获得者）的北京大学郭丛斌博士、华东师范大学司洪昌博士、荣获一等奖和二等奖的38名青年教师和研究生颁发了获奖证书及奖金。美国密歇根大学及香港中文大

学讲座教授杜祖贻先生，中国教育学会会长、北京师范大学资深教授顾明远先生，北京大学赵敦华教授，中央民族大学滕星教授，北京师范大学石中英教授，上海交通大学医学院黄红教授等分别就研究方法、价值教育、艾滋病预防教育等专题做了大会主题报告，探讨教育与社会科学的社会功能及其研究方法。获得表彰的十几位青年学子也在大会上发言，交流研究经验和体会，表达了对香港圆玄学院等无私捐助组织和个人的由衷的感激之情。会议期间，专家委员会和各参与院校的负责人还就"联校论文奖计划"的中长期发展规划进行研讨。会议决定从 2011 年起，在香港圆玄学院的慷慨资助下，获奖受助的青年学子由前一年度的 68 名增加到 93 名，同时要努力提高研究成果的质量和水平，不断扩大社会影响力。通过此次大会的总结与研讨，在各参与院校的积极支持和努力下，在社会各界更广泛的关注与关怀下，"联校论文奖计划"的发展有了更加明确的方向和持续发展的动力与基础。

（张玉婷）

第四章 "联校论文奖计划"不平凡的 业绩与鲜明特色

第一节 令人瞩目的业绩

20 年来，"联校论文奖计划"取得令人瞩目的成就，这不仅表现在投入 1 000 多万善款，资助了 1 300 多位各个学科的青年才俊顺利完成了学位论文或课题项目，提高了科研能力和水平，而且表现在资助者们牢牢把握"联校论文奖计划"的科研宗旨和目标，在一定程度和某些方面发挥了引领和示范作用，打破了传统的、落后的、单一的研究范式和习惯，促进了教育和哲学科学研究的新气象、新范式、新方法的萌生和发展。具体说来，主要反映在以下几方面。

一、青年学子遵循学以致用的宗旨，产生了一批有较大社会和经济效益的论著、研究报告，成效显著

正如前述，改革开放以来，西方的一些良莠不齐的思想和理论，迅即席卷中国大地。长期处于封闭状态的广大中国知识界，特别是涉世不深而思想最为活跃的高校青年学子好似久旱逢甘露般地迎接、吸纳这些"新思想、新理论、新方法"的到来，在一段时间内，众多学子通常是盲目地对这些所谓的"新理论"翻译、评价，或者断章取义地对这些论著进行解读或所谓的研究。他们忘记或忽略了研究西方思想理论的主要目的是为我所用，借以解决中国社会、经济、政治文化的发展中出现或存在的种种理论和现实问题。正是在这种极为严峻的形势下，"联校论文奖计划"成立之初就鲜明地提出，开展教育和哲学社会科学研究，必须遵循学以致用的原则和宗旨，研究选题应着力聚焦于当今中国社会经济、政治

和教育发展中亟须解决的热点、难点和重点问题，有针对性地开展研究。

在"联校论文奖计划"的大力引领和支持下，12所参与院校的广大青年学子不断地调整自己的科研方向，迅速走上了一条适应中国社会理论和实践紧迫需要、积极开展科学研究的正确道路，取得了显著成效。

据统计，1994年至2013年间，"联校论文奖计划"共资助了12个参与院校的青年学子共1 312人次（篇），其中有714人次其选题均是直接面向当今中国需求最为紧迫的理论和实践问题，占资助人次的53.7%。统计表明，随着"联校论文奖计划"提倡的"学以致用"宗旨在广大青年学子中日益深入人心，以及整个社会学术研究风气的逐渐转变，"联校论文奖计划"青年学子的选题更加鲜明地凸显了对现实问题的观照。例如，1994年至2003年，"联校论文奖计划"共资助了715人次，其中选题直面现实问题的有361人次，占资助总人次的50.5%。2003年"联校论文奖计划"改制后，由于发布的"课题指南"的引领和大力支持，青年学子直面现实开展研究的自觉性和积极性更加高涨。2004年至2013年，资助总人次为597，其中直面现实需求即达352人次，占总人次的59.0%，后一个十年比前一个十年提高了8.5个百分点。这表明，参与"联校论文奖计划"的青年学子坚持社会科学的正确方向，坚持为国家现实需要开展研究的自觉性和积极性在不断提高。

20年来，"联校论文奖计划"所资助的各个学科领域，不论是应用性较强的教育、社会和经济等学科，还是理论性较强的哲学、人文等学科，青年学子们都在努力践行"学以致用"的正确科研方向和优良学风，急国家所急，应社会所需。

以教育为例，自本计划开始，特别是21世纪以来，其研究主题主要指向我国教育的改革与发展，尤其是教育理念的变革，办学体制和管理体制的改革，课程、教材与教法的改革，教师队伍建设，现代大学制度和一流大学的创立，招生制度的改革，教育公平、教育均衡发展与教育质量的提高，以及打工子弟和留守儿童的教育等一系列国家面临的教育重点、热点和难点问题，产生了一大批有较强理论和应用价值的论著和研究报告，对教育改革的决策和实践产生了重要的积极影响。哲学社会科学的研究工作，突出了中国的社会文明、政治文明和生态文明建设，以及法制建设、公民社会建设、反腐倡廉的制度建设，经济体制改革，区域经济协调发展，各级政府问责制建设，海峡两岸经济合作关系及宗教与社会发展关系等社会普遍关注的重大现实和理论问题。医学研究关注的重点是青少年身心发展、艾滋病防治和毒品防治，以及青少年心理和行为问题积极干预等紧迫问题。

二、青年学子深入西方理论及其精髓，探讨和实践研究的本土化并尝试创新，成效明显

如前所述，20 世纪 80 年代和 90 年代初，许多青年学子甚至"名家"，都醉心于西方各种思想和理论的"研究"，但这些所谓的研究，其实大多是各种观点的罗列、堆砌，或不顾国情的生搬硬套，结果产生的大都是一些缺乏社会和学术价值的"文字垃圾"。有鉴于此，"联校论文奖计划"从一开始便强调研究西方理论是必要的，但必须深入探讨其本质，有批判性地汲取其精髓和某些具有普适性的要素，使其与本土相结合，并在此基础上力争有所创新。尽管最初阶段，个别受助青年学子对这一要务和原则尚未充分理解和掌握，但随着本计划的广泛宣传和引导，学子们逐渐较好地理解并贯彻了科学研究的这一基本要务，走上了对西方理论研究的正确轨道。

青年学子主要选择美国、英国、法国、德国、日本、澳大利亚、加拿大以及俄罗斯等国家有关教育、哲学社会科学的各种较先进的理论和实践开展研究。秉承"培养科学精神，对西方社会科学理论开展跨文化的研究，探究其精髓"的宗旨，既要弄清这些理论的本质和精髓，又要探讨这些理论是在怎样的社会经济政治文化甚或宗教的条件下产生和发展的；既要弄清这些理论在不同的时期和环境下产生的正面和积极作用，又要揭示其历史局限性甚或负面影响；既要探寻这些理论的普适性及其引入国内的可能性和可行性，又要分析引进的理论可能面临的水土不服及种种挑战。总之，研究这些理论不是为学术而学术，不是为了生搬硬套，而是为了探讨其真谛，进而探究和实践这些理论的本土化及其创新，为国家发展提供理论和实践支持。

统计数据表明，1994 年至 2013 年，"联校论文奖计划"的参与者秉承

上述宗旨，开展这类研究的高达 604 人次，占总人次的 46.0%，即几乎占了半壁山河。进一步的统计分析表明，论文奖计划实施的前十年，以这类研究旨趣的达 310 人次，占同期总人次的 51.3%，而在后十年，即 2004—2013 年选取此类研究的为 294 人次，占同期总数的 48.7%，比前十年低了将近 2.6 个百分点。为什么会出现前高后低的现象？这主要是因为，经过改革开放初期大规模盲目地、不分青红皂白地引进西方理论的汹涌浪潮并对其有了初步了解之后，人们逐渐冷静下来，并进行反思，继而，开始深思熟虑地对西方的理论及其实践进行针对性、目的性、选择性更强地引进和更深入地研究。"联校论文奖计划"选题前后十年的上述变化，也是全国性变化的一个缩影。显而易见，这种变化是我国社会科学研究取得进步、学术自觉和学术自信逐步提高的重要标识，也是"联校论文奖计划"不断发展壮大、青年学子不断成长的结晶。

统计数据清楚表明，20 年来，"联校论文奖计划"秉承上述宗旨，开展西方社会科学研究与本土化研究相结合的路子取得了明显的成效。不少青年学子，特别是获得全国百篇优秀博士论文或论文提名奖的 10 多位博士，在"不盲从西方理论，对其做深入研究，探讨理论移植，推动学术发展的本土化及创新"方面取得了突出成就，发挥了科研的示范引领作用。但是，也有相当一部分学术论文，对西方理论的研究不够深入，所得结论一般化，与中国社科理论和实践的结合上仍停留在"若干启示"云云，远远谈不上移植、改造、本土化和创新。

三、青年学子学习运用西方先进的科学研究方法开展研究，成效初显

长期以来，我国的教育和哲学社会科学的研究基本上固守着传统的从文献到文献，从推理到推理的单一的研究方法，致使学术研究难以取得重大突破。改革开放之初，这种状况未能打破，在某些方面甚至还有所加剧。

针对上述现象，"联校论文奖计划"从创立之日起便积极引导和鼓励计划参与院校的青年学子"学习运用西方的先进科学研究方法"，强调"研究一定要客观、准确，不能牵强附会，随意模仿"，以努力提高研究的质

量和科学性。青年学子努力遵循这一科研宗旨开展研究，成效初显。

据统计，1994 年至 2013 年，尽管专攻教育和哲学社会科学研究方法论的学位论文仅有 4 篇，但很大一部分是将西方先进的研究方法与研究主题内容紧密地结合起来，运用较先进的科学方法研究他们所选定的课题。

统计表明，青年学子非常重视运用西方的研究方法探讨中国社会和学界普遍关注的社会和教育的现实问题。在 1994 年至 2003 年间，有 89 篇论文属于这一类型，占总数的 12.5%；在 2004 年至 2013 年间，青年学子更加重视科学方法与应用研究的有机结合，有 104 篇论文采用了先进的研究方法开展研究，占该类论文总数的 17.4%，比前十年提高了将近 4 个百分点。

需要说明的是，上述统计主要是指用比较完整的先进研究方法开展研究的概况。实际上，很大一部分学子的论文既采用传统的文献法，又不同程度地选用了诸如计量法、问卷调查或个案法，即混合法。如果把这部分论著也算作采用新的研究方法的话，那么，在 1994 至 2003 年间，采用新方法的比率达到 42.5%；在 2004 至 2013 年间达到 46.2%，比前 10 年提高了 4 个百分点。

上述数据也揭示出，尽管"联校论文奖计划"在推动运用西方先进研究方法研究中国现实问题方面取得了较大进步，但仍有半数以上探讨理论和实践问题的研究课题采用的基本上还是传统的方法，这就不能不影响研究的科学性和实用价值。

以教育为例，统计表明，一些青年学子在深入探讨西方先进教育理论及其精髓，实践学术研究的本土化并尝试创新的过程中，运用先进的科学方法开展研究。据统计，1994 年至 2003 年间，有 24 人次采用先进科学方法开展西方先进教育理论及其精髓本土化的研究，占该类总研究人次的 7.8%；2004 年至 2013 年，有 32 人次采用科学方法开展此类研究，占总人次的 15.1%，比前十年提高了 7.3 个百分点，即增加了将近一倍。从总体上看，这一统计数据一方面说明，虽说与 20 世纪 90 年代以前相比，青年学子运用西方先进科学方法对各种理论及本土化研究的自觉性有较大提高，但差距还是相当大的。另一方面也说明，随着国家科研的社会环境和条件的不断改善，以及"联校论文奖计划"宗旨的日益深入人心，青年学子们运用西方先进方法开展理论精髓及本土化和创新研究的积极性和自觉性在不断提高。前后两个十年将近100％的提高就是有力的证明。

统计数据还表明，青年学子所参与的所有学科的选题，都不同程度地采用了西方先进的科学方法。相比之下，教育生物学（医学）和管理学采用新方法更普遍些；经济学、教育学次之；最后是哲学人文学科。这种状况的出现，固然与学科自身的性质和特点有关，也与传统研究方法的强大惯性密不可分。

青年学子运用西方先进的科学研究方法，种类繁多、十分丰富，既包括质性分析，又博采定量研究，更注意定性和定量相结合的新范式，实证研究、实验研究、人种志研究、田野研究、行动研究、个案研究、比较研究等应有尽有。总的来说，在先进方法的采用方面虽有较大进步，但与发达国家的差距仍然很大。

四、促进了青年杰出学术人才的成长，成效突出

一个大规模、可持续的、面对青年学子的学术计划和活动，其目的是多层次、多方面的，而其最主要、最核心的是引导、指导、支持他们的学术成长和发展，促使其逐步成为学术骨干和学术精英。"联校论文奖计划"的最主要目标也在于此。

在"联校论文奖计划"资金的支持及其宗旨的鼓励和引领下，青年学子们坚持"学以致用"的正确科研方向；采用国外先进的科研方法，探讨其理论精髓及其本土化和创新的路径。在这一过程中，他们得到了锻炼，在科学的科研道路上大步迈进，逐渐成长为社会科学研究的生力军和学术精英。

据统计，截至2013年6月，"联校论文奖计划"资助内地12所院校的青年学子总计达1 312人次，其中博士研究生499人次，占总数的38.0％，硕士研究生508人次，占总数的38.7％；40岁以下的青年教师305人次，包括博士后11人次，占总数的23.2％。然而，进一步考察表明，在这20年的前后10年中，"计划"资助的重点发生了重大的变化，即

青年教师资助人数及其所占比重变化不大，从前 10 年的 25.6％降至 20.8％，下降幅度不足 5 个百分点，但博士研究生和硕士研究生所占比重变动较大，博士研究生跃升至 50.4％，增加了 12.5 个百分点，而硕士研究生跌至 28.8％，下降了 10 个百分点。显而易见，"计划"资助的重点明显向博士研究生倾斜。

考察表明，发生这一变化的原因主要有以下两方面。其一，随着近 10 年来国内高等教育的迅猛发展，博士生教育的规模迅速膨胀，高校博士点大幅增加，各博士点的招生人数也急速扩张。与硕士生相比，他们在申报课题资助时具有一定的竞争优势，筛选通过率更高。其二，考虑到博士生的科研发展潜力通常比硕士生更大些，因此，各参与院校大都更重视鼓励、支持和组织博士生参与课题的申报；"联校论文奖计划"秘书处对此也持赞同和支持的态度。事实表明，资助重点的这一变化是积极、有效的，有利于青年学术精英的培养和成长。

调查表明，在"联校论文奖计划"的推进下，所有受资助者在科学研究工作中都取得了不同程度的进步，特别值得提出的是，部分受助者不仅充分利用这一平台出色地、高水平地完成了学位论文和课题项目的写作，而且以此为契机，打开了通向科研高地的大门，逐步成长为青年学术精英和学科带头人。据粗略统计，至 2013 年，获得全国百篇优秀博士学位论文及提名的有 13 人，获"教育部新世纪优秀人才计划""教育部跨世纪人才计划"及省部级"优秀人才计划"入选者共计 30 多人，入选长江学者 3 人。

尽管上述统计数据是初步的、部分的，但它已清楚地表明了"联校论文奖计划"对受助者学术成长所发挥的重要推动作用。这一点从受助者们所做的课题研究工作总结中得到了明确的佐证。

"联校论文奖计划"工作规程要求每一位受助者在研究项目结束时，都要做一个简要的总结报告，其主要内容包括：对所做研究成果的自我评价；是否遵循了"计划"的宗旨和要求；在选题、研究方法、研究结论等方面取得了哪些进步，还存在哪些不足；"联校论文奖计划"项目在组织实施过程中有何不足和问题；与此同时，还要求受助者对该"计划"在其学术研究和学术成长方面所起的作用给予客观的、实事求是的评论。

　　秘书处工作人员每年都会认真地阅读这些总结报告。我们发现，绝大多数受助者对总结工作是认真、负责的、实事求是的，他们根据自己的经历和感受就"联校论文奖计划"对其开展课题研究、助推学术成长的作用做了较全面、客观的评价，综合起来主要包括以下几个方面。

　　①有限的资金援助为其购买相关文献资料起到了雪中送炭的作用。受助的青年学子，特别是研究生大多经济困难，获助机会很少，难以筹措购买课题研究所需大量中外文献资料的经费。"联校论文奖计划"及时提供了这笔资金，解决了青年学子的燃眉之急，多数青年学子都满怀感激之情谈到了这一善举。

　　②为青年学子提供了开展一些必要的调研、访问、实验等先进科研方法所需的资金，不仅使研究得以顺利进行，而且在一定程度上改变了单一的"从文献到文献"的传统研究方法，有助于推动教育和社会科学研究性与客观性的提高。

　　与搜集文献资料相比，开展个案研究、实验研究等所需资金更大，绝大多数青年学子个人难以解决，"联校论文奖计划"的有限资助在一定程度和范围内解决了这一难题，使其科研的方法和范式发生了重要改变，走上了更加规范、科学的轨道。正如不少受助者所言：我们也明白，社会科学研究仅靠文献资料是远远不够的，一定要开展实证研究，但我们根本得不到经费。现在好了，有了"联校论文奖计划"的经费支持，我们就可以开展个案调研和问卷、访谈工作了。

　　③"联校论文奖计划"明确的宗旨，及时发布的引领性课题申报指南，以及规范严格的申报评审办法和程序，引导和帮助广大青年学子开始走上科研目标明确，采用方法适当，学风比较严谨、正确的科学研究之路。

　　从"研究工作总结"可知，多数青年学子在参与"联校论文奖计划"之前，存在对科研目的不明确甚或错误的认识；缺乏科学研究方法的训练；文风不实，夸夸其谈；对西方的理论一知半解，未知其"精髓"等问题。只是在参与"联校论文奖计划"之后，对这些问题才开始有了较清晰的认识，并逐步走上了正确的科研之道。比如，有的受助者总结说："联校论文奖计划"从三个方面引导和支持了我们的课题研究，推动了我们的学术成长。其一，本计划有非常明确的导向，这在"比较教育在中国"的网站、论文申请指南和实施要求中都有详细的阐述；其二，"联校论文奖计划"有科学规范的申请指南和实施要求，使申请者知道做什么和怎么做；其三，"联校论文奖计划"在资金上提供了资助，这有助于我们开展更好、更深入、更科学的研究。

④"联校论文奖计划"组织开展的各种学术活动，开阔了青年学子的视野，推动了计划参与者之间的学术交流与合作，促进了他们的学术成长。

"联校论文奖计划"实施初期，各参与院校直接与香港中文大学财务处联系，但各校之间没有相互往来，处于相对封闭状态，缺少交流。自从组织结构和管理体制改革后，各院校形成了一个整体，成为一个学术大家庭和学术共同体，彼此之间通过各种渠道、各种形式构成了一个信息较为畅通和方便的联系平台，大大促进了各院校及参与者个人之间的联系和沟通。

许多受助学子在秘书处召开的座谈会上和课题项目总结中都谈到，"联校论文奖计划"为他们相互联络，沟通、切磋、交流与合作搭建了一个很好的平台。通过这些活动，不同学科的参与者彼此交流，大大开阔了他们的视野，拓展了他们的思路，有利于开展跨学科的研究；通过这些活动，不少人对原有选题的主题及结构及时做了调整，从而使研究达到更高的水平；通过这些活动，一些原来对完成自身研究计划缺乏信心的人，在他人的启发和鼓励下坚定了完成任务的信心和决心，最终获得了较好的研究成果。事实证明，"联校论文奖计划"有组织开展的各种学术活动，有力地推动了青年学子的学术成长。但是，毋庸讳言，"联校论文奖计划"在这方面的工作还有很大的改进空间。

⑤"联校论文奖计划"提供无偿资助所激发的感恩情结和中国传统美德催生了青年学子更好地完成研究任务的积极性、自觉性和坚定的决心，成为推动其学术成长的一种动力。

不少受助青年学子满怀感激之情地说，一些老一辈的专家和香港爱国企业家及社会知名人士，不图任何回报，每年慷慨无私地捐赠数十万人民币资助我们进行研究，我们没有任何理由不全力以赴地、创造性地完成研究课题。我们对这种无私资助最好的回报就是创造一流的研究成果，为国家的建设和发展做出更多、更好的贡献。

第二节 "联校论文奖计划"的主要特色和基本经验

"联校论文奖计划"走过了不平凡的 20 年，取得了丰硕的成果。在其成长壮大的过程中，"联校论文奖计划"不仅形成了与社会上其他民间学术资助计划所不同的特色，而且积累了相当丰富的具有重要启示价值的经验。这些特色和经验既是本计划不断发展完善的产物，同时又构成了本计划持续发展的动力，值得认真予以总结。

一、确立正确的宗旨和明确的目标

正确的宗旨和明确的目标是资助计划成功的前提。毫无疑问，正确的宗旨和明确的目标不仅为计划的实施提出了正确的发展方向、目的和目标，而且规划了切实可行的方法与手段，使研究计划少走或不走弯路，从而用有限的资源取得有价值的研究成果。相反，如果宗旨有误或模糊，目标不清晰，那么就将误导或造成资源浪费、成效低下。

鉴于此，作为计划发起者和组织者的老一辈专家学者，在经历长时间对国内外教育、社会科学发展的历史和现状进行大量调查研究的基础上，从一开始便为本计划制定了十分正确和明确的宗旨和目标，从而为计划的顺利开展指明了方向，奠定了坚实的基础。

"联校论文奖计划"的宗旨和目标是，用有限的资源重点探究具有真正学术意义和社会应用价值的论题；倡导研究方法要客观、准确，不能机械套用西方理论；提倡对西方的教育及社会科学理论的移植做跨文化的比较及验证研究，探究其精髓，积极发展教育及社会科学理论的本土化学术方向，鼓励创新；努力使本计划所培养的人才成为具有文化理想、学贯东西、勇于实践、敢于创新的学术生力军。

这一清晰、简明、全面和科学的宗旨与目标界定，成为指导整个联校论文奖计划的理论基础和行动指南。

当然，仅有正确的宗旨和明确的目标还是不够的，只有使广大教师和青年学子了解、理解和掌握它们，才能使其落到实处，成为科学研究的目标指南和强大动力。为此，在论文奖计划创建的同时，专家们采取各种方式,通过各种场合,利用一切机会,在各计划参与院校大力宣传论文奖计划的宗旨和目标。在"联校论文奖计划"创立和发展的前期,杜祖贻教授和香港中文大学的刘述先教授、李绍鸿教授、台湾大学的曾志朗教授以及伦炽标博士等,几乎每年都抽时间,从东北师范大学开始,路过北京、南下上海直至福建、广州,不顾旅途劳累,在各参与院校召开研讨会,举办讲座,与青年学子会面,大力宣传计划的宗旨、目标,使广大青年学子真正了解、理解计划的宗旨,积极申报和参与计划的实施。与此同时,各参与校的专家也在各自的学校,通过不同场合,积极宣传计划的宗旨,引导青年学子的学术科研发展。另外,秘书处每年发布的"课题申报指南""优秀研究成果"评选、课题申报评审标准,以及《比较教育研究》刊物上设立的"联校论文奖计划"专栏,都在突出位置上刊载、宣传论文奖计划的宗旨,以便参与计划的所有青年学子能以本宗旨和目标来规范、指导自己的学术方向与学术研究。获得本计划资助的绝大多数青年学子在课题完成总结报告中,都充分肯定了该宗旨对其顺利完成课题研究所发挥的引导和激励作用。他们说:"论文奖明确、清晰的宗旨和目标,不仅使我们理解了为什么从事教育和社会科学研究,而且知道了如何进行科学研究,让我们终身受益。"

二、充分发挥老专家学者的核心领导作用

德才兼备的老一代专家学者在"联校论文奖计划"中充分发挥领导核心作用,是本计划的最大特色之一,也是其成功实施的重要保证。

香港中文大学和美国密歇根大学的讲座教授、首席科学家杜祖贻教授、北京师范大学资深教授顾明远先生、北京大学汪永铨先生和华东师范大学的瞿葆奎先生,以及东北师范大学的黄启昌教授等老一辈专家学者,不仅亲自创建了"联校论文奖计划",为其制定了正确的宗旨和明确的目标,而且在本计划实施的过程中,还引领团队成员不断排除和克服前进中的各种矛盾、难题,使"联校论文奖计划"在健康的轨道上稳步前进。例如,当1998年爆发亚洲金融危机,"联校论文奖计划"资助经费遭遇困难时,杜祖贻教授等学者和慈善人士千方百计通过各种正常渠道,从香港的慈善机构、企业单位、爱国人士以及亲朋好友中筹集款项资助

论文奖计划，使其几度顺利渡过难关。其难度之大，工作之艰苦可想而知。又如，为了扩大论文奖计划的社会影响力，一些青年学者提出将现行的资助大批青年学子开展科研的模式，改为集中财力重金奖励少量优秀科研成果。但是，杜祖贻、顾明远、汪永铨等老专家们指出，论文奖计划是"科研起步奖"，而不是"成果奖"，应当通过有限的资助额，采用正确的方法，将更多的青年学子引向正确的科研道路和方向，为国家培养大批优秀的科研后备军和生力军，并对青年科研队伍的成长发挥示范和引领的作用。通过个别交流和专家委员会的认真讨论，专家委员会完全赞同老专家的意见，从而使论文奖计划始终沿着正确方向不断发展。

深入了解创立"联校论文奖计划"的老专家学者，人们不难发现，这些专家具备一些鲜明的特点和共性。比如，他们大都既是学术造诣很高的专家，又或曾经是教育行政领导。杜祖贻教授任香港中文大学教育哲学讲座教授及研究科学家、香港中文大学教育学院院长、美国密歇根大学教育系系主任；顾明远教授任北京师范大学副校长、研究生院院长；汪永铨教授曾任北京大学教务处处长和高教研究所所长；等等。又如，他们既学贯中西，又通古博今，既具有广阔的国际眼光，又有深厚的中国优秀传统文化之基；再如，他们既坚守科学的学术原则，又拥有宽厚、包容的学术胸怀；还有，他们既对年青一代充满了爱心和关怀，又在学术上对青年学子严格要求、一丝不苟，等等。上述考察和发现表明，并不是所有专家学者都能成为学术团队的引领者和组织者，只有具备某些必要特质的人，才有可能担当领导者的重任。非常幸运的是，"联校论文奖计划"拥有了这样一批值得赞许的老专家们。

三、建立比较完善的管理体系和运行机制，充分发挥各参与校的积极性和主动性

建立体制健全、合理、运行协调、顺畅、有效的管理体制和运行机制，是各项计划和事业成功的组织保障。

正如前述，为适应"联校论文奖计划"发展的需要，"联校论文奖计划"不断完善其管理体系和运行机制，并于 2003 年建立了规范、合理、分工明确的管理体系，其基本架构如图 4-1 所示。

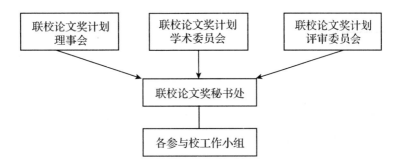

图 4-1 "联校论文奖计划"的管理体系的基本架构

上述各层机构职责分工明确，相互协调，形成了效率较高的运行机制。

理事会主要负责"联校论文奖计划"的资金筹集和使用监督，以及制订计划的大政方针。学术委员会主要负责论文奖计划的学术发展方向和未来规划，以及各项重大学术活动的决策。

评审委员会除参与学术委员会的某些活动外，还负责课题资助申报的最终审定工作。

学术委员会和评审委员会由各参与校的专家共同组成，并从中推选出主席。

秘书处设在北京师范大学，为上述各委员会共同的执行机构，负责计划的日常管理工作，其成员主要由北京师范大学和北京大学的教师兼任。

内地 12 所参与院校设有负责该计划的工作小组。"联校论文奖计划"学术委员会、评审委员会的成员均对各自院校的"联校论文奖计划"工作负总责。不同院校的"联校论文奖计划"具体工作交由不同的机构实施，比如，有的交给校研究生院，有的归科研处负责，还有的成立跨院系的工作领导小组，某些以院系为单位参与本计划的学校则通常由院系办公室主任或秘书直接管理。

学术委员会通常每年不定期召开会议，讨论"联校论文奖计划"的重要事项，交流各校开展工作的经验，制订新的工作计划和方案。

秘书处承担繁重的日常工作：申报课题指南的拟定（初稿）和指南的发布、组织课题申报和专家评审、资助经费的发放、各种会议的筹办和组织、论文奖计划课题结题报告的汇总、工作简报的编写，等等。秘书处成员清楚地认识到，在参与校众多、地域分布广泛、情况各异的条件下，仅仅做好委员会各项工作决策的下达是远远不够的，还必须加强与各参与校的联系，虚心听取他们的建议，充分发挥各校的积极性和主动性。为此，秘书处相关工作人员多次到外地参与校访问、座谈，了解他们的需求和意见，并及时上传给学术委员会。各参与院校也都十分重视"联校论文奖计划"的实施和管理工作，采取很多有创意的工作方法，成效显著，积累了很多好的经验。秘书处及时通过工作简报和各种会议等途径宣传、推广这些经验，取得了非常好的效果。事实证明，积极调动参与校的积极性和主动性、加强沟通，是顺利推进"联校论文奖计划"极为重要的环节。

四、加强学术联系和合作，搭建学术共享的平台

尽管"联校论文奖计划"的参与院校情况各异，但从总体来看，人文、教育、哲学、社科、医学应有尽有。因此，"联校论文奖计划"的创建者们清醒地认识到，如果不把情况各异的参与校和参与者以共同的理想、宗旨和目标连接在一起，建立起密切的学术交流与合作平台，构建一个和谐的学术共同体，那么，创建"联校论文奖计划"的初衷便难以实现。为此，必须建立一个统一的、有权威的、效率较高的管理和运行机制，并以此为纽带，通过各种途径、方法和手段推动论文奖计划参与者之间的联系、沟通、交流和合作，为青年学子们建立起相互学习、交流、合作的学术平台和学术共同体，这一学术共同体和平台主要包括以下几个部分。

第一个部分是全国性的学术研讨会。1997 年、2005 年和 2010 年召开的 3 次全国性的学术研讨会，其主要内容和目标之一就是促进所有"联校论文奖计划"参与院校的学术研究经验、心得和成果的交流，积极探讨新的研究方法。会上，既有专家指导老师的主题发言，又有各个获得优秀研究成果的学子们的成果介绍、研究及学术成长心得分享。大会发言者来自不同学科领域，这充分扩展了参与者的学术视野，为自身的研究补充了营养。在分组讨论会上，与会者不仅可以相互交流学习彼此的好

经验、好方法，更可以探讨某些大家均感兴趣的重要理论和现实问题，激发研究灵感，推进今后的科研工作与合作。

第二个部分是地区性的学术交流与合作平台。北京市有 6 所院校参与了"联校论文奖计划"，客观上有利于开展地区性的学术交流与合作。秘书处充分利用了这一契机，每年都会在一月份，即课题研究大约进展到半程时，将该年度受助者召集在一起，举办一个小型学术研讨会。会上请一位专家委员会的成员或曾获得论文奖计划资助且成就突出者做学术报告，主要是讲述他们的研究经验、体会以及研究方法。先后到会做报告的有全国百篇优秀博士论文获得者丁邦平教授、司洪昌教授，还有在学科领域成就显著的朱旭东教授、李文利教授和蒋凯教授等。在会上，学子们也介绍自己的研究进展、取得的成果，以及研究中遇到的某些困难和困惑之处。学子们在讨论中，既相互学习、鼓励，又探讨克服学术研究中所遇困难的方法，同时还互留通信方式，建立新的学术交流与合作。

华侨大学和广州大学虽然相距较远，但学校内外环境有不少相似之处，因此，他们主动提出两校联合召开地区研讨会。秘书处积极支持这一倡议，两校于 2008 年 12 月在华侨大学召开了为期两天的华南地区学术研讨会，效果很好。秘书处发简报予以报道，倡导进一步开展地区间的专业学术合作与研究。

第三个部分是各参与院校每年召开的"联校论文奖计划"学术研讨会。这种形式的会议虽然规模不大，但针对性较强，不仅探讨研究中的学术问题，而且会涉及"联校论文奖计划"实施中的其他问题，如论文指导问题、经费发放方式问题等，非常有利于推进"联校论文奖计划"工作的有效性。不足之处是参与人员范围较窄，影响了研究和交流视野的扩展。

学术委员会和评审委员会的专家们不仅在各种会议上而且在单独接触中也有深入的交流，这种交换不仅有工作层面的内容，而且更有大量的学术信息、学术研究前沿等方面的交流。这些交流不仅影响到"联校论文奖计划"的管理工作，更重要的是推进和引领整个"联校论文奖计划"学术交流合作平台的建立和发展。

此外，为加强和扩大各参与校及所有获得资助学子之间的学术交流，经协商，本计划与北京师范大学图书馆合作，建立了"联校论文奖计划"专题库，可供所有成员免费查阅。

五、坚持计划的"民间性"，积极争取政府相关部门和参与院校行政领导的大力支持

"联校论文奖计划"是由一批对国家和青年学子充满热情和爱心的老专家学者自发创建、自筹经费，并建立了较完善的管理运行体系和机制的民间公益性事业，具有完全和充分的民间性。然而，在中国目前大的社会环境下，如果忽视政府和各参与院校行政领导的关照和支持，这一计划将举步维艰，难以达成既定目标。因此，学术委员会在讨论时一致认为，本计划在坚持"民间性"的同时，必须积极争取政府相关部门和各院校的大力支持。实际上，教育部对本计划是非常关心和支持的。我们召开的每次全国性大会，教育部社会科学司和港澳台办公室的领导都会出席，并做大会发言，对"联校论文奖计划"给以肯定和鼓励，对"联校论文奖计划"的未来和发展提出希望和建议。

2008 年 4 月，教育部副部长袁贵仁先生，在北京师范大学英东楼专门会见了来京商讨"联校论文奖计划"工作的评审委员会主席杜祖贻教授和学术委员会主席顾明远教授。他充分肯定和赞许了"联校论文奖计划"的成绩和影响。他还强调，"联校论文奖计划"之所以能取得如此成就，是因为"联校论文奖计划"有明确的目标、良好的组织管理和获得的广泛支持，特别是香港圆玄学院近年来对"联校论文奖计划"的资金支持，保证了"联校论文奖计划"的持续发展。

他指出，"联校论文奖计划"的经费投入在内地并不是最大的，但其影响很大，而且随着"联校论文奖计划"的推进，其影响会越来越大，这是由于这个计划的宗旨和目标明确，定位准确，特色突出，管理有序。

我们深深体会到了政府相关部门领导热情的鼓励和支持，并且进一步增强了继续办好"联校论文奖计划"的决心和信心。

与此同时，各参与校的负责同志也积极争取学校行政主管机关的支持，并取得了明显的成效。主要体现在以下诸多方面。

1. 在学校领导的努力和支持下，各校所有获得资助的青年学子均免

缴学校的科研管理费，并依法免缴国家个税，从而使受助者一分不少地拿到了"联校论文奖计划"资助的全部研究经费。

2. 多数学校正式发文将"联校论文奖计划"作为校级奖项，个别学校甚至将其作为省市级奖项。

3. 一些学校将获得"联校论文奖"作为评选优秀研究生的条件之一。

4. 一些学校将青年教师获得的"联校论文奖"计入其工作量，并作为职称评定的参考指标之一。

上述种种举措极大鼓舞了各校青年学子积极参与并认真做好"联校论文奖计划"课题的热情和信心，成为推动本计划健康发展的巨大动力。

实践再一次证明，在坚持"联校论文奖计划"民间性，独立自主开展工作的同时，积极争取政府有关部门和各校行政领导的关怀和支持，由此形成的强大合力是"联校论文奖计划"成功实施的重要保证。

六、积极争取资助经费的稳定性、持久性并依法有效管理使用

稳定和持续的经费支持是民间公益性学术计划项目生存和发展的物质基础，然而在一个市场经济起步不久、发育尚不完善、社会上还一定程度上存在着一切"向钱看"的环境下，民间的不求经济回报的纯粹学术性公益事业是很难获得强大的社会捐赠基金支持的。正是在这种极为不利的社会经济背景下，杜祖贻教授等对国家未来社会科学发展和青年学子学术成长极为关心的老一代专家学者创建了"联校论文奖计划"，并联络香港爱国人士，竭尽全力为本计划筹集资金。香港九龙总商会、吴仲亚基金、许李基金、信泰科技以及杜祖贻教授、卢强华先生等均为本计划慷慨捐资。特别是全国政协委员汤伟奇博士及其领导的香港圆玄学院不仅自本计划创立之初便提供资助，而且从 2007 年起，独自承担起无偿资助计划的重任，从而使本计划获得了更加稳定和持续的经费支持。

如何依法、合理、有效管理及使用捐赠经费，不仅关系到经费的稳定和持续性，而且关系到资助计划能否实现既定的宗旨和目标。在"联校论文奖计划"创立初期，因为内地参与校尚没有免费承担管理此项资金的基金会，因此，这笔捐赠经费只能通过香港中文大学财务处直接寄给各

参与校的计划负责人，由其发放给各位获奖者。从法理上说，这是不适当的，既不利于捐赠基金的持续筹集，也影响到基金的合理有效的使用。自 2008 年起，北京师范大学教育基金会主动接手这笔捐赠基金，从而使基金走上了依法管理的轨道。不仅使其合法化、正规化，而且还可享受捐赠基金应得到的免税等优惠待遇，有利于扩大捐助基金的扩展。

秘书处根据计划理事会和学术委员会的决定，合理制定资助经费分配使用方案，经理事会和学术委员会审定后组织实施，并将每年的实施结果及时报送资助单位和学术委员会，从而形成了一个较为合理、有效且在法律规范之下顺利运行的经费管理体系和机制。

"联校论文奖计划"20 年来在发展进程中所积累的丰富经验，不仅有助于探寻培养优秀青年学术人才的路径和方法，而且为我国如何办好民间学术性公益事业提供了很有价值的启示。

（曲恒昌）

第五章　打开科学研究之门
——指导教师的研究指点与引领

　　"联校论文奖计划"作为引导及资助青年学者科研的学术平台，在资助的同时更注重引导。论文奖计划在实施过程中特别强调，引导研究生和青年教师关注现实社会及教育问题；引导研究生和青年教师深入研究西方理论及其移植，思考和实践学术研究的本土化及创新问题；引导研究生和青年教师学习运用西方社会科学研究方法。论文奖计划专家委员会特别注意引导申报者采用科学的方法开展研究，指导老师在研究过程中发挥重要的指导作用。除了老一辈知名专家群体进行精心教导之外，各校指导老师更是经常性地给研究生和青年教师提出具体建议。经秘书处组织，他们将自己多年的研究心得予以总结，付诸成文，惠及更多学子。

　　在指导青年学子进行课题研究时，指导教师注意贯彻"联校论文奖计划"所倡导的研究理念，"不盲从西方理论，应对其做深入的研究，鼓励探讨理论移植、学术发展的本土化创新"，特别强调"研究方法一定要客观、准确，不能牵强附会随意模仿"。他们的这些经验之谈，对于推进中国教育科学研究也具有非常积极的长远意义。

建立利己利人客观自主的国际学术水平

杜祖贻

（美国密歇根大学及香港中文大学教育哲学讲座教授及研究科学家）

一、引言

　　高等教育与国际接轨，是加速现代化的必然趋势。多年来在所谓国际级的大学中任职，从研究生到教授、从系主任到校务委员，就凭这些经验，本人提出一些个人的看法，与大家共同商讨。

当前所谓国际学术水平的衡量，是以西方学术界的背景及利益为标准的。当然，西方的学术传统，无论在观念上，还是在方法上，皆有高度的创造性。这是我们必须加以研究的。不过，如果我们不辨虚实，不去理会西方的学术精神和实力，而只是一知半解地将西方的学术皮毛移来照用，这就等于揠苗助长，势必产生不良效果，以致弄巧成拙，延误了自己真正的学术发展。因此，国内的大学一方面要借鉴于他人；另一方面要根据国内高等教育的实况和学术上的需要，合力建立客观自主、利己利人的学术水平和学术评审制度。本文引述一些数字和案例，旨在澄清问题，冀能带出较为可靠的结论，对所提及的地区或院校，绝无批评诋毁之意。

二、中国在国际学术交流的地位从施予者遽降为求取者

1 300 多年前，中国正值初唐盛世，中国的文化学术达到一个高峰。各国游学之士 7 000 余人，云集长安。当时，中国是知识和技术的输出国，也是东西方文化交流的总汇。外来的音乐、艺术和宗教也在此时自由传入中土，融合在民族文化之中。可是人类文明此消彼长，西方诸国先后崛起。他们经过文艺复兴、启蒙时代和工业革命，知识增长和科技创新一日千里。而中国则堕入黑暗时代，内乱频生，列强入侵，天灾人祸，文教废弛。到了 20 世纪，中国在国际学术界的角色，已经由过去的施予者沦落为今日的求取者了。

自 1919 年"五四运动"开始，中国一直以现代化作为社会发展的口号。九十年过去了，成绩并不理想。试看今天，中国虽能养活 13 亿的人口，拥有世界第三大幅员辽阔的领土面积，可是经济、科技和文教的发展却远不如西方诸国，国人还在向上攀登，以求进步。因此才定下了"科教兴国"的策略：要办出世界第一流的大学，要与国际接轨，要迎头赶上。这种发愤图强的志气是十分可嘉的，而加速现代化也是必要的。当前最重大的问题在于如何寻求获得成功的学术发展路线，以免重蹈前人覆辙，虚耗资源，浪费时日，导致在国际学术的竞争中被抛离得更远。

三、争取国际学术地位

现在中国的高等教育与学术科研，固应以国际化为方向。这反映以下情况：现时中国的学术形势孤立，落在人后；此后不再坐井观天、故步自封；认清国际学术大势，从有利的角度加入行列。

当年英伦以区区三岛，拓展帝国，所向披靡，殖民地遍布亚非美澳四大洲，国旗不见日落，所凭者船坚炮利之威。我们可以预见，未来的世纪仍将是列强角逐、互竞雄长、弱肉强食、适者生存的世界，只不过换了一个方式：谁先登上教育和学术的高峰，谁就决定整个世界的科技、文化和语言的发展方向，谁就能操纵全球的贸易、经济、军事和外交形势。将来人类主要的资源，将取自太空与海洋，成于科技与文艺。谁成为世界的学术盟主，谁就获得最大利益。中国 13 亿人口，岂可长期卑躬屈膝，长期处于发展中国家行列？

因此，中华民族实非从速振作不可。在文教学术方面，力求与国际接轨，勇攀知识科技高峰。可是，怎样接轨呢？有哪几种接轨的方式呢？不同的接轨方式，其效果又会如何呢？

四、学术国际化的接轨模式

学术国际化的接轨模式大致可分两类，一种可称为"亦步亦趋式"，另一种可称为"借鉴超越式"。这两种方法都有一定难度，因为凡是追赶的活动都如逆水行舟，非加倍努力不可。毋庸置疑，推行学术国际化以达到"科教兴国"的成果是一项严格的考验。二路皆难，我们必须衡量利害，择其善者。兹分别论述。

（一）亦步亦趋的国际化模式

所谓先进的国家（特指欧美），其大学的学术成果之超卓是有目共睹的。所以许多人认为，直接借用先进国家的学术发展模式及其标准是最好的办法。不过，西方传统学术的基础深厚，制度多元而复杂，一般不易了解其底蕴，难以完全仿效。要追随西方的形式，最便捷的途径就是取用西方学界的学术生产质量的衡量指标作为自己的标准，即以本地学者在西方认可的学术期刊上发表文章的次数纪录，作为评审其学术成绩的证据，也用这种计量去评定学术水平的高下。近年海峡两岸和香港的大学，都倾向于将以英美学术期刊为基础的科学引文索引（SCI，Science Citation Index）及社会科学引文索引（SSCI，Social Science Citation Index）作为其大学教师、学系，以至整所院校学术成绩考查的尺度。为了争取进入这个以西方期刊为主的学术评审计算系统，中国学者只好用英文撰写学术论文，投向西方的学术机构，以争取在国外出版的机会。

亦步亦趋、以人家的标准为自己的标准的国际化方式，本身就存在两个严重问题。

第一个问题是线性排列学术标准的谬误。在西方的著名大学，SCI、SSCI 这类数字，通常只作为学术成绩评估的一种参考，不会过度重视。有识之士早就知道，把不同性质、不同类别的期刊的影响因子（impact factors）作线性排列（lineary order），用绝对化的简单分数去评定一位大学教师或一个学系研究成绩的高下，无疑是过分简化其事。因为这种做法不免忽略了学术科研的时间、空间、质量和社会要求等重要基本考虑，因而以此为唯一的评核标准，可以说是不合理的。

以香港为例，在受殖民式统治时代，长期以来只有一所英式香港大学，后来才勉强增办香港中文大学。自从 20 世纪 80 年代初宣布要将香港归还中国后，在几年间又急增设几所大学（由 3 所骤增至 8 所），使香港的高等教育迅速进入饱和状态。在香港的英式大学中，重要的教学和行政人员，十居其九是来自英联邦国家。这些学术领导者，虽不一定都是第一流的人才，但却持有西方的学术传统。因此由他们训练出来的人，基本上算是符合西方的教育规格，自然为西方高等教育界所接受。在受殖民式统治的地区，高水平的人才不必太多，过多反而不利管治。当时香港如果有什么问题、遇到什么困难，政府自有便捷的解决方法：通常是动用公帑，以高薪聘请几个著名的大学校长、学者或专家，组成一个顾问团，到香港访问几天，做一些观察，读一些数据，写下他们的判断，便成为一个所谓的报告书。再经过一些程序，政府依照执行，问题便算解决，也不必经过任何考核、评审的程序。本地训练的人才，只要能做记录、及时依照指示办事，那便足够了。香港的教育、法律、治安，以至增办大学、建造新机场等，莫不由外来顾问专家做决策，并且负责筹划与执行。

香港回归祖国，英国人直接代筹代断的时代过去了，代之的就是当前所采用的西方学术统计数字指标，也就是像 SCI、SSCI 等类的数据。这种评价的算法措施，将西方制度可以立即借取的部分搬来照用，既简捷又方便。在崇尚西方事物、重视商业短期效应的环境和气氛下，缺乏文化自信的教育当局，就做了如此政策性的决定。

这种情况，其实已酝酿多时。外国专家充斥的大学资助委员会，早就主张以西方认可的科研范围及西方愿意接受的学术语言定为香港高等教育的发展准则。因此，多年来，香港的学术研究（人文社科方面）出现了一些鲜为人们所注意的不正常现象，尤以社会及人文学科方面更为明显。最近有几位年轻研究员，把近年香港几所主要大学在人文及社会学科方面的学术成果做了简单的分析，其中发现以下问题。

①大部分的（73.0%）学术文章及科研成果皆以英文发表（这即是说，读者亦即受益者多为外国人士）。这些以英文发表的学术文章及研究报告，大部分以海峡两岸和香港为研究对象（57.0%）（香港的研究工作，特别为外国读者优先提供多方面及大量有关中国的信息）。

②关于日本的研究报告甚少（2.3%）（香港学者对日本系香港的主要贸易对象并无兴趣。由于缺乏研究，香港对日本所知并不深刻）。

③关于亚洲其他地区的研究及学术报告也甚少（5.7%）（香港学者对其邻近的亚洲地区无甚兴趣，故所知甚少）。

④对西方国家的文化及社会方面的研究甚少（3.0%）（香港学者对他们所服膺的西方文化及社会制度竟缺乏研究兴趣，故除留学时代有某些程度的学习外，其后对西方的学问增益实在有限）。

从上面的分析可见，香港人文及社会科学的学术研究已走上一条特殊的道路：就是为了争取国际学术界（也即是西方学术界）的注意与接受，多数的学者以满足西方对中国地区的文化、社会、政治和经济的兴趣作为研究的出发点，他们的事业在无形中成为一种向西方学界提供本地区研究信息的工作。这些学者所得到的回报则有两种：一是增加在西方刊物上发表的机会，因为香港学者所提供的研究成果符合国际学术界对中国问题的兴趣，可以弥补西方对中国情况了解的不足，所以易于为西方编者视作有用的数据性文字而予以发表。二是获得香港学术机构的奖励，如任命、升级等。当前香港所谓学术国际化的标准，只问是否在海外发表，并不问文章的真正意义，也不管是否对自己的社会和教育有好处。

这种学术趋势如果继续发展下去，香港的高等教育系统，特别是它的人文及社科部门，就会逐渐变成英美大学的中国研究中心的藩属。本地的学者和教授，将会不断地、自动地向西方学界贡献研究成果，长期接受评核和指引。

学者的精力和时间是有限的。如果他们要全力争取在海外发表而迎合西式的中国研究，那么他们正当的学术本业，例如，主流学术理论的探究、方法的钻研、国际信息的搜集、问题的分析与比较等重要的学术课题，势必因此而荒废。至于教学方面，也因缺乏新知，或流于简单的课本讲授，或索性全以中国研究为主题，如此影响所及，下一代的年轻后学，皆以从事西式的中国研究为能事，误以为这就等于人文社科学问的全部。原来希望可以攀登国际水平，结果不自觉地迷失于损己利人的学术歧途。

为什么说这是损己利人的学术歧途呢？这应该解释一下。不为自己的高等教育的前途谋求长远发展，不去研习正规的主流学问，也不为自己的社会去集取国外的科研知识，俾能充实自己，使自己能在国际学坛上与他人作公平的竞争，便是"损己"。主动地去为人家提供关于自己虚实的信息，自剖于人前并自愿受制于人，这便是"利人"。《孙子兵法·谋攻篇》说："知己知彼，百战不殆。"当前的趋势刚好颠倒过来，那就是尽量做到向外人介绍本地的资料，而绝少研究别国的学术资料。对别人的虚实一知半解，无从取人之长以补自己之短，在学术研究的形势上是失败的。

如果仍然觉得解释得不够清楚，可以做如下的比拟：为了提高国际学术水平，西方的大学教授和学生努力研究种种与西方有关的题目，同时学习中文，以中文去撰述研究西方问题的成果，按照中国学术的体例，揣测中国读者的兴趣，刻意经营，然后将这些以中国为读者对象的西方问题研究成果投寄到北京、上海、台北或香港等地的期刊去，希望得到接受和发表。文章一经刊载，这些西方学者就得到西方的大学所给予加薪、升等的优遇。至于用英文撰写、刊在西方学报上的文章，却不算是学术成绩，得不到其本校的认可。

上述的情况有可能发生吗？假如说绝不可能，那么，我们的学术政策却驱使学者做同类的事情，而我们不但不觉得奇怪，反而认为是学术国际化进步的表现。这不是难以想象的吗？

不单香港如此，台湾近年也出现同样的问题。大学和研究所都以在国外发表文章为荣，于是，登上 SSCI、SCI 的榜第便成为年轻学者日夕追求的"荣耀"，整个学术方向为之转移。有识之士已一再提出轻率追随西方学术评审标准的危机，认为以这些线性排列的指针做准绳对台湾的大学名声并没有什么好处。因为用这些标准，台湾的名牌大学也轻易地被香港和新加坡的大学比了下去。更严重的是，这种学术标准外在化的风气已吹至大陆一些大学，以致大陆也开始用这些外来指标去评估各地大学的科研水平。这种过分简化、舍本逐末的国际化模式日见蔓延。如果不正视这个问题并及时检讨，那么，大陆和台湾的高等教育也将步香港的后尘，陷入同一困境。

"亦步亦趋式"的国际化模式的第二个严重问题就是本土的大学资源有限，以人家的标准为自己的标准，无论如何努力追随，即能亦步亦趋，始终以人家的马首是瞻，极其量做个第二名。按目前的形势来看，无论在人力或财力，国人所办的大学仍未具充分的条件做十足的模仿。香港的大学一向以财力充足著称，但与美国的研究型学府比较，便出现了明显的差距(见表 5-1)。

表 5-1　香港的大学与美国部分大学间学生人数与经费的比较

大学及学生人数	1997—1998 年度总经费(百万美元)	研究经费(百万美元)
香港八所大学的学生总和(约七万人)	2 211	480
美国哈佛大学学生(约一万八千人)	1 565	344

大学及学生人数	1997—1998年度总经费(百万美元)	研究经费(百万美元)
美国斯坦福大学学生(约一万四千人)	1 400	252
美国密歇根大学学生(约三万五千人)	2 750	491

上表只是一个学年的预算比较，如果将有关大学历年累积的资源和设置、资深教授学者所具有的知识和经验也算进去，其相差更大。好比房车与跑车竞赛，彼此实力悬殊，结果可想而知。

无论是不自量力的模仿，还是舍本逐末的简化标准，都会将学术发展引入歧途，把追求真正的国际学术水平的原意彻底破坏。兹做分析如下。

①学术方向、标准、审核、取舍，全由西方学者操纵和评定，即承认其宗主地位，本国学者的角色将永远为奉呈者和接受审核者，完全处于被动地位。如果自己甘心放弃学术评判的责任，也将永无获取学术批判的能力与自信。国人将如何从事真正具有创造性的科研工作？

②重视用外文在国外发表的文章，轻视以中文在本土发表的文章，于是，那些较好的研究成果纷纷向外输出，无异于宣布本国学术出版界的无期徒刑。好比一个母亲把家中有限的粮食辛辛苦苦做成美食，拿到屋外恳求过路人吃，而家中瘦弱的孩子却眼巴巴在挨饿。

③中国语文的地位在学术界中亦将自动消失，因为举国学者皆以英文为学术语言，而13亿人口用的中文只是方言俚语，不能登大雅之堂。由此中国学术传统亦将告终止，西方可不费一兵一卒，便将整个中国纳入其学术和文化的殖民地版图之中。

以上是根据当前情况来推论，非危言耸听。事实上，另一个人口庞大的文化古国——印度就是一个例子。印度之所以沦为西方学术的附庸，过失不在于求取现代最高学术水平，也不在于求取学术国际化；其过失在于一厢情愿的、轻率片面的模仿，结果所得到的只是一些简单表面的东西。轻重不分、本末倒置，难有学术自主之日，印度的堕落，可资殷鉴。

(二)借鉴超越的国际模式

亦步亦趋模式之不可行，势甚明显，故必须另寻途径。而较可行的做法，便是"借鉴超越"了。从落后到追赶，从追赶到超越，自有其必经的过程。这个程序应该是：从检讨到借鉴，从借鉴到集采众长，然后凝聚力量，认定目标，到最后开辟快捷方式，直达目标。这个过程，我们可从美国和日本的高等教育发展史中获得证据。

美国建国仅200余年，却拥有世界最权威的学府，掌握国际学术发展的命脉。其成功要诀在于坚持以教育建国的宗旨，借取国际经验，延揽优秀人才，建立适合本身社会发展、符合国民利益的学术制度及标准。到了今天，其当年的借鉴学习的对象——欧洲著名学府已为之黯然失色。试举几个例子。

哈佛大学和耶鲁大学是享誉国际的大学，初为私人设立，校名也就是创办人的名字，在殖民时期建校。建校之初，一方面参照英国大学书院的办学方式，另一方面力求创新，最后竟成为世界上的顶级学府，对美国跃登世界高等教育的盟主地位关系至巨。

密歇根大学和约翰·霍普金斯大学，各具百余年的历史，创校时皆深受德国学术风格影响，同开美国大学研究院及专业学院的先河。然而两校却不受德国传统所囿限，各自发展其学术途径与优势。密歇根大学演变为公立大学，与汽车工业及航天工业关系至为密切。约翰·霍普金斯虽为私校，但历年来接受政府科研任务，与海事及国防不可分割。该两所大学的研究经费，每年各达五六亿美元，堪称世界上大学研究实力之冠。

芝加哥大学和斯坦福大学，都声誉甚隆。两校历史虽不长，但皆擅于发明，勇于尝试，进步神速。百年间培育优秀人才无数。

加利福尼大学伯克利分校是一所公立大学，第二次世界大战之后才开始大事振作。该校物理系办公室的走廊上悬挂着物理教授们的照片，其中有多位是诺贝尔物理学奖的得奖人。其科技研究成果之超卓，他校难出其右。

早年在中国接受教育、后来在美国得到诺贝尔奖奖金的五位科学家都是这几所大学的研究院训练出来的，他们是李政道（芝加哥）、杨振宁（芝加哥）、丁肇中（密歇根）、李远哲（加州）和崔琦（加州）。

另外一个从借鉴到学术自主进而超越他国的例子就是日本。开国以来，日本不断汲取中国和朝鲜的文化，同时也发展其固有的本色。明治维新以后，国力渐展，数十年间，科技和学术大盛，称雄亚洲。可是日本军国主义者恩将仇报，肆虐中朝。第二次世界大战之后又得到美国扶植，以国际化、现代化为导向，国力复兴之速一时无两。虽然如此，其源自中朝的文化学术传统，仍能保全不失，其禅学、儒学、书道、茶道、盆栽、音乐、武术，更发展成为国际性的文化活动。日本人曾自诩其东京大学、京都大学、九州大学等校的学术水平如与西方名校比较，都有过之而无不及。这可能是日本人自大之语，但他们由虚心学习而成才，由成才而称霸，足以证明即使小国寡民，如果发展有方，亦有成功之日。

从上文对"亦步亦趋"与"借鉴超越"两个国际化模式的比较，我们得出以下结论：第一，忽视本身社会需要，但求模仿西方，既浪费资源，且虚耗时日，结果徒劳无功。第二，从本身社会需要开始，虚心借鉴他人之长，进而谋求超越，自能青出于蓝，成为富强之国。美日两国就是求进步、求现代化和走国际化学术方向的成功实例。

五、建立利己利人自主客观的国际学术水平

现在，我们回到中国高等教育的讨论。从上文的分析可见，借鉴超越才是恰当的国际化接轨方式。际兹世纪更新，万国争先，我们究竟应如何振兴中华文教事业，促进学术发展？如何正确地实现与国际接轨、确立国际学术地位？现在提出几个彼此相互关联的纲领。

①要建立文化自信。由于自卑心理作祟，对西方新事物不知不觉间便产生高不可攀的感觉。这是中国人百年屈辱所造成的后遗症。要消除这个心理障碍，恢复民族自信，我们可以温习一下中国的历史文化。中国的高等教育，绝非自100多年前的京师大学堂才开始的。早在先秦时代，诸子百家传习论学，已显出学术的辉煌一面。而汉朝置六经博士祭酒，晋代设国子之学，隋唐建立科举，颁授学历资格，按才任用，这种制度一直维持到清末。宋明的书院更是中国独特的学术组织。我们岂可自比于未开发的国家？当前急务，须重振民族气概及恢复文化自信心，重新发扬固有传统精粹。

②要了解本身学术科研的缺点和不足之处。"知己知彼，百战不殆"虽是一种军事战略，但移用于学术研究也未尝不可。"百战不殆"是获取

成功；"知己知彼"是获取成功的条件。这里的"知己"，指对本身社会的文教、政经、科技、资源各方面的实况有准确而充分的认识。如果对自己的需求、缺点、能力弄不清楚，那又怎能决定要学习、借取和争胜的对象？又怎能衡量轻重、分辨先后和调节缓速，以达成目标呢？十多年前，生物工程是国际学术研究的热门项目，某地某大学决定优先发展，于是建大楼、聘专才、购设备，后来才了解到该地在当时实在缺乏生物工程的工商业与经济基础，也缺乏发展生物科技的各种研究人才。结果，生物工程研究所的大楼至今仍然空置。因此，不论一个学系、一所大学、一个高等教育科研系统，首先要充分且准确地认识本身的长短和需要，否则将无从确定学术发展的方向及改进的途径。

③要了解国际学术发展的虚实与趋势，以便转益多师，择善而从。谋求学术的进步，最大的障碍是门户之见与派系之争。不论英国、美国、日本、俄罗斯、德国、法国、澳大利亚和加拿大，都自有其可供参考的长处。我们由于对西方的研究实在太少，所以对国际大势了解不足。这样，我们不仅不能够促进科研学术的国际化，就连办外交、做经贸也因缺乏人才，以致吃亏不尽。又如，对国际学术制度的认识不足，导致误入把国际接受作为国际水平的陷阱。因此，凡是中国人办的大学，从此都要少做利他的西方式中国研究，多做益己的西方研究。设立西方学术科技信息研究中心，作为大学进入国际学术水平的阶梯。

④要研究和了解什么才是真正的国际学术水平。国际学术水平既然是我们要达到和超越的目标，那么我们就一定要弄清楚它的底蕴。以下几项是我们需要了解的。

至今为止，世界上并没有一个公认的国际机构为学术界制定任何学科的国际学术标准或水平。

所谓国际学术水平是一个不容易定义的观念，比较接近的解释如下：任何一种学术表现，在相关专业的学者看来，是有创见的、有说服力的或能验证的，并能够超越区域、种族、文化、信仰的樊篱而足以引起注意、重视及进一步探究的。

国际学术水平与学术机构或期刊建立时的规模大小无关。当前被认为具国际地位的学术机构（如大学）或期刊，开始时大都是规模小的、地方性的或私人创办的，然后经过不断发展和进步而成功的。例如，《哈佛商业评论》是哈佛大学商学院自办的季刊；《新英伦医学杂志》则为美国东北地区医学月刊；《自然》周刊于 1869 年创刊于英国，近十年来增出六个分刊，涵盖更广泛的科学领域；《科学》周刊是发明家爱迪生于 1880 年以个人名义创刊的。这些学术组织或期刊能达到国际水平，是由于它们在学术上拥有的实力和所曾做出的贡献，与其出版人、出版地，甚至出版文种并无必然关系。换句话说，假如本国有一所大学的一个学术期刊能够一而再，再而三发表重要的研究成果，世界各地求知之士也自必争相阅读。就是不懂中文的人，也会设法将原文翻译出来。如此经过累积和进步，若干年后也就成为国际级的学术期刊了。

　　⑤要建立自主的国际学术水平。既然具国际学术水平的大学及期刊并不是由任何国际权威垄断的，因此，国人所办的学府也是具有建立真正国际水平的学术机构及期刊的力量，而且不必谦让，也不必等待，可以立即筹划进行。办法如下。

　　邀请有识见和经验的学者专家，合力进行"知己知彼"的学术检讨和反省。在确知国际学术虚实及趋势后，按照国内学术发展的需要，为各学术及专业领域拟出发展方向及优先发展项目，供各大学参考。

　　筹划平等互惠的对外学术交流，借以弥补本身学术的偏差与不足。对本土社会发展有帮助的项目，即使在国际上不再被视为流行或优先的作业，仍应予以发展。

　　由具有真正学术经验和成就的学者组成国际学术水平指标研究中心，负责研究先进地区的学术评估的方法与标准，并负责建立客观而又能兼顾长期及短期发展的学术报告评审制度，同时设计不断修正改良的机制，以配合学术水平的发展与进步。

　　办好水平较高、目标明确的各科学术期刊，协助其发展成为第一流的学报。

　　提高国内重点大学学位论文水平的要求。学位论文的研究必须符合学术研究的目标，更须强调学以致用的基本方向。人文、社科、工程、科学、医药、艺术等不同领域皆不能偏废，基本研究与应用研究并皆重视。

编制全国研究学位论文分类索引。

建立全国性的图书馆网络，尽可能采取开放、开架政策，促进图书应用的校际互助交流。

在全国大学的校园内设立教授与学生研习室，使师生能有固定的场所，或从事学术研究的工作，或举行讲习讨论活动。如此不但可以促进师生合作的机会，更能营造优良的学术风气。

建立跨院系的学术翻译学系，并在大学的出版社设立学术译著丛书。

设立不分院系的研究中心，鼓励以发明新知、解决问题为目标的跨学科大型合作研究，以达到取得真正国际学术水平的共同理想。

设立留学生就业辅导委员会，其服务范围可包括出国前及留学期的辅导，学成后的就业辅导，及回国后的协助与支持等，使他们在留学期内所获得的知识与技能在科研任务上能适当地发挥，也为他们补足留学时期所缺乏的对本国文教发展的认识。

全面恢复及加强中国固有文化、学术、艺术、科技的学习和发展。前述《孙子兵法》只是其中一项，中华文化知识宝藏之丰厚实为他国所无，虽经数百年，仍足以傲视世界。学界人士应重申以下信念：国际化的成功，奠基于本国；现代化的发展，渊源于传统。

亦步亦趋，终为奴仆；借鉴自主，方成主家。深望有志学术研究的中国学者共同努力，建立足以自保自强的学术基础，进而发明有创见、有深度的学问。今后中国教育的盛衰，学术的成败，责任就在学界同人的身上。

教育研究的作用：限定和评价

张人杰

（广州大学教育学院教授）

一、引言

对教育研究的作用①之探讨，可选取不同的切入点。许多论述是从教

---

① 教育研究的作用，一般都是与教育研究的影响及教育研究的功能互换使用的。还需说明的是，在本文中教育研究作用的主体是"复数"，即并非特指教育科学某一分支学科的研究；而作用所及，则包括密切相关的教育理论和时间两个层面。

师入手的，并侧重阐释参与教育研究对教师的作用有别于经验和常识的作用。本文着眼于教育研究者，并且更关注于对教育研究作用的评价。

学术共同体内外对教育研究作用的评价，大致上可分为两种。一种评价称"教育研究远远未能达到人们的期望"。论据是，教育研究界"内部和外部的批评家纷纷指责教育研究过于支离破碎，因而对决策者几乎没有什么用处"。在教育研究与教育实践之间，也"只有一种肤浅的关系"。①至于教育研究实效甚低的主要原因，则常被归咎为研究本身的质量不高。正如有论者所言："许多教育研究的平庸性表现为未能正确地提出问题，依赖于不充分的数据，以及对科学方法的普遍忽视。"②为数不少的教育研究人员对其研究能否有效地改变教育现实感到怀疑。诸如此类的批评，也常见诸我国。

然而，教育研究的作用却已不时地获得高度的赞扬，且多半言之凿凿。2001年，教育部副部长的王湛便以典型事例说明我国教育研究在近几十年的教育改革和发展中已发挥"不可或缺的作用"。这突出表现在如下几个方面。

1. 教育科研是思想解放和教育观念更新的先导。

2. 教育科研是教育决策科学化、民主化的重要基础。

3. 教育科研为中国特色的教育质量效益观提供了科学依据。

4. 教育科研为提高教师队伍素质和教育教学质量开辟了广阔的道路。

5. 教育科研扩大了教育对外开放的渠道。③

在国外，对教育研究的作用也不乏好评。举例来说，过去的几十年里，经济发达国家已盘点出一批又一批"最有意义的"或"最有影响的"教育研究成果。不久前，对亚太地区政府工作人员或决策者的调查显示，被调查者认为教育研究对教育决策的影响实际上大于人们的一般看法，因为这种影响常常不能识别为一种因果关系。④

那么，怎样看待这两种评价呢？"不以物喜，不以己悲"是我们应有

---

① ［瑞士］阿明·格雷特勒：《欧洲教育研究》，李艳芳等译，载《教育展望》，2000(3)。

② 杜祖贻：《社会科学的科学本质》，洪光磊、李敏谊译，上海，上海辞书出版社，2012。

③ 高宝立：《努力开创教育科研工作的新局面——访教育部副部长王湛》，载《教育研究》，2001(5)。

④ ［美］维克托·奥多涅斯：《亚洲：教育研究对策的影响》，苗峰译，载《教育展望》，1998(4)。

的心态，即被人家唱好的时候不盲目乐观，被人家唱衰的时候不过于悲观。显然，教育研究已产生的积极影响，以及因平庸性而造成的实效性甚低都不容否认。事实上，几乎谁都不会用积极影响来掩盖实效性甚低的结果，反之，也不会用实效性甚低来抹杀积极影响。为了使教育研究能够更好地发挥它应发挥的作用，重要的是需回过头来看看这些评价所涉及的深层问题，如教育研究作用的范围和功效以及教育研究作用的评价原则。

对教育研究作用的范围和功效之限定涉及范围和功效时，起码有三个问题应得到深究。首先要讨论的是教育研究现在究竟已有哪些作用，或者说教育研究的实际功能是什么。

关于教育研究业已发挥的作用，王湛在说完上述五个突出表现后有这样一个概括：教育研究具有理论指导、实践探索和决策咨询的作用，而有效地发挥这些作用，"既是教育改革取得成功，教育事业不断发展的重要保证，又是教育改革发展的强大动力"。由此明确地回答了我国教育研究已在哪些方面发挥了作用及其功效有多大的问题。

瑞士教育研究协会(SSRE，1998)对此也有一个总结，但其视野已超越一国范围。该协会认定，教育研究有以下五种作用(每种作用均由相关的研究项目予以说明)：

1. 分析与解释的作用。教育研究与发展运用不同的方法来观察、关注并解释教育和培训的事实、现状。

2. 提要作用。教育研究将分散和零碎的研究信息编辑整理出提要，以此为教育理论的确立和知识基础的形成做出贡献。

3. 评估作用。教育研究为教育和培训方面的实验、改革提供科学的支持、监督。

4. 前瞻作用。根据特定的一套政治目标，教育研究为教育和培训的未来发展制定观念支持和模式参照。

5. 咨询作用。教育研究在教育和培训的规划、发展方面发挥了咨询作用。

将上述两个总结做一比较后便可以发现，其共同点是都以范例为依据，故颇具说服力；对某些作用的认定，实乃大同小异。不过，两者之间的差异也很明显。这不仅表现在对于已发挥的作用有不同的分类，还表现在类别的数量上有多寡，功效上有大小。

两者之间的这些差异，很可能与其学术观点无涉，而与各自寻求的目标之不同有关。前者想要着重说明的，是教育科研在教育改革和发展中的作用，后者则旨在全面界定教育研究已有的作用。鉴于此，后者可以被视为一个"参照系"，以便没有什么重大缺失地把握教育研究实际上有哪些方面的作用。同时宜弄清楚，教育研究在被认定的诸方面的功效几何。譬如，在制定、改进教育政策方面，现在一说是教育研究有潜在的"重要作用"，另一说是有"根本的作用"。① 在其他方面的看法，亦然。

其次，要讨论的是教育研究的预期功能问题。对教育研究作用的限定不能不涉及教育研究的预期功能，何况公众（尤其是教育实践者）和教育决策者对于教育研究的作用经常持有过高的预期，而过高的预期往往又或明或暗地被视为不能讨价还价的"社会需要"。

这种情况并非只存在于今天，也并非只存在于教育研究领域。早在1967年，罗伯特·金·默顿就已经指出，公众和决策者往往错误地根据社会科学不同学科解决当前社会中迫切问题的能力来评价学科的价值，而社会科学家和公众都没有认识到，社会科学像其他学科一样是不断发展的，在任何时候都只能解决某些问题，对另一些问题则是无能为力的，即使一个社会问题再急迫、再重要也不一定能得到解决。② 40 年后，刘纲（2007）在论及社会公平机制时基本上也持此论，但进而阐明"科学最忌讳的就是认为什么都可以解决，这恰恰是科学的大敌，也许对于科学而言，真正有意义的是发现解决问题的限度，或者表明问题难以解决的原因。"③刘纲和默顿的论述都是值得我们考虑的。

那么，具体到教育研究，它又有哪些可以达到的目标和难以达到的目标呢？这个问题似鲜有人提出，想要给出解答更有些冒险。经济合作与发展组织（1995）提出这一问题后不含糊地指出：教育研究并不能解决

---

① ［美］维克托·奥多涅斯：《亚洲：教育研究对策的影响》，苗峰译，载《教育展望》，1998(4)。

② ［美］罗伯特·金·默顿：《论理论社会学》，何凡兴、李卫红、王丽娟译，66～67 页，北京，华夏出版社，1990。

③ 刘纲：《什么是社会公平机制？马克思和科斯的不同解答》，岭南学术论坛，2007(7)。

标准的确立问题，不能始终立即而又直接地满足决策者和实践者的需要，也不能给每一个教育问题找出迅捷的解决方法。

教育研究可以改善教育各个方面的知识基础；可以提出问题、识别问题并能使人们注意到迄今被忽略的事实；教育研究也可以暂时为教育决策者和实践者提供有用的知识。[①]

用这种"三个不能和三个可以"来对教育研究作用进行的限定，是在认识上的一大转折，且表达了多国学者的新近见解。属于"三个可以"范畴的，另有法国国家教育研究协调委员会(1998)的看法，即教育"研究的作用是提供可靠的资料，各类有关的实践者和决策者可将这些资料作为解决他们所面临的问题的依据"[②]。而坦承"三个不能"，则不仅符合科学"真正有意义的是发现解决问题的限度"的观点，还有点不怕被说成是"想要自卫"的理论勇气。

最后，需进一步确认将教育研究的作用置于国际背景中检视的必要性。初步的探索已表明，此举有助于深化对教育研究的实际功能和预期功能的认识。在国内，虽然许多作者在论及此问题时喜欢把目光几乎全部投向本国，但是，同样立足于本国者像王湛那样，却也已经在国际背景中去考量教育研究的实际功能，得出了本文开篇已引征的"教育研究扩大了教育对外开放的渠道"之结论。

对此有一个补充，这尤其可以从费兰·费雷尔为《教育展望》1999年"教育研究专题论坛"撰文的论述[③]中析出。他的阐述是从"看一看国际局势"开始的。从研究路径上说，此系国际比较教育研究，唯以发达国家为一方，以发展中国家为另一方。

费雷尔的研究结果（如同论述）出现在两处，可归纳为他强调现有这样一种现象：教育领域中的基础研究主要是在发达国家进行的，因而间接地控制着发展中国家的教育研究；而发达国家教育研究的人力与经济资源上的优势地位，则在鼓励对发展中国家一定程度的"殖民化"。"控制"和"殖民化"遂是研究结果中的两个关键词。就其论据而言，他指出这

---

①　［瑞士］阿明·格雷特勒：《欧洲教育研究》，李艳芳等译，载《教育展望》，2000(3)。

②　［法］多米尼克·格鲁、刘敏：《法国教育研究》，刘榜离等译，载《教育展望》，2000(3)。

③　［西班牙］费兰·费雷尔：《有关教育研究趋势的一些想法》，载《教育展望》，2000(3)。

种"控制"和殖民化可以从被加以比较的两类国家教育研究所使用的方法和技巧，从研究所使用的理论模式，以及从研究中产生的革新等方面清楚地反映出来。此外，他的立论也相当谨慎。在得出研究结果后，他随即补充道，发达国家这么做在很大程度上不是故意的，而是人力与经济资源分布不平衡所致，况且发达国家的"基础研究在许多情况下为支持发展中国家应用研究的教育模式打下了理论基础"。

遗憾的是，他没有接着再跨出后半步，进而涉及为形成同一现象所必不可少的另一方——发展中国家教育研究如何应付。"意犹未尽"，恐怕不仅是笔者研读后才有的印象。

尽管如此，费雷尔毕竟已迈出了半步。他从常被人忽视的国际背景中进行了认真的检视，由此还明确地指出发达国家教育研究在国际背景中所具有的实际功能。他说的发达国家教育研究的"控制"和"殖民化"并非危言耸听，而是客观事实。这一事实，已得到我国人文社会科学研究者的广泛承认（见诸对于西方文化霸权的批判）。基于这一事实，可以考虑把抵御、消解发达国家教育研究的"控制"和"殖民化"增列为我国教育研究的预期功能。

使这一增列显得更有必要的，乃是我国一些教育研究者中间有一定的"自我殖民"倾向。陈兴德等（2009）关于中国高等教育自主发展路径的分析，已为此提供了一佐证据。他们指出："当前中国高等教育中……一些人盲目提倡与国际全面'接轨'，欧美大学成为他们信奉的'主臬'，从而呈现出此倾向。"[1]至于其危害，则正如程天君等（2007）所言，这"必然导致中国教育学研究自觉或不自觉地成为西方研究理论的一种消费市场，或者成为西方学术话语的一种殖民地。"[2]

二、对教育研究作用的评价原则之反思

在这一标题下，应予涉及者不少。囿于篇幅，下面讨论的仅是其中

---

① 陈兴德、潘懋元：《"依附发展"与"借鉴—超越"——高等教育两种发展道路的比较研究》，载《高等教育研究》，2009(7)。

② 参见程天君、吴康宁：《当前教育学研究的三个悖论》。载《教书育人》，2007(1)。对于他们所说的"中国教育研究自觉或不自觉地"中的"自觉"一词，笔者尚有保留，因为如此这般的"自觉"者似极少，绝大多数的恐怕还是"不自觉"者。

一项，即笔者称为"区别对待"的评价原则。

关于教育研究的质量和效果的评价应遵循"区别对待"原则，这一原则在当今世界已不是一个新的命题。早在20世纪80年代初，苏联教育学者就教育研究成果评价所进行的集中讨论就已确认："评定标准对所有研究……不可能是划一的……只要有多少种研究类型，就应有多少种评定标准。"他们并不否认施行的一些评定标准具有共同的特征，诸如课题的现实意义、课题内容的新颖性、数据的可靠性，等等。但是，他们强调这些共同特征在不同类型的研究中往往是以不同的方式表现出来的。讨论中，考虑到已有的大部分评定标准语焉未详，容易使人各有各的理解，有学者遂为几种类型的研究成果分别制定了更明确的四级评定标准，不少作者对此标准表示赞成。① 在客观上，这是通过细化标准为有效地实施"区别对待"原则提供了方便。

时隔不久，我国教育学界认同的评价原则之一与此不谋而合。有学者如赵学漱还从我国国情出发，制定了按不同研究类型分别处理的三级鉴定指标体系。② 笔者在探讨不同类型研究各自的真正价值究竟何在时，针砭时弊，着重指出在基础研究评价中不要以著作和论文的数量论"英雄"，相应地，在政策研究中不要唯长官的话语是瞻，在应用研究中不要随波逐流。③ 最近，刘大椿（2009）关于评价的专论更全面地概括了"区别对待"原则在人文社会科学的基础研究与应用研究、量的研究与质的研究等方面的应用。例如，他指出评价基础研究的主要标准往往是学术性和创新性，评价应用研究的主要标准是研究成果能否向现实生产力转化、能否为决策层提供有价值的决策咨询等。④ 这一论述同样适用于教育研究

---

① 黄云英：《教育研究的分类与质量评定标准》，见《当代国外教育研究》，102页，上海，华东师范大学出版社，1986。

② 赵学漱：《教育研究成果鉴定初探》，载《教育研究信息》，1995(1)，1995(2)。

③ 张人杰：《教育研究的真正价值究竟何在》，载《教育参考》，1996(3)。

④ 见刘大椿：《中国人文社会科学评价问题之审视》，载《重庆大学学报》，2009(1)。在笔者看来，将学术性和创新性列为评价基础研究成果的主要标准是不会错的。但尚需明确，这里的"创新性"从根本上说不是指"国内领先""填补国内空白"，而是指基础研究的国际竞争中取得"金牌的位置"，如邹承鲁1995年所言。另外，这里的"学术性"也须厘清，本文下面就要涉及这一似乎已经不言而喻的评价标准。

领域。当然，还不应该忘记，"区别对待"原则在现行的种种鉴定、评审的标准中，换言之，在政策或制度层面上也已日益得以体现。

问题在于"区别对待"原则的基础已不牢靠。无疑地，这一原则必须立足于对教育研究的类型是有科学的分类，并且对不同类型教育研究的特征有正确地识别，尤其是还必须立足于对此分类和识别进行必要的调整。否则，这一原则的落实便无从谈起。

恰恰就在这一点上，已做出的努力至今未取得实质性的进展。人们常说，根据研究的目标或目的，教育研究可分成基础研究和应用研究；而根据研究的方法论，教育研究则可分成量的研究和质的研究。威廉·威尔斯曼(1995)即持此论。[①] 确实，此论已不断地得到探讨，且着眼于教育研究本身的发展和社会环境的变迁。探讨中呈现的观点不外乎如下三种。

第一种，支持者因袭上述分类，探索诸如政策研究、行动研究和评价研究各自的特征，以及彼此间的异同等课题。此类探索的前提是确认上述分类，将政策研究、行动研究和评价研究都归入应用研究范畴，但还应注意到原先对应用研究的界说之不足。

第二种，质疑者如李锦旭(2001)，他在论及教育社会学的研究方法时问道：量的研究和质的研究可以穷尽社会学所有的方法吗？在他看来，如果采信英国当代社会学者吉登斯(1997)的说法，将社会学主要研究方法分成田野研究、调查、文件研究和实验共四种，"这似乎就不是当前所谓'量化研究'与'质化研究'所能完全涵盖的。"他还明示："眼前常有人将质的研究窄化成田野研究。"[②]

第三种，持另论者如吴康宁(1999)，则将教育科学研究分成有别于一般的三种类型：事实研究、取向研究与工程研究。[③]

---

① ［美］威廉·维尔斯曼：《教育研究方法导论》，袁振国主译，12 页，北京，教育科学出版社，1997。

② 李锦旭：《教育社会学的分歧性》，载《屏东师范学院学报》，2001(9)。

③ 吴康宁：《示实、示向与示范三位一体：追求教育科学研究为教育实践服务的新境界》，载《教育研究》，1999(6)。

凡此种种，基本上都符合 G. 得朗舍尔(1982)针对关于将教育研究重新分成学科研究和政策研究的主张所做出的评论，即"还很难说这种表达事物的不同方式标志着一次决定性的进步，但它却使若干补充说明成为可能"①。由此看来，为夯实"区别对待"原则的基础而要做的事岂止一二？

此外，问题还在于"区别对待"原则在使用中已经走样，致使它现在似乎还称不上是不言自明、毋庸赘述的。这种走样在应用研究成果评价中清晰可见②，在基础研究成果评价中则不然，宜多说几句。

在基础研究成果评价中，冲击较大的看法来自科技界。张香桐(2001)即认为："一种基本理论研究成果所具有的价值和社会意义，往往不是刚取得的时候立即就能被人们清楚认识和给予重视的。"他用两个生动的小故事作为例证。

故事一：关于眼睛 美国心理学家迈尔斯发现，红色光可以大大缩短人眼的暗适应过程。连发现者也没有料到的是，这一纯生理学上的发现具有实际应用价值，且被有些国家应用到军事上。譬如，北方雪地作战的部队配备了红色玻璃眼罩后，可以避免在突然进入地下掩体时出现的暂时视力丧失的危险。而在美国军用机场，为随时待命起飞的空军战斗人员设置的休息室里，也都全部改用红色光了，这样可以使驾驶员登入机舱后立即看清各种仪表。

故事二：关于耳朵 第二次世界大战时的1940年，德国空军在轰炸罗马尼亚一油田时，采用了飞机大幅度俯冲到最低点才扔炸弹的技术，对目标的攻击十分准确有效。盟军于是仿此反击，却未料飞机俯冲下去后不能重新升空，结果是莫名其妙的机毁人亡。盟军调查后发现，飞机俯冲时，因气压速增而导致飞行员耳鼓瞬间破裂，剧痛引起反射性心率过缓，致使飞行员执行任务前必须接受耳鼓刺穿手术。进一步了解才明白，德国解剖学家多年前已发现，人的耳鼓是由三条颅神经感觉纤维支配的，在这三条神经支配的区域的交汇处，有"三不管"的没有任何感觉

---

① ［比］G·德朗舍尔：《教育实验研究》，王金波译，北京，光明出版社，1989。

② 主要的证据是，目前我国科技成果转化率平均仅为20％，实现产业化的不足5％，专利技术的交易率也只有5％，远远低于发达国家水平，只看论文发表的公费科研项目照样可以顺利结题，主管部门照样以此为成绩。教育领域中应用研究成果的情况，因未见统计数字，故不应妄论，但据笔者观察，转化率充其量就是这一水平，结题主要依据论文而获通过者众。

的地方，在这个地方施行耳鼓穿刺，既不疼痛，又不出血，而且三天后就会完全愈合。盟军按图索骥后也即奏效。①

有意思的是，几乎同时，关增建（2001）发表了与此截然不同的见解。在他看来，说基础研究成果当时没用，但过若干时间后总会找到实际用处的，这还是一种狭隘的实用主义在作怪。对于有人提出的牛顿发明的微积分后来在齿轮离合时的渐开线上找到用处的说法，他认为属于"很荒唐的"，因为尽管这种"找到"确实有用，但牛顿的微积分的作用肯定不是说在工业生产中找到一种实际应用后才算有用，它是一种思想方法，是数学的工具。这就是它的用处。②

经过再三斟酌，笔者赞成后一种观点。此论的可取之处是它在基础研究成果评价中对"区别对待"原则的坚守，以及对偏离这一原则的苗头的提醒。同时，此论并不否认基础研究成果在工业生产中"找到"实际应用之有用，因而肯定不会否认上述两个小故事中言及的在军事上"找到"实际应用之有用。这样，无论是对于人们所强调的基础研究不是为了解决实际问题（或进行基础研究不考虑实际价值），还是对于莫顿所说的"各类基础研究和理论概括都相应地与特定的实际问题密切相关，至少也有相关性"③，似都不失为一种重新解读。

在教育研究领域何尝不是如此。这里只需回忆一下德朗舍尔的有关论述就够了。他指出，在当代教育实践中，"基础研究的影响遥遥领先于应用研究的影响。"此说原本是医学研究者卡姆罗和德里普斯在 1976 年从探讨医学的基础研究和应用研究对当代临床实践的影响中得出的结论。德朗舍尔把它移植到教育研究领域，并以阅读教学为例诘问："实际上，怎能怀疑阅读教学从认知和情感过程的更好认识中可以获得的好处多于从肤浅的教学法提炼中可以获得的好处呢？"④从中不难看出，其基本观点同样地

---

① 张既新：《眼睛和耳朵的故事——张香桐谈科学和科学研究的意义》，载《科学生活》，2001(9)。

② 江晓原、关增建、胡守均：《科学史是人类思想灵魂的外化——"剑桥科学史丛书"三人谈》，载《中华读书报》，2001-08-22。

③ ［美］罗伯特·金·默顿：《论理论社会学》，何凡兴、李卫红、王丽娟译，66～67 页，北京，华夏出版社，1990。

④ ［比］G·德朗舍尔：《教育实验研究》，王金波译，北京，光明出版社，1989。

折射出，"区别对待"原则在基础研究成果评价中的走样，而且他所说的基础研究成果的实际应用是在当前，产生的影响也大大超过了应用研究的成果。

三、结语

在结束本文时，合乎逻辑的论述展开是涉及教育研究者怎样促进已有界定的教育研究作用得以实现。然而，这已是另一个话题了。在此，只重申 1996 年已说过的，教育研究者自己首先要争气，以减少研究的平庸性。其实，这一老生常谈也是作家雪漠在 2007 年论及文学边缘化时所说的，要想读者、社会看重文学，文学自己"首先得有值得读者、社会尊重的理由"。[①] 愿与同人继续以此共勉。

田野工作与教育研究[②]

滕　星

（中央民族大学教育学院）

一、教育人类学学科概说

人类学（anthropology）[③]是全面研究人及其文化的学科。[④] 它研究的一个重要方面是人类群体的文化传承与文化学习、文化交流与文化发展。教育学作为专门研究如何培养人类下一代问题的一门学科，也担负着传递知识、传播文化的基本功能。这样，人类学和教育学之间就有了天然脐带，教育人类学也由此成为二者之间有机联系的一座桥梁。

教育人类学（educational anthropology or anthropology of education）是由人类学与教育学相互交叉并通过科际整合而形成的一门综合性边缘学科，其核心研究领域是多民族国家的少数群体教育，包括少数民族教育、乡村

---

① 何羽：《西部汉子的铁骨柔肠》，载《羊城晚报》，2007-10-12。

② 发表于《广西师范大学学报（哲学社会科学版）》，2010(4)。

③ 严格地说，人类学在西方学科体系中分为体质人类学、文化人类学（民族学）、考古学、语言学四大分支，本文主要指文化人类学。

④ 庄孔韶：《人类学通论》，1 页，太原，山西教育出版社，2000。

教育、移民教育、多元文化教育等内容。作为一门新兴的边缘学科，教育人类学吸收了哲学、人类学、教育学、心理学、生物学、社会学、政治学、历史学、语言学等多学科的研究成果。

国外教育人类学学科萌芽于 17 世纪，形成于 20 世纪中期，主要包括以英美为代表的文化教育人类学和以欧洲的德国、奥地利等国为代表的哲学教育人类学两个主要理论流派。① 不同派别对教育人类学的理解及学科内涵和主题的界定也大相径庭，二者"对教育的探索是从不同途径入手的，这受到自身文化与学术传统的影响，哲学教育人类学重人本哲理，文化教育人类学重田野工作。但二者归根到底都离不开对教育的本质、人的本质、教育的观念与行为做广泛而深入的观察与论辩"。②

教育人类学在国外已有长足的发展，其学科地位早已确立，并对许多国家的教育政策、教育规划、教育咨询等都产生了重大影响。在我国台湾地区，教育人类学也得到了广泛的关注与研究。当人类进入 21 世纪后，随着国际上对全球化与民族文化多样性、文化差异与机会均等、多民族国家中主体民族与少数民族、国家一体化与文化多元化关系的讨论；随着知识经济社会的来临，人们对教育与社会弱势群体倍加关注，教育人类学也随之成为社会与学术界瞩目的一门重要学术研究领域。

我国大陆地区的教育人类学研究起步较晚，肇始于 20 世纪 80 年代初的少数民族教育研究，研究的重点是异文化和跨文化教育。20 世纪 80 年代中后期，大陆才开始引介西方教育人类学的理论，传播教育人类学的基本思想和重要理念。20 世纪 90 年代以后，中国教育人类学获得了初步发展，不少学者开始尝试结合西方教育人类学的理论研究中国的教育问题或试图建构中国教育人类学的理论体系，并进行了有益的尝试。③④ 近年来，中国教育人类学的研究对象和范围已由关注少数民族教育扩大到关注汉族的正规教育和非正规教育，许多学者开始从人类学的视角重新检视中国的教育问题，取得了一些重要的研究成果。教育人类学的田野工作得到积极开展，

---

① 滕星：《国外教育人类学学科历史与现状》，载《民族教育研究》，1999(4)。

② 庄孔韶：《教育人类学》，9 页，哈尔滨，黑龙江教育出版社，1989。

③ 滕星：《回顾与展望：中国教育人类学发展历程——兼谈与教育社会学的比较》，载《中南民族大学学报(人文社会科学版)》，2006(5)。

④ 海路：《教育人类学在中国的发展》，载《中国社会科学报》，2009-11-19(8)。

出现了一批具有中国本土意义的教育人类学民族志作品。与此同时，教育人类学的教学科研机构初步形成，人才培养模式逐渐完善，学术队伍日益壮大。目前，我国教育人类学的学科建设已走完学科萌芽阶段，正由非学术化阶段开始步入学术化阶段。

二、中国"书斋式"教育研究存在的主要弊端

在中国，传统的教育研究大都是以封闭式的书斋理论探讨为主，学究味十足，"思辨性"的色彩尤其浓厚。这种缺乏实地调查，从预设的理论框架出发的研究范式使许多问题概念化、简单化、程序化，给中国教育研究带来了许多弊端，主要可以归结为以下九个方面。①

第一，崇尚高谈阔论、"宏大叙事"，极不善于从活生生的教育生活中汲取营养，使教育研究缺乏现实基础，流为"无本之木""无源之水"。

第二，把教育"封闭"起来，无视它同诸多社会文化现象之间的复杂联系，使教育研究缺乏"开放的精神"，从而失去了诸多人文社会科学的"滋补"。②

第三，追求通则式解释模式，轻视个案式解释模式，导致教育研究模式化，且不顾多变而复杂的现实搞"一刀切"。

第四，大部分研究是对二手资料的梳理和重组，缺乏第一手资料和对研究对象的体悟，书斋研究居多，甚或有"闭门造车"者，导致教育研究和教育生活的疏离，使教育研究沦为"空对空"的文字游戏，对学术生态的环保构成了威胁。

第五，教育研究的"政治化"倾向太浓，各式文章中充满"意识形态话语"，文风"八股"，匠气十足，貌似客观的话语却单调乏味，可读性极差。

第六，教育研究"泡沫化"、虚假繁荣，研究报告"泛滥成灾"，大多无益于教育实践和教育生活，仅是供研究者自己把玩，"孤芳自赏"。

第七，教育研究长期受困于西方：盲目同西方教育比较或攀比，唯

---

① 滕星、巴战龙：《从书斋到田野——谈教育研究的人类学范式》，载《西北师大学报（社会科学版）》，2005(1)。

② 刘云杉：《走入日常生活的教育社会学》，沈阳，中国教育社会学专业委员会第五届年会，1998。

西方马首是瞻，擅长扯西方教育理论的"虎皮"做"大旗"，结果常常是使用洋泾浜的中文、吃夹生饭，"错把异乡当故乡"，祸害国内的学术生态和文化生态。

第八，长期以来，教育研究者放不下自己的"身架"，由于不能正确处理教育理论和教育实践的关系，总想以"理"服"人"，结果导致与教育实践者关系僵化。

第九，教育研究要么总是念念不忘、喋喋不休地证明自己的学科存在及学科的科学性，总是担心自己被其他学科"殖民"，成为"别的学科的领地"，要么就自我标榜是一门科学，陶醉于自己的科学假象，结果是延误了真正的教育研究的成长，妨碍了教育研究的其他可能性的发展。

以上九大弊端是中国"书斋式"教育研究存在的通病，而人类学注重实证，强调"参与观察"的田野工作恰恰对医治这些通病起到建设性的"文化治疗"的作用，它有助于在我国教育领域推广理论联系实际、营造求真务实的学术风气，使教育学摆脱"书斋式"的桎梏，变"思辨性"探究为"实践性"参与，实现从"书斋"到"田野"的研究范式转变，使教育研究真正具有直面现实、参与生活的生机与活力。因此，笔者在教育学界大力提倡以田野工作为基础的人类学研究范式。

三、田野工作对教育研究的启示

"田野工作"（Field Work）被誉为"现代人类学的基石"，[①] 是人类学研究中最重要、最基本的研究方法。自 20 世纪 20 年代英国功能主义大师马林诺斯基（Malinowski）开创"参与观察"研究方法以来，田野工作便成为了"科学"的人类学这一学科的主要标志和人类学学者的"成丁礼"。开展田野调查、撰写民族志、进行文化理论建构成为一般人类学学者成长所必须经历的三个基本步骤。田野工作要求研究者深入到具有异文化性质的"田野"中，[②] 在某一个限定的社区（community）内进行长时段的生活。在这一时

①　[美] C. 恩伯（Ember, C.），M. 恩伯（Ember, M.）：《文化的变异——现代文化人类学通论》，杜杉杉译，98 页，沈阳，辽宁人民出版社，1988。

②　实际上，现代文化人类学研究的"田野"早已不局限于传统意义上的"非工业社会"或"非主流群体"，它的研究对象也扩展到现代工业社会和主流群体的诸种文化现象中，但"他者的眼光"与"文化自觉"仍是文化人类学研究的主要视角。

期，研究者最重要的工作就是要深入考察该社区人们生活的方方面面，充分体验他们的生活方式和思想情感，在一个自然真实的情景中了解"异文化"的内涵和本质。基于田野工作的民族志(ethnography)是人类学的一种研究方法论，通过这种方法论，人类学家对解释教育和教育中质的研究的发展做出了重要贡献。

　　笔者自 20 世纪 90 年代初期跟随中国著名人类学家、社会学家林耀华教授攻读民族学(文化人类学)博士学位以来，就大力倡导在教育学界开启人类学田野调查的实证之风，并在四川省凉山彝族社区、云南省澜沧县拉祜族社区和西双版纳州傣族社区、新疆维吾尔自治区、和田维吾尔族社区、甘肃省肃南县裕固族社区以及美国内华达州印第安人(原住民)社区等地开展了扎实深入的田野工作，研究社区文化变迁与双语教育、少数民族女童教育、经济文化类型理论与地方性校本课程建构、少数民族地区教师教育信念等问题。此外，笔者还在台湾原住民社区、美国夏威夷土著人社区、亚利桑那州印第安保留地、奥克兰市非裔美国人社区、墨西哥裔美国人社区，旧金山、纽约、底特律、芝加哥的唐人街，纽约艾莉斯岛早期移民检查站，旧金山天使岛监狱遗址等地都做过初步的田野考察。在中央民族大学教育学院从事本科、硕士、博士生教学任务的同时，笔者积极带领研究生在少数民族地区开展实地调查工作，引导教育研究从书斋走向田野，在田野中追寻教育的真谛。[①]

　　古语云："纸上得来终觉浅，绝知此事要躬行。"笔者认为，以人类学的视角，采用规范的田野工作开展教育研究，至少可以在以下三方面给教育研究以有益启示。

(一)扩大教育研究的对象和范围

　　传统的教育研究主要研究现代社会的学校教育，而人类学视野中的文化传承和文化传播不仅限于学校的正规教育，它还包括非正规的家庭教育、社区教育等，它特别关注文化传统代际传递的"濡化"和不同文化

---

　　① 参见滕星、张俊豪：《多民族文化背景下的教育研究》，北京，民族出版社，2009。滕星、张俊豪：《教育的人类学视野——中国民族教育的田野个案研究》，北京，民族出版社，2009年。这两部论文集主要收录了中央民族大学教育人类学方向研究生基于实地调查的个案研究报告，提供了一种多元文化背景下教育学田野调查研究的新模式，是中国教育人类学本土化的一个初步尝试。

接触交流的"涵化"。20 世纪 60 年代以后，西方人类学家开始较多地关注工业化社会中的学校教育，教育人类学在现代学校教育中得到了较广泛的应用。教育民族志及田野工作的研究领域包括语言和其他正式的符号系统、少数群体教育、废除种族隔离、政策、学校和社会分层、社会结构、课程过程和文化传播，其研究主题也在不断变化，如事业史和生活史、班级或学校中的小群体、单一班级、课堂情景和语言活动、学区、学校—社区关系等。[①]

中国是一个存在着巨大区域差异、城乡差异、族群差异、阶层差异、宗教差异、语言文化差异的多元文化社会，其核心是文化差异。中国各少数民族由于历史、政治、经济、语言文化等多方面差异，在学校教育领域也表现出各自的独特性。在探索文化多样性与教育的田野工作研究过程中，教育人类学的研究对象和范围也随之扩大，从而发展出一些新的研究主题，如教育领域的国家主义与民族主义之争、经济文化类型理论与教育变迁、文化传承与教育选择、文化变迁与教育发展、文化差异与教育公平、社会流动与移民教育、地方性知识与课程建构、文化认知与双语教育、经济全球化与多元文化教育等。

对教育人类学而言，"田野"的含义也不限于少数民族社区，它也可以包括日常的学校、课堂、操场、家庭、社区、仪式活动等。中国教育人类学田野工作的研究对象，既包括少数民族地区的学校教育，也包括同质性较高的汉人社会的学校教育，还包括少数民族地区和汉人社会的家庭教育和社区教育。随着教育人类学及其田野工作的发展，教育研究者可以更好地探索多元文化背景下的人文世界之美，这将有助于提高教育参与者对文化多样性的尊重和理解，进而对不同民族和文化产生更加积极、包容的态度，实现不同文化的"各美其美""美美与共"。人类学的田野工作方法使教育研究者得以走入日常生活世界的广阔"田野"中，使研究者得以身临其境地参与实践，感悟真实的教育、教学生活，并把它与更广阔的社会—文化背景联系，从而更好地体验和理解教育者和受教育者的思想及行为。

---

① ［瑞典］胡森（Husen，T.）、［德］T. N. 波斯尔斯韦特：《教育大百科全书（第 2 卷）》，张斌贤等译，重庆，西南师范大学出版社；海口，海南出版社，2006。

(二)充实教育研究的方法与视角

人类学田野工作有一整套严谨成熟的方法和技术，如何将田野工作的整套方法和技术有效地运用到教育、教学研究领域，这是当前教育学界应思考的一个重要问题。

人类学田野工作方法的核心是"参与观察"，它通常采用"以小见大"的微观研究方法。通过参与观察，教育研究者可以深入研究对象的生活，在研究对象所生活的文化背景中深刻地理解各种教育现象和教育事实。参与观察需要掌握一定的技巧，"在任何案例中，民族志知识和理解的获得都是一个周期性的过程。它开始于对该社区的全景式观点，移近至对细节进行微观聚焦，然后再次淘选出更大的图景——但这一次嵌入了微小细节以形成新的洞察"。[①] 这种参与观察式的实地调查，既能增加收集资料的深度，又能借着亲身实地的观察与无拘束的深入谈话，使研究者摆脱"本文化"先入为主的偏见，用"当地人"的观点来看待事物。

参与观察和访谈（包括正式访谈和非正式访谈、口述史研究）是田野工作的主要研究技术，但通常需要其他的质的研究和量的研究的技术来进行补充，这些技术如制图、制表、问卷调查、文献分析和物品分析、生活史分析、叙事和实验。[②]

人类学家在广泛的田野实践中，逐渐形成了文化相对论的立场，发展出主位(emic)和客位(etic)的研究方法。[③] 在田野工作中，研究者可以采用主位与客位交叉的方法综合研究教育问题，一方面从"当地人的视角"(native's point of view)出发，力图真正理解"他者"文化的意义；另一方面又以研究者的角度进行观察。这两种视角反复转换，才能层层接近教育研究事实的真相。笔者的学术专著《文化变迁与双语教育——凉山彝族社区教育人类学的田野工作和文本撰述》遵循了解释人类学的理论范

---

① ［美］大卫·费特曼(David M. Fetterman)：《民族志：步步深入》，龚建华译，30页，重庆，重庆大学出版社，2007。

② ［瑞典］胡森(Husen, T.)、［德］T. N. 波斯尔斯韦特：《教育大百科全书(第2卷)》，张斌贤等译，重庆，西南师范大学出版社；海口，海南出版社，2006。

③ 主位和客位的研究方法源自美国语言学家派克关于语音和音位的概念，etic(客位)立场是指站在局外人的立场来看待所研究的文化；emic(主位)立场则是站在局内人的立场对待被研究的文化。

式，主要采用主、客位研究视角，一方面通过大量观察、访谈并辅以问卷调查开展主位研究，揭示了文化负荷者(当地教育主管部门、各级一类和二类双语教育模式学校、教师、学生及学生家长)的观点和态度，充分展示了彝族作为少数民族力图融入主流社会、分享现代化成果与权利的同时，试图保留自己传统语言与文化的两难困境；另一方面从教育人类学研究者的客位角度对所观察到的教育事实和现象进行了充分解释，对凉山彝族社区学校彝汉双语教育个案的人类社会学意义予以积极的评价与肯定，并对双语教育在当代人类社会面临的理论与实践困境的根源，从人类文化的共性与差异性，文化的普世主义与文化的多元主义，机会均等与文化差异等相关领域进行了尝试性探讨。① 在田野工作中，主位与客位的视角是互为补充的。田野工作还包括"整体性视角"与跨文化比较方法，宏观与微观、社区与个案、量的分析与质的分析、专题与综合等研究角度。

此外，笔者还提倡在教育研究和实践中撰写田野日志，田野日志是民族志研究的基础，它是一种非正规的学术写作，是一种很好的田野工作文本形式，可以记录很多正式研究文本中没有的信息。田野日志文体形式比较自由灵活，贴近日常生活经历，其内容主要包括作者对资料的搜集、在"田野点"的所见、所闻、所想以及对参与过程的反思，从中不仅可以看到研究对象的真实状态，也可以看到作者的情感起伏及其对教育现象的思考。田野日志是一种独特的写作范式，信息量大，可读性强，在教育研究中推广开来很有价值。

(三)丰富教育研究的解释意义

从根本上说，人类学是一门通过研究"他者"，来达到跨文化理解和沟通目的的学问，它要求研究者深入到具有异文化性质的"田野"中去做艰苦的调查，并利用所获资料和亲身经历来解说文化与人性。② 因此，对文化的解释是民族志研究的最大特色，也是人类学田野工作不同于其他

---

① 滕星：《文化变迁与双语教育：凉山彝族社区教育人类学的田野工作与文本撰述》，北京，教育科学出版社，2001。

② 滕星、巴战龙：《从书斋到田野——谈教育研究的人类学范式》，载《西北师大学报(社会科学版)》，2005(1)。

社会科学定性研究的一个显著标志。著名人类学家格尔茨认为："任何事情(一首诗，一个人，一段历史，一种礼仪，一个制度，一个社会)的一个好的解释使我们理解事情的中心，这便是解释。"[①]"人类学者的工作就是选择一项引起他所注意的文化事象，然后以详尽的描述去充实它并赋予说明性，以便告诉他的读者理解他所描述的文化的意义。"[②]

教育人类学作为一门解释力极强的学科，它提供了解释和研究主体民族和少数民族多样性文化的有力理论工具。在教育人类学的田野工作中，研究者可以深入到研究对象的生活情境中，采取多种角度去了解、观察研究对象并对其进行充分诠释，从历史的深度和共时的广度进行"深描"，力图揭示教育现象的深层次意义。教育人类学把人类学的成熟概念、理论和方法应用到教育领域，从人类发展的高度描述和解释教育现象、教育事实和教育问题，探讨教育与文化、教育与人、文化与人之间的相互关系。

田野工作与其他研究方法的不同之处在于它不仅仅是一个简单的资料收集的过程，它也是一项典型的理论生成活动。在田野工作中，研究者深入实地，通过"他者的眼光"，用主客位相结合的办法，对研究对象进行敏锐的观察和"体悉"，从而对一些理论或命题假设进行检验、修正甚至创新。总之，教育研究中的一切假设和猜测，必须立足于田野工作的第一手实际材料，而不是进行闭门造车式的苦思冥想，这对于展示"我"与"现场"(field)之间复杂而微妙的互动关系、遵循人类学"行行重行行"的学科理念具有独特意义。

笔者在调查拉祜族女童失学问题时，发现她们的学业成就偏低。在拉祜女童学业成就归因方面，笔者对国外少数群体学业成就主要理论进行了本土化的检验和阐释。国外对少数群体低学业成就的解释有遗传决定论、文化剥夺论、文化中断论、文化资本论、文化模式论等多种理论。但从中国的实际情况来看，这些理论只能部分说明和解释拉祜族学生的

---

① 黄淑娉、龚佩华：《文化人类学理论方法研究》，381页，广州，广东高等教育出版社，1996。

② ［美］乔治·E. 马尔库斯(George E. Marcus)、(美)米开尔·M. J. 费彻尔(Michael M. J. Fischer)：《作为文化批评的人类学 一个人文学科的实验时代》，王铭铭、蓝达居译，52页，北京，生活·读书·新知三联书店，1998。

低学业成就，而不能完全阐释其原因。在此基础上，笔者提出了"多元文化整合"理论，以此来阐释以拉祜族为代表的中国本土少数民族的教育问题，使少数民族学生通过多元文化整合教育模式，既能融入现代主流社会，又能保留本民族的传统文化。[①] 这种理论的文本建构已初步形成，但目前还只是一个理论假设，在实践中如何运用和操作，还需要不断进行探索和印证。总之，我们可以通过一个好的田野文本对教育研究对象进行充分的文化解释，并进行一定的理论探索。如果我们在教育研究领域有一个好的田野工作，有一个好的民族志的文本写作、描述，再加上一个好的理论阐释，那将是一个非常好的教育人类学作品。

四、结语

田野工作研究方法有助于扩大教育研究的对象与范围、充实教育研究的方法与视角、丰富教育研究的解释意义，目前已成为越来越多教育研究者所采用的主要研究方法。笔者认为，当前我国教育研究应更多提倡从书斋到田野、从田野到书斋的人类学研究范式，提倡进行更多理论联系实际的、人类学范式指导下有扎实田野工作基础的个案研究，将眼光实实在在地聚焦到现实问题中，并以此进行有中国本土特色的理论建构，真正促进中国教育研究的进步与发展。

非典型的下延型发生路线
——中国现代各级学校系统形成中的三次反复[②]

杜成宪

（华东师范大学教授）

一

通常认为，各级学校系统一般循着两条不同的路线产生，即从较高

---

① 滕星、杨红：《西方低学业成就归因理论的本土化阐释：山区拉祜族教育人类学田野工作》，载《广西民族学院学报（哲学社会科学版）》，2004(3)。

② 发表于《南京师范大学校（社会科学版）》，2014(5)。

等级的学校向较低等级的学校逐级向下延伸而形成的系统，称为"下延型学校系统"；从较低等级的学校向较高等级的学校逐级向上延伸而形成的系统，称为"上伸型学校系统"。先行的西欧发达国家属于下延型学校系统，而后起的美国则属于上伸型学校系统，起步更晚的日本则是参照别国体制而一举确立学校制度。[①] 不同国家各级学校系统的形成，既受制于其文化教育传统和社会历史条件，也会深刻而长久地影响其学校和教育的发展。中国作为后继发展的教育现代化国家，其各级学校系统的形成究竟经历了一条什么样的路线？本文认为其发生路线既非美国那样的上伸型，也非西欧国家那样典型的下延型，而是一种非典型的下延型。

杜威曾经说过："从整体上看，学校制度（系统）是自上而下发展起来的。在中世纪，主要是一批专业学校——特别是法学和神学学校。我们现在的大学是从中世纪发展而来的。我不是说现在的大学是中世纪的制度，但发源于中世纪，而且中世纪关于学术的一切传统直到现在还没有消失。"[②]按照杜威的看法，学校系统的形成"从整体上看"是一个下延过程，这个下延过程起始于欧洲中世纪的"大学"，即一批专业学校。杜威说的是人类学校系统形成的总体趋势，而具体到个别国家学校系统的发生，情况就会复杂得多。中国现代各级学校系统的形成过程是一种非典型的下延型路线，是指从近代社会起，中国建立学校系统也是从建立较高等级的学校起，然后向下延伸。然而，这种向下的延伸未及顺序实现（如由大学而中学而小学），国家又开始关注起教育基础阶段的小学的建设，于是学校系统中的最低一级继之以最高一级得以发展起来。这就造成中国从近代以来各级学校系统建立过程中的特有现象，即大学先行，小学继之，而中学相对滞后，这又导致中学教育发展长期薄弱的状况。有学者指出，"这是中国现代教育事业发展中的一个基本特点，也是中国现代教育开端以后直至 20 世纪末持续了近百年的一个基本现象，曾被人形象地称为'铜头铁脚豆腐腰'。这种情况，直到 20 世纪 90 年代中后期，随着逐步普及和巩固九年制义务教育以及开始普及高中阶段教育才得以

---

① 　陈桂生：《学校教育原理》（增订版），33～34 页，上海，华东师范大学出版社，2012。

② 　［美］约翰·杜威：《学校与社会》，见《学校与社会·明日之学校》，赵祥麟、任钟印、吴志宏译，57 页，北京，人民教育出版社，2005。

改变"。① 事实也大致如此！中国的各级学校系统的形成过程有两个问题需要引起注意，其一，非典型的下延型发生路线；其二，这样的过程三次反复重演，直至 20 世纪末期方告最终完成，历时一个多世纪。

　　二

　　中国现代各级学校系统的发生始于洋务学堂的兴办。从 1862 年京师同文馆的创办到 19 世纪末维新教育改革的 30 多年里，兴办各类洋务学堂约 30 所。这些学堂多为专门学校，层级上比较模糊，大致相当于大专和中专。除此之外，洋务学堂并无普通中小学校。可以说由洋务学堂为起点的中国现代各级学校系统的发生，是从高等教育的建立开始的，然而在 30 多年里各级学校系统的构建乏有建树，只是到了维新运动时期情况才有所变化。1895 年和 1896 年，盛宣怀先后在天津和上海创办天津中西学堂和南洋公学，这是两所在一校之内包含各级学校系统的学校个案。前者，设头等学堂和二等学堂两级，表现出下延型设学路线；后者，先后设置师范院、外院、中院、上院，是整体形成各级学校系统的路线。但毕竟这只是在一所学校内的试验。1898 年夏，"百日维新"中有一项重要的教育制度设计，即在京师设大学堂，而将各省城大书院改为高等学堂，郡城书院改为中学堂，州县书院改为小学堂。② 这是一个完整的各级学校系统，却随着变法的失败而变成一纸空文，只有京师大学堂成为现实中的学校。可见，中国第一次现代各级学校系统的构建，最先建立起来的是大学，也就意味着现代各级学校系统的建立是从高等教育开始而向下延伸的。

　　"癸卯学制"的颁行是中国现代各级学校系统形成的重要事件，这一单轨制的学制设计了小学、中学、大学三段七级的各级学校系统，呈现出一举建立现代各级各类学校系统的意图。然而，这一学制设计上的先天不足，造成了中国现代各级学校系统形成的特殊方式，也即本文所谓

---

　　① 李剑萍、杨旭：《中国现代教育史——中国教育早期现代化研究》，80 页，北京，人民教育出版社，2011。

　　② 康有为：《请饬各省改书院淫祠为学堂折》、光绪帝：《清帝谕各省府厅州县改书院设学校》，见朱有瓛主编：《中国近代学制史料》第一辑下册，440～442 页，上海，华东师范大学出版社，1983。

非典型的下延型路线。首先，小学阶段过长，初小五年、高小四年，长达九年，固然小学发展占据有利地位，但在整个学制中所占年份过多，造成对其他学段（尤其是中学）的挤压；其次，中学五年则偏短；最后，中学堂之上又设高等学堂（大学预科）三年，也造成对中学的挤压，同时又使中学堂与高等学堂的职责不清。因此，"癸卯学制"中各级学校之间关系不清，衔接不顺，重重叠叠；在各级学校中，大学已率先建立起来，并已有了四五十年历史，小学的地位很明确，唯有中学的地位并不明晰。尤其是清朝末年议行立宪时期提出普及普通教育目标之后，小学教育尤其是初小教育更得重视，小学更趋于加强，中学的薄弱更显得突出。这种学校层级结构上的问题也实际影响了各级学校和各级教育的发展。有学者统计，到 1909 年，不包括京师学堂，全国普通教育大中小学校数和在校学生数分别为：小学堂 50 000 余所，学生近 1 500 000 人；中学堂438 所，学生 38 881 人；高等学堂、大学堂和专门学堂共 104 所，学生18 600 人，实在不相称。① 由此也反映了中国各级学校系统形成的特点：先建立起大学，继之以小学，中学则明显滞后。这种中学发展滞后的情形在民国建立后改观不大，学制结构设计上的问题恐怕是重要原因。1912—1913 年形成的"壬子癸丑学制"虽然初小、高小各缩短 1 年，但将本就嫌短的中学 5 年学制又缩减 1 年，所以清末学制中各级学校结构上的不合理情况并未解决，甚至更严重。

变化发生在 1922 年"新学制"颁行以后。"新学制"在中小学校的基本结构上采取了六三三分段，即小学六年，初中三年，高中三年。其中小学又分为初小四年和高小二年，初小规定为义务教育阶段。较之前的各级学校结构，"新学制"的特点是：小学又缩短 1 年，变为 6 年；中学则延长了 2 年，达到 6 年；中学三三分段，初中定位在"普通教育"，而高中则采用综合中学制度，兼顾升学与就业；取消了中学和大学的预科。显而易见，在这个学制中得益最大的是中学，精华也是在中学。由于中学得到加强，使整个学制变得协调，各级学校结构臻于合理。加之 1927 年南京国民政府成立，对教育也有了更多重视和投入，自此起，中学出现了

_____

① 孙培青：《中国教育史》（第三版），351 页，上海，华东师范大学出版社，2009。本文引用时未选入原统计中有关师范学堂和农业、工业、商业等实业学堂以及女子学堂等的数据。

显著发展。据统计，从 1907 年到 1925 年，中学生数由 31 682 人增加到 129 978 人，18 年间增加约 4 倍，年均增长率为 8.16%；从南京国民政府有第一次教育统计的 1928 年到最后统计的 1946 年，也是 18 年，中学生数由 188 700 人增加到 1 485 147 人，增加了近 8 倍，年均增长率为 12.16%。① 由于在学制上的地位得到明确，在实践中取得显著发展，中学教育得到加强，可以说，中国现代各级学校系统大体形成。

三

中华人民共和国建立意味着历史翻开了新的一页。由于政权性质改变，新国家需要重新建设教育事业，何况国民政府留下的学校遗产不堪称优。中国学校开始了再一次建设过程。

1951 年 10 月政务院颁布《关于改革学制的决定》，这"一方面反映了我们政权的性质，另一方面适应了建设的需要"②的共和国学制规定，小学修业年限 5 年，取消原学制四二分段，实行五年一贯制；中学修业年限 6 年，分初、高两级，各 3 年，单独设立。另设工农速成中学修业年限 3～4 年，以及业余中学与中等专业学校等；高等教育，大学和专门学院修业年限以 3～4 年为原则，专科学校修业年限 2～3 年，大学和专门学院可设研究部。这是一份整体建设各级学校系统的蓝图。然而，随着国家开展大规模经济建设和第一个五年计划的制订与实施，加快社会主义建设步伐成为迫切要求。③ 建设急需人才，大学自然成为发展教育的抓手。于是又一次形成由大学开始的各级学校系统生成的非典型下延型路线。

1951 年 11 月，教育部在苏联专家参与下召开全国工学院院长会议，议定全国工学院调整方案。调整的理由是：高校地区结构不合理，多数院校集中在大城市和沿海地区；规模小，师资设备分散，使用不经济，教学质量难以保证；类型结构不合理，系科庞杂，比例失调，文重工轻，

---

① 王伦信：《清末民国时期中学教育研究》，208 页，上海，华东师范大学出版社，2002。

② 周恩来：《谈新学制》（1951 年 8 月 10 日），见何东昌：《中华人民共和国重要教育文献（1949—1975）》，107 页，海口，海南出版社，1998。

③ 1952 年新伊始，1 月 3 日教育部发布的第一个文件即是部署理工学院三年级学生提前毕业工作，以解决工业建设所需大批干部的问题。［参见何东昌：《中华人民共和国重要教育文献（1949—1975）》，136 页，海口，海南出版社，1998。］

缺门甚多，培养人才不够专精，数量也远不符合需要。这是由旧中国民族工业弱小、没有重工业的经济特点所决定的。这些问题如不解决，国家不可能有独立自主的发展。重建中国高等教育的高等学校院系调整由此揭开序幕。而小范围的院系调整前奏早在 1949 年年底就已开演，如北京大学、南开大学的教育系并入北京师范大学；1951 年 10 月，以大夏大学、光华大学为基础，调入圣约翰大学、复旦大学等校相关学科，成立华东师范大学。到 1952 年年底，全国 3/4 院校完成调整工作，形成一批综合性大学，如北京大学、南开大学、复旦大学、南京大学、山东大学、中山大学等，建立一批多科性高等工业学校，如清华大学、天津大学、浙江大学、重庆大学等，成立一批专门学院，如北京地质学院、北京钢铁工业学院、北京航空工业学院、北京林学院、北京机械化农业学院、中央财经学院、北京政治学院、华东化工学院、华东水利学院、华东航空工业学院等，撤销一批私立大学和教会大学，如辅仁大学、燕京大学、金陵大学、齐鲁大学、圣约翰大学、沪江大学、震旦大学、岭南大学等。1953 年，调整继续进行，以中南区为重点。[①] 高校院系调整使工科院校得到发展，综合性大学受到整顿，私立高校全部公办，加速了工业人才和师范类人才培养，为中国工业化建设和科学技术发展提供了一定的人才基础。然而，这一以工业化发展为导向的高等教育体制改革，也彻底改变了清末民国历经半个世纪的积累才形成的现代高等教育体制。因此，共和国教育最先建立起来的学校层级是大学。

中小学校改革也相继而行。《关于改革学制的决定》提出，我国原有学制最重要的缺点体现在工人、农民的干部学校和各种补习学校在学制中没有地位；小学校修业 6 年并分为初、高两级，使劳动人民子女难以受到完全的初等教育；技术学校没有一定制度，不能适应培养建设人才的要求。因此提出：将小学改为五年一贯制；将中等教育分为两类，即中学、工农速成中学、业余中学与专业技术学校，前者是普通教育，后

---

① 高等教育部：《关于 1953 年高等学校院系调整工作的总结报告》(1954 年 1 月 15 日)，见何东昌：《中华人民共和国重要教育文献(1949—1975)》，281～284 页。

者为专业教育。① 实施结果却不理想。

五年一贯制在全国小学实施后遇到极大困难，即教学要求提高了，教材、师资和经费条件都难跟上。于是，1953 年 11 月政务院发布《关于整顿和改进小学教育的指示》，停止推行五年一贯制，恢复四二分段的六年制。② 改革又回到原点。之后，1958 年"教育大革命"中又提出缩短中小学修业年限主张，开始"十年制"（含小学"五年一贯制"）试验，而在 1963 年的调整期间又恢复为"六三三制"。由此证明，"六三三制"是经历了考验，是适合中国国情的。小学六年学制是成熟的因而也是有效的。由此又说明，经过数次反复，小学阶段是共和国各级学校系统中第二块稳定下来的学校层级。

中学情况相对复杂。首先，《关于改革学制的决定》规定中学、工农速成中学、业余中学的培养目标都以升学为主，确定"工农速成中学由高等学校附设，作为高等学校的预备学校"，目的是"逐渐改变高等学校的学生成分，使高等学校确实面向工农开门"。③ 工农速成中学这一创造更多是出于政治考虑，接轨的是老解放区和苏联教育经验，缺乏对可行性的深入研究，因此就十分短命。1955 年 7 月，教育部和高等教育部联合下发《关于工农速成中学停止招生的通知》，从当年秋季起停止招生，理由是："实践证明，对工农干部文化科学知识的学习，不用循序渐进的方法而用短期速成的方法，使之升入高等学校，从根本上说来，并不能达到预期的目的。"④

其次，《关于改革学制的决定》采纳南京国民政府普通教育与职业教育分途、各自功能独立的中等教育制度模式，开设中学、工农速成中学、业余中学与中等专业学校不同类学校，然而并未很好吸取民国时期已经形成的职业教育体系。因此，在学制设计上缺乏完整的职业教育思路，

---

① 政务院：《关于改革学制的决定》(1950 年 10 月 1 日)，见何东昌：《中华人民共和国重要教育文献(1949—1975)》，106 页。

② 政务院：《关于整顿和改进小学教育的指示》(1953 年 11 月 26 日)，见何东昌：《中华人民共和国重要教育文献(1949—1975)》，263 页。

③ 教育部：《关于工农速成中学附设于高等学校的决定》，见何东昌：《中华人民共和国重要教育文献(1949—1975)》，127 页。

④ 《教育部、高等教育部关于工农速成中学停止招生的通知》，见何东昌：《中华人民共和国重要教育文献(1949—1975)》，480 页。

"有偏重学术训练和升学主义的倾向"。① 确实，初级技术学校和技术学校两级中等专业学校，任务是"培养工业、农业、交通、运输等方面的中级和初级人才"。② 还规定两级技术学校毕业生应在生产部门服务满一定年限后，得经过考试"分别升入技术学校、高级中学或各种高等学校。"③普通中学本就明确以升学为目标，专业学校也体现强烈的升学导向，如此设计的中学阶段显然缺陷很大。后来所遇到的严重问题可资证明——大量中学毕业生难以升入大学，而走向社会又缺乏一技之长，这也成为非议"十七年"教育脱离生产劳动的口实，20 世纪 60 年代开始的鼓励青年学生到农村去的政策也与之有关。1958 年 5 月刘少奇发表《我国应有两种教育制度、两种劳动制度》的讲话，提出实行全日制教育和半工半读教育"两种教育制度"的设想，④ 这成为国家一项重要决策，在随后的"教育大革命"中得到相当发展，产生了大量厂办学校、农业中学和劳动大学、工业大学，影响十分复杂。可以说，共和国各级学校系统中，中学这一层级最是充满了探索、争议、变化和曲折的，也是相对最不成熟的。

进入 20 世纪 60 年代后，党中央决定对国民经济实行"调整、巩固、充实、提高"的方针，也即文化教育工作的方针。对"教育大革命"中的冒进的思想进行调整，调整的主题是全面提高教育质量。既要对"教育大跃进"纠偏，却又无法再回到苏联的那一套上去，所以迫切需要有个办学规范。1961 年 9 月中共中央发布和试行《教育部直属高等学校暂行工作条例（草案）》，1963 年 3 月又发布《全日制中学暂行工作条例（草稿）》和《全日制小学暂行工作条例（草稿）》，也即"高教六十条""中学五十条"和"小学四十条"。由此，各级各类学校以教学为中心的秩序建立起来了。在讨论制订过程中被毛泽东称赞为"我们总算有了自己的东西"的这些办学条例，预示着一个学校教育发展大好时光的到来。本应是中国又一次整体建设

① 王伦信、曹彦杰、陈绵杰：《新中国中学教育改革研究》，27 页，上海，上海教育出版社，2008。

② 政务院：《关于整顿和发展中等技术教育的指示》（1952 年 3 月 31 日），见何东昌：《中华人民共和国重要教育文献（1949—1975）》，146 页。

③ 政务院：《关于改革学制的决定》（1950 年 10 月 1 日），见何东昌：《中华人民共和国重要教育文献（1949—1975）》，106 页。

④ 刘少奇：《我国应有两种教育制度、两种劳动制度》，见何东昌：《中华人民共和国重要教育文献（1949—1975）》，834 页。

各级学校系统的契机，然而，从 1964 年 2 月"春节谈话"起，到 1966 年 5 月"文化大革命"爆发，毛泽东多次发表谈话，批评学校课程太多，讲授不得法，学生压力太大，提出学制可以缩短，课程可以砍去。于是，一场更大的教育动荡发生了，中国学校建设的正常环境再一次丧失。

四

"文化大革命"结束后，国家的建设百废待兴，教育事业经过拨乱反正也逐渐开始恢复与重建。教育的恢复和重振需要一个抓手，如同历史上曾经发生过的那样，这个抓手仍然落在了高等教育上。

1977 年 8 月 8 日，邓小平在科学和教育工作座谈会上表示，高校招生"今年就要下决心恢复从高中毕业生中直接招考学生，不要再搞群众推荐"，目的是早出人才，早出成果。① 教育部遂下发《关于 1977 年高等学校招生工作的意见》，决定恢复高校招生统一考试制度。② 1977 年冬，全国 570 万考生走进被关闭了 11 年之久的高考考场，当年录取大学新生 27.3 万人，他们于 1978 年春季入学。随之，教育部决定 1978 年高等学校招生实行全国统一考试（统一命题），各省市自治区分别组织考试。当年 7 月 20—22 日，全国 610 万考生参加了此次完全意义上的全国高校招生统一考试，又有 30.2 万名新生于秋季跨进大学校门。在紧张准备高校招生考试的 1977 年 11 月，教育部、中国科学院联合发出《1977 年招收研究生的通知》，中断了 10 多年的研究生教育得以恢复。包括 20 世纪 60 年代的大学生、70 年代的工农兵学员、少数 1977 级大学新生共十几届学生于 1978 年 5 月份参加考试。全国 210 所高校、162 所研究机构共

---

① 《邓小平文选》第二卷，55 页，北京，人民出版社，1994。
② 先是 1977 年 6 月，教育部在太原召开粉碎"四人帮"后第一次全国高等学校招生工作会议，议决当年仍按"自愿报名、群众推荐、领导批准、学校复审"的"文革"期间老办法招生，只是建议按招生总数的 1%～5% 的比例招生应届高中毕业生。8 月 8 日，邓小平在科学和教育工作座谈会上发表讲话《关于科学和教育的几点意见》（即"八八讲话"），后五天，教育部在北京召开第二次高等学校招生工作会议，然而受"两个估计"影响，争论激烈。9 月 19 日上午，邓小平与教育部主要负责人谈话，再次促使教育部议决恢复高校招生统一考试。10 月 5 日中共中央政治局讨论通过招生工作相关文件。参见方晓东：《中华人民共和国教育史纲》，276～287 页，海口，海南出版社，2002。

招收研究生 10 708 人，相当于"文化大革命"前 17 年来招收研究生总数的 46.56%。① 之后，又于 1980 年 2 月第五届全国人大常委会第十三次会议审议通过了《中华人民共和国学位条例》，正式建立了学位制度。研究生教育的恢复意味着中国高等教育和科学研究的形势全面好转。从 1977 年起，全国陆续恢复、重组和新建了数百所高等学校，其中不乏名校，如西南政法学院（现西南政法大学）、中央音乐学院、中央戏剧学院、中央美术学院、北京电影学院、北京政法学院（现中国政治大学）、西北政法学院（现西北政法大学）、中央财政金融学院（现中央财经大学）、暨南大学、华侨大学、中国人民大学、北京农业大学（现中国农业大学）等。到 1981 年，全国普通高校由 1976 年的 392 所，增加到 704 所；在校学生由 1976 年 56.5 万人，增加到 127.9 万人。② 1978 年 2 月，为了集中力量办好一批重点高校，以期早出成果，国务院转发《教育部关于恢复和办好全国重点高等学校的报告》，确定全国第一批重点高等学校 88 所，其中恢复原重点高校 60 所，新增 28 所，占当时全国高校总数 405 所的 22%。③当年 10 月，国务院批转教育部《关于高等学校扩大招生问题的意见》，决定高校在完成国家下达的招生计划后，可采用设立分校的办法，扩大招收新生。当年，全国普通高校从 1977 年的 404 所增加到 598 所，在校学生从 1977 年的 62.5 万人增加到 85.6 万人。④ 也是在当年，教育部根据 6 月份召开的全国高等学校文科教学工作座谈会精神，对高校专业设置做了调整，人文、财经、政法类学科受到重视，理工科中的新兴、边缘学科（如电子技术、计算机、信息、环境、材料、生物工程、医疗技术等）取得发展。……这样，在高、中、初各级学校中，高等学校率先步入正常化发展轨道，并在之后的二三十年里始终起着教育改革风向标作用。由此又可以说，"文化大革命"结束后中国教育的恢复和重建，最先建立起的一个学校层级依旧是大学。

　　大学之后得以建立的学校层级依旧是小学。1978 年 1 月，教育部颁

①　刘英杰：《中国教育大事典》（下），1579～1580 页，杭州，浙江教育出版社，1993。

②　方晓东：《中华人民共和国教育史纲》，309 页。

③　何东昌：《中华人民共和国重要教育文献（1976—1990）》，1597 页。

④　方晓东：《中华人民共和国教育史纲》，333 页。

发《十年制全日制中小学教学计划试行草案》，规定全日制中小学学制为十年，中小学各五年，中学则分初中三年高中二年两段。① "文化大革命"结束后中小学校改革揭开帷幕。缩短学制是出于有利于普及教育的考虑。1978 年 4 月，全国教育工作会议召开，提交大会讨论的《1978—1985 年全国教育事业规划纲要（草案）》中提出，到 1985 年，在普及小学教育基础上，农村基本普及八年教育，城市基本普及十年教育。然而，到 20 世纪 70 年代结束时，五年制小学也尚未普及，而且各地又纷纷提出要将中小学学制恢复为 12 年。于是，1980 年 12 月 3 日，中共中央、国务院发布《关于普及小学教育若干问题的决定》，将中小学学制调整为 12 年，并将普及教育目标做了调整：在 20 世纪 80 年代，全国基本普及小学教育，有条件的地区还可以进而普及初中教育；经济较发达、基础较好的地区应在 1985 年前普及小学教育，其他地区一般在 1990 年前基本普及小学教育，极少数经济特别困难、山高林深、人口稀少的地区可适当延长普及期限。② 明确了普及小学教育的任务，这就意味着在各级学校系统中的基础层级——小学的建设继大学之后开始加速。

为适应深化改革的需要，1985 年 5 月 29 日，《中共中央关于教育体制改革的决定》发表。《决定》正式提出"有步骤地实行九年制义务教育"的目标，并将全国大致划为三类地区：城市、沿海经济发达地区、内地少数经济发达地区，要求在 1990 年左右普及初中教育，20 世纪末普及高中教育；中等发达地区的镇和农村，要求在 1995 年普及初中教育或职业和技术教育；经济落后地区，要随着经济发展，采取各种形式，积极进行不同程度的普及基础教育工作，国家则尽力给予支援。与"普九"目标相关，《决定》还提出"调整中等教育结构，大力发展职业教育"的目标。③ 所有这一切，说明随着小学教育的不断发展，学校系统的建设渐次向中学延伸。

1993 年 2 月，中共中央、国务院正式印发的《中国教育改革和发展纲要》规定，全国基本普及九年义务教育（包括初中阶段的职业技术教育）；

---

① 何东昌：《中华人民共和国重要教育文献(1976—1990)》，1593 页。
② 何东昌：《中华人民共和国重要教育文献(1976—1990)》，1878 页。
③ 何东昌：《中华人民共和国重要教育文献(1976—1990)》，2286～2287 页。

大城市市区和沿海经济发达地区积极普及高中阶段教育；高中阶段职业技术学校在校学生人数有较大幅度增加，未升学的初中和高中毕业生普遍接受不同年限的职业技术培训；全国基本扫除青壮年文盲，使青壮年中的文盲率降到 5.0％以下。[①] 在 1994 年 6 月召开的全国教育工作会议上确定"两基"为国家教育工作的"重中之重"；当年 9 月，国家教委又下达《关于在 20 世纪 90 年代基本普及九年义务教育和基本扫除文盲的实施意见》，明确提出，到 2000 年占全国总人口 85.0％的地区普及九年义务教育，在10.0％人口的贫困地区普及和巩固 5～6 年级小学教育，在 5.0％人口的特别贫困地区普及 3～4 年级小学教育；在 90％人口地区扫除青壮年文盲，15～50 周岁的青壮年文盲率降到 5.0％以下。[②] 在 20 世纪末被称作"两基"或"普九""攻坚"的数年里，全国各地中小学校建设取得新发展，成为实现"两基"和"普九"的基础性条件。到 1999 年，全国实现"两基"的县（市、区）已达 2 428 个，人口覆盖率为 80.0％。其中，全国适龄儿童入学率和初中阶段入学率分别达到 99.1％和 88.6％；全国总人口文盲率下降到14.5％以下，15～50 周岁青壮年文盲率下降到 5.5％以下。[③] 与中小学校发展量的飞跃相得益彰的是，关注中小学校内涵发展的基础教育、教学改革也在蓬勃发展，素质教育的提倡、学校课程与教材改革的实施、特色学校的探索、减轻学生学习压力和课业负担的研究，从质的方面反映了中小学校的发展。1999 年 1 月，国务院正式批准《面向 21 世纪教育振兴行动计划》，提出在全面实现"两基"目标基础上，到 2010 年，城市和经济发达地区普及高中阶段教育。同年 6 月，中共中央、国务院颁布《关于深化教育改革全面推进素质教育的决定》，提到加快非义务教育的发展，构建有利于实施素质教育的人才成长的"立交桥"，体现了对义务教育阶段后学校教育的建设决心。尤其是中央政府承诺，从 1998 年起，中央级财政中教育经费支出连续 5 年每年增加 1 个百分点。各地也纷纷响应，提出在未来 3—5 年，在省级财政支出中教育经费每年增加 1～2 个百

---

① 何东昌：《中华人民共和国重要教育文献（1991—1997）》，3468 页。

② 李鹏：《动员起来，为实施〈中国教育改革和发展纲要〉而努力——在全国教育工作会议上的报告》，国务院：《关于〈中国教育改革和发展纲要〉的实施意见》，见何东昌：《中华人民共和国重要教育文献（1991—1997）》，3651 页、3661 页。

③ 方晓东：《中华人民共和国教育史纲》，495 页。

分点不等。① 这使得全国各地中小学校建设有了可靠的经费保障。只是到此时，中国各级学校系统中的中学才算真正完善，中国现代各级学校系统才算真正建立起来。

五

为什么中国现代各级学校系统的发生走的是一条非典型的下延型路线？

杜威说："从整体上看，学校制度（系统）是自上而下发展起来的。"既是指西方国家现代学校系统的发生，也符合人类其他很多国家现代学校系统的发生（如中国）。在欧洲，这一过程是个自然发生的过程，如果从中世纪大学算起，这一过程延续了七八百年之久。而在许多后发的教育现代化国家，这一过程则是人为建构的过程，既如此，也就表现出各自发生方式、发生路线、持续时间等方面的不同。

就欧洲而言，学校系统"是自上而下发展起来的"有其必然性，那是由于古代教育多带有贵族教育或精英教育的性质，古代传统学校体系中最为成熟、最为发达的学校层级是大学，基础阶段的学校并不发展。而任何教育新生事物的产生都离不开已有的教育传统资源，欧洲历史上学校系统的发生也就自然而然地从较高的学校层级大学开始，自上而下地发展出来。杜威所言，也包含着这一层意思。

就中国开始建立各级学校系统的近代社会而言，情况是相似的。19世纪中叶，走到近代社会门槛边上的中国传统教育最值得称道的是哪一个层级的学校？不言而喻，是大学，即京师的国子监，各地中心城市的府州县学和散布在全国城乡的书院。中国如欲建设一种全新的学校，最容易想到要借助也最易于借助的资源自然就是这些教育遗产。

但是，中国开始建立现代各级学校系统的过程还有着一个特殊的时代背景，即中国非常急迫地需要通过教育来摆脱自己受欺侮的地位或者落后的地位，需要大量新型人才来承担起这一重要使命。于是，自然就从能够早出人才、快出人才的学校层级做起，在学校系统中处于较高层

---

① 方晓东：《中华人民共和国教育史纲》，524 页。

级的学校，往往就成为建设的最先入手点。这也就是为什么清末政府会在最初的教育改革（洋务教育）中首先建起了一批专门学堂，新生的共和国会首先从高等学校院系调整开始它的教育建设，新时期中国教育会首先从恢复高等学校招生考试入手开始拨乱反正进而实现重建。

正因为三次中国现代各级学校系统的建设都具有十分的紧迫性，因此就都具有"干起来再筹划"、边干边完善的特点。于是我们又看到，当把学校系统中最高的学校层级建设起来后，人们才认识到学校系统中基础层级学校建设的重要性，或者人们才顾得上学校系统中基础层级学校建设的事业，于是，又回去从小学做起，继之以中学。这就出现了本文所谓非典型的下延型学校系统发生路线。

为什么中国现代各级学校系统的发生会经过重复三次建设才能最终形成？

从 1862 年洋务派按西方模式创办新式教育，建立起各种专门学堂，到 1904 年清政府颁布"癸卯学制"，实施建立各级各类学校系统，到 20 世纪末中国实现"普九"，中国现代各级学校系统的建立经历了 140 年时间，或许在已经建立各级学校系统的现代国家中是历时最长的了。在此过程中，中国的各级学校系统经历了三次重建，前两次虽然也都取得一定的成功，但就各级学校系统的最终建立而言，则都可说是前功尽弃，无功而返。唯有第三次即近 30 年来的建设才算初步成功。相比较同样是教育现代化后继发展国家的日本费时 30 多年建成现代学校系统，中国的道路可谓太过漫长，我们差不多晚了 100 年。从中国的各级学校系统的建立历程，我们看到中国教育的现代化过程是被大大延缓了这一事实！

中国现代各级学校系统的三次重建情况各不相同。第一次建设因清政府的认识原因，在 1862 年之后的整整 40 年里，并未形成各级学校系统，可以说错失了一次十分宝贵的现代学校建设的机遇。而在 1902 年至 1922 年的 20 年时间里，清末政府尤其是民国政府抓住了一次历史机遇，次第构建出颇为合理的现代各级学校系统的架构，并在之后的 15 年里将这一蓝图在相当程度上予以实现。遗憾的是日本帝国主义的侵略打断了中国现代各级学校系统的建设进程，而之后的国共内战更使这一进程难以为继。

第二次建设由于政治和意识形态的原因，我国放弃了前代经过 80 多年(尤其是 20 世纪前半叶)建立起来的学校基础，从 1949 年起开始按新的学校制度模式重新建设现代各级学校系统，在历经曲折后，于 1960 年代初形成按教育规律探索符合本国本民族特点的教育、建设现代学校制度的宝贵认识，并也提出初步的学校系统构想。只是随之而来的十年"文化大革命"又一次打断了中国建设现代学校制度的进程，而且以更为激进的思想和实践使中国教育背离了现代学校的发展道路。尤其可叹的是使中国又错失了一次更为宝贵的现代学校建设机遇。

第三次建设因为有着太多的前车之鉴，尤其是之前 30 年的经验与教训，虽然其建设任务之艰巨较前两次建设不可同日而语，然而由于认识的正确，计划的合理，措施的得当，尤其是时代环境条件的具备，到 20 世纪末中国初步建成了现代各级学校系统，历时 20 余年。可以说中国抓住了 20 世纪最后的一次极其宝贵的现代学校建设机遇。当然，过去的两次现代各级学校系统的建设也给第三次建设留下了遗产——第一次建设留下的是一个适合中国国情的各级学校系统架构，第二次建设留下的是建设"自己的东西"的信念及其初步的学校基础，还有就是整体构建学校系统的宝贵经验。

因此，中国现代各级学校系统发生的非典型下延型路线有其必然性，重复三次则具有偶然性。从中国现代各级学校系统的三次重建经历，我们也看到后继发展的教育现代化国家建设现代学校其任务的艰巨和过程的艰难。其中，教育历史的遗产、教育改革的理念、教育改革的设计、教育改革的时代环境，都会影响现代学校建设的开展、成败与效果。

关于米勒体系中国化的思考[①]

李红林 曾国屏

(清华大学科学技术与社会研究中心)

当前，对公民的科学素质进行测度，已成为各国考察本国公民科学素质状况、制定相关政策以应对国家发展和国际竞争需要的一项基础性

---

① 发表于《自然辩证法研究》，2014，30(5)。

工作。我国 1992 年起即借鉴西方国家普遍采用的"米勒体系"进行公民科学素质的测度，迄今已完成 7 次全国性的测量。就测度的总体框架而言，仍在基本延续"米勒体系"。同时，在历时近 30 年的过程中，我国的研究者们不断地意识到并提出本土化的问题。如何在旧的基础和新的要求下，实现米勒体系的中国化，形成符合我国当前科技及经济社会发展阶段和公民科学素质建设目标诉求的测度体系，这是一个需要讨论和解决的问题。

一、米勒体系及其主要内容

我们所称的"米勒体系"通常意指 20 世纪 80 年代由美国学者乔恩·米勒(Jon D Miller)提出并逐步完善、针对公民的科学素质进行定量测量的一个测度体系，包含了对科学素质的维度界定，以及基于这些维度构建的测度指标、题项、判定标准及分析方法等。

历史地看，米勒体系的形成和建立与美国 20 世纪后期科学社会化进程密切相连。一方面，科学自身经历从学院科学走向后学院科学的新变化，科学作为一种社会实践活动对于公民生活、国家政治及经济社会发展的巨大影响，以及社会因素(如组织和政治的庇护、经费的支持、公众的理解等)施加给科学的影响都受到了前所未有的关注；另一方面，科学与政治的交互作用，由于政府和公众对科学的认知和态度所推动的宏观层面美国科技政策的发展演变，最终促成了美国政府对于公民的科学素质及其测度的重视。米勒体系对于公民科学素质进行测度的原因，很大程度上是出于保障和推进美国民主政治进程的考虑：通过对公众的科学态度等与科学相关的各方面的调查和公民科学素质的测量，评估公众参与科学决策的现状和问题，探寻提高公民科学素质的方法，以保证公众更积极有效地参与决策过程，实现科学决策的民主化[①]。

在米勒体系看来，科学素质是一个多维概念，包含三个相关的维度：(公众)关于基本科学术语和概念的理解；关于科学探究的过程和本质的理解；关于科学技术对个人和社会的影响的理解。并且，每一个维度都有独立的测度指标和判断标准，只有同时在三个维度都达到了最低素养

---

① 李红林：《科学社会化语境中的米勒体系及其理论借鉴、目标指向》，载《自然辩证法研究》，2009，25(5)。

标准的公众，才被认为是具备了基本的科学素质。第一个维度包含了一组基本科学术语和科学概念的是非题项，得分达到总正确率的 2/3 以上的公众被认为是达到了这一维度的基本要求；第二个维度包含对于"科学研究的含义"、对比试验以及概率问题的理解，能够把科学研究的目的描述为建立理论和进行验证，或能够表达对试验设计或程序的正确理解，同时能答对概率问题的公众被认为是达到这一维度的基本要求；第三个维度从考察公众对科学政策问题的理解，到对公众技术素养的测度，以及测量公众对伪科学的认识等，米勒不断意识到在这一维度上国际比较的困难，而逐渐将其从三维结构中剥离开来。从而，米勒体系在具体的实践过程中，从最初的三维结构演变成一个二维的结构①②③。

米勒体系对于科学素质的认知和测度设计及其结构的演变，从更深层次来看反映了其背后所隐含的传统科学观和基于"缺失模型"的公众理解科学理念。即认为，存在客观的、正确的、持久的科学知识（和方法），且它们是基于经验的探究，其有效性可以通过实验/实践来进行检验。公民具备科学素质即是对这些知识（和方法）的掌握，更多的科学知识意味着更高的科学素质水平，也意味着更强的科学技术民主决策的参与能力。在公众与科学的关系界面上，公众是存在缺失的一方，而科学以及作为科学一方的代表——科学家，则被置于优于公众的主导性的地位，并且这种鲜明的"缺失"和"主导"特性渗透于公民科学素质的测量之中④。

二、在中国的应用及其遭遇的本土化诘问

我国公民科学素质的测量，最直接地始于对米勒体系的译介。并且，在米勒体系的框架下，从 1992 年至 2007 年，共进行了 7 次全国性的公众科学素质测量，具备科学素质的公众比例也从 1996 年的 0.20％、2001 年

---

① Miller J D, "Prewitt K. The Measurement of the Attitudes of the U. S. Public toward Organized Science," Report to the National Science Foundation under Contract SRS78-16839, Chicago: 4 National Opinion Research Center, University of Chicago, 1979.

② Miller J D, "Scientific Literacy: A conceptual and empirical review," Daedalus, 1983 (112): 29-48.

③ Miller J D, "The measurement of civic scientific literacy," Public Understanding of Science, 1998 (7): 203-223.

④ 李红林、曾国屏：《米勒体系的结构演变及其理念解析》，载《科普研究》，2010(2)。

的 1.40％、2003 年的 1.98％、2005 年的 1.60％至 2007 年的 2.25％，呈现整体的缓慢提升①。就整体结构来看，我国公民科学素质测量基本采用米勒体系的三维结构及其调查题项、判定标准和结果表达。对部分维度的题项选择或表述，进行了一些结合中国具体情境的修改，譬如，将米勒体系中对于伪科学的测度转译为在我国比较盛行的迷信、面相等。可以说，米勒体系在我国得到了比较全面地应用，即便是有一些本土化修订，也多限于对调查问卷的翻译校准或符合我国特点的本土化表达，并没有对其进行任何实质性地修正。

但与此同时，实际上我国的研究者们已经不断地意识到米勒体系在我国公民科学素质测量中的适应性与合理性的问题，并且从各个方面提出了诘问。

首先面临的诘问即涉及我国当前的发展阶段。我国还处于工业化的初级阶段，还是以解决温饱问题、追求经济发展为核心内容的发展中国家。用美国"科学技术社会"形态下设计的指标体系来测度我们作为发展中国家社会形态中的公众是不恰当的。因而，我们需要创立适合中国社会形态的测度指标和观察变量来了解中国公众在未来不断变化的社会形态中的科学素养变化情况②，或针对我国地区发展的严重不平衡建立自己的观测与评估体系③。

其次，另一个重要的诘问在于，我国传统文化对于公民科学素质测量的影响。中国的传统文化中，人文伦理厚重，相对而言，近代意义上的科学文化则相对缺乏。如刘钝所言，相比于西方近代文化，中国传统文化最大的局限性就是科学精神的缺匮……从整体来说是一种人文文化，理性批判主义、对严格逻辑的追求、对数学方法的推崇，以及实验手段的应用等科学精神的基本要素，在中国传统文化中是相对薄弱的④。那么，在这种语境之下，以西方近代科学知识作为公民科学素质的测度依

---

① [DB/OL]http：//www.cast.org.cn/n35081/n35668/n35743/n36689/n39420/10981243_3.html.

② 李大光：《"公众理解科学"进入中国 15 年回顾与思考》，载《科普研究》，2006（1）。

③ 刘华杰：《公民科学素养测试及其困难》，载《北京理工大学学报（社会科学版）》，2006，8(1)。

④ 刘钝：《关键是传播科学精神》，载《科学时报》，2003-01-03(3)。

据，是否恰当？按照这种标准，大概只能说是对中国公众的"西方近现代科学素养"的调查①。中国"传统文化"与西方"科学文化"之间存在的张力以及科学知识的普遍性与地方性的碰撞是我国公民科学素质建设中值得关注的问题②。

三、分层测度结构——米勒体系中国化的一种可能路径

针对以上诘问，笔者在对我国公民科学素质状况的现实分析及我国科技发展滞后、公民科学素质建设的滞后与复杂性等国情特色的考察后发现，我国公众感兴趣的、关注的以及理解的科学可以被概括为区别于学院科学或后学院科学的"生活科学"，它表现出几个方面的典型特征：与生活基本需求密切相关、强调易接近与直接感知、与社会知识密切联系、将实用性和工具作用置于优先位置、与文化传统底蕴内在相关③。它对应公众的生活世界，出于实用或有效性的考虑以谋求生存的福祉，更关注于一些对于公众的生活和文化关系更为密切且影响更为深远的"地方性知识"，而这些是不被米勒体系的测度内容所涵盖的。

表 5-2　我国公民科学素质测量整体情境与米勒体系及美国状况的对比

		中国	美国
目标指向	个人目标	增强公民获取和运用科学知识的能力、改善生活质量、实现全面发展	拥有足够的技能和知识以行使其公民权和消费者角色职责
	国家目标	提高自主创新能力、建设创新型国家、实现经济社会全面协调可持续发展、构建社会主义和谐社会	民主制度的健康发展；国际竞争中的国家优势
素质要求		了解必要的科学技术知识、掌握基本的科学方法、树立科学思想、崇尚科学精神、并且具有一定的应用他们处理实际问题、参与公共事务的能力	有阅读、理解与表达对科学事件看法的能力，领会和跟随传媒中所论及的科学技术政策问题，参与科学相关问题的决策

① 江晓原、刘兵：《科学素养：它到底是什么呢？》，载《文汇读书周报》，2004-09-03。
② 曾国屏、谭小琴：《后发国家科学素质测量的两个困惑》，见曾国屏、刘立：《科技传播普及与公民科学素质建设的理论实践》，127～131 页，呼和浩特，内蒙古人民出版社，2008。
③ 曾国屏、李红林：《生活科学与公民科学素质建设》，载《科普研究》，2007(5)。

续表

		中国	美国
现实背景	经济水平	发展中国家、工业化初级阶段；人均 GDP 刚超过低收入国家水平，尚未达到中低收入国家的水平	发达工业化国家
	教育水平	中等教育入学率超过印度，但高等教育入学率低于印度；2000 年全国文盲率8.72％，受高等教育占同龄人口的 11.00％	整体受教育年限较长及水平较高
	科技发展现状	R&D 强度刚越过 1.00％；科技进步对经济增长的贡献率不足 30.00％；国际论文大国非强国；专利小国努力向创新型国家迈进	R&D 强度 1980 年即达到 2.50％；科技进步对经济增长的贡献率达到 60.00％以上；国际论文和专利强国知识社会、科学技术社会
	科学素质现状	整体素质偏低；人群的差异性极大；地区的不均衡	整体素质较高(1999 年为 17.00％)；人群和地域差异性小
路径选择	科学素质建设	双管齐下，注重正规教育的同时，关注"生活科学""后学院科学"，促进并行发展	正规教育为主体
	科学素质测量	突出层次性，兼顾本土需求与国际比较	米勒体系

　　因而，在笔者看来，我国的公民科学素质测量中，作为我国公民科学素质本土情境的集中体现，需要关注并充分考量"生活科学"的特性，明晰我国公民科学素质建设的现实背景和目标诉求，形成合理的测量结构。从目标指向、素质要求和现实背景三个大的层面对我国的公民科学素质测量整体状况同米勒体系所基于的美国的状况进行对比分析，如表 5-2所示。

　　表 5-2 的比较表明：在目标指向上，米勒体系将重点放在提升保证本国公民行使公民权和作为消费者的技能和科学素质水平上，以促进民主

制度的健康发展，保证持续的国际优势，而我国则首先集中于公民生活质量的改善和获取应用知识的能力上，并以此作为本国综合国力和国家竞争力建设的基础；在素质要求上，米勒体系更强调对当前科学议题的认识和参与能力，我国则强调基本的科学知识、能力及意识的掌握和一定的处理事务和参与能力。

从现实状况来看，我国的国情与米勒体系诞生于其中的美国环境差距甚远，从经济发展水平、教育水平到科技发展诸方面，再具体到我国的公民科学素质方面，我国都远低于美国。而且，我国面临人群的极大异质性和地区不均衡性问题，典型表现为农民与城镇人口、领导干部和公务员的科学素质差异大、男性和女性的差异大、东西部的差异大等。而且，我国作为一个农业大国，农村人口比重较大，面临着扫除文盲、摆脱愚昧与落后、消除贫穷、提高寿命及生活质量、改善大部分人正确的观念和信仰、消除迷信和伪科学，并利用科学素质来维持良好的生存能力，更好地利用自然资源来应对威胁和冲击等基础性问题，而美国则已经迈入知识化、信息化的高度工业化社会、科学技术化社会。

考虑到这种差异性，一个必然的结论是，在我国的公民科学素质测量实践中，不能完全照搬米勒体系，我们应在符合本国特色的同时兼顾国际比较。在此，我们尝试考察一种分层测度结构对我国的公民科学素质进行测量的可能性。

这一分层测度体系的理念，首先来自本杰明·申（B S P. Shen）对科学素质进行的层次性划分的启发。他指出，科学素质包括实用的、公民的以及文化的三个层次。其中，实用的科学素质意味着掌握有利于帮助解决实际问题的科学知识，如有关健康、营养、现代农业等的实用科学信息知识，以满足健康和生存的基本需要。并且，他认为实用的科学素质对于发展中国家尤为重要，因为对这些国家的很多人来说，少量的基本的科学见闻就可能意味着健康和疾病、生和死的不同结果①。实际上，这正是生活科学所强调的主要内容。而米勒体系对于科学素质的界定则是基于第二个层次——公民的科学素质。

---

① Shen B S P., *Scientific literacy and the public understanding of science*, Day S B. Eds. Communication of scientific information, Basel: Karger, 1975, pp. 44-52.

事实上，这种分层的理念，在国内部分学者的研究中，已显端倪。如刘立将我国的公民科学素质概括为"五科（六科）四层次"，其中四层次为：生存的科学素质、生活的科学素质、文化的科学素质以及参与公共事务的科学素质[①]。程东红认为，我国《纲要》对于科学素质概念的表述的后半部分强调了公民具备科学素质表现出解决问题能力的两个层面：一是民生层面，即处理生存与发展、生活与工作等实际问题的能力；二是民主层面，即参与公共事务的能力。在这里，似可依稀辨认出本杰明·申的"实用科学素质"和"公民科学素质"的印记。我们需要把握"具备科学素质"的结果或目标所具有的动态性和层次性特征[②]。

具体到框架性的分层结构而言，我国的公民科学素质测量可以在测度内容、素质要求及目标定向上形成两个层次，如表 5-3 所示。

表 5-3 对我国公民科学素质测量的分层设计

• 延续米勒体系的测度内容 • 作为全体公众的科学素质提升要求（提升素质） • 国际层面的科学素质建设目标
• 以生活科学为主要内容 • 作为全体公众的基本科学素质要求（门槛素质） • 国家层面的素质建设目标

第一个层面，结合当前大部分公众的现实需求，进行以生活科学为主要内容的测量；并且，将这一层面上的素质门槛水平作为面向广大公众的基本素质要求；在目标设定上，可以作为我国国家层面科学素质建设的要求基线和效果评测，《全民科学素质行动计划纲要》目标的实现——到2049 年我国国民人人具备科学素质，在这个层面上更具可行性。

第二个层面，联系国际比较，延续米勒体系的主要内容进行测度。这一层面的素质水平，作为广大公众的科学素质提升的要求；从目标来看，可作为我国面向国际层面的素质建设要求，并可形成与国际的比较分析。

---

① 刘立：《公民科学素质的定义、内涵及理念新探》，http：//www.csc.pku.cn/page/pic/20070512180903_liuli2007.pdf，2009-4-2。

② 程东红：《关于科学素质概念的几点讨论》，载《科普研究》，2007(3)。

在这种分层的整体框架设计理念下，对于公民科学素质测量的操作性设计将注意强调公众关注点与科学家关注点的结合，形成公众、媒体、政府及科学家的多方参与的互动模式，尤其在第一个层面以生活科学为主要内容的测度上。

四、结语：对米勒体系中国化的"本土关怀"

实际上，对"生活科学"给予了特殊关注的公民科学素质分层测度结构的提出，体现了多重角度上对于米勒体系中国化的"本土关怀"。

首先，在于对"地方性"的关注。这种地方性（locality），不仅是在特定的地域意义上说的，还涉及在知识的生成与辩护中所形成的特定的情境，包括由特定的历史条件所形成的文化与亚文化群体的价值观，由特定的利益关系所决定的立场和视域等①。对于米勒体系及其中国化，需要充分地考量米勒体系的产生和发展所处的美国社会当时及当前的情境以及我国当前的发展阶段所呈现出的各项特征，以及西方科学文化与我国传统文化之间的张力，等等。

其次，分层测度结构体现了对米勒体系的延续，但更加关注基于我国现实的公众需求，或者可以说是对我国公民科学素质建设及测度中公众身份的再次辨识。就我国而言，我国公民科学素质的总体水平低于世界其他发达国家。从米勒体系的视角来看，这意味着我国公众在科学知识（及方法）的掌握、科学素质水平方面是存在缺失的，我国公民科学素质的建设也正在致力于通过正规教育与科学传播普及的协同作用来改正这种集体缺失。可以说，米勒体系所呈现的"缺失模型"仍能反映我国当前的状况。

但是，我们需要注意到，尽管我国公民科学素质建设起步较晚的现状，要实现《全民科学素质行动计划纲要》的目标，也需要积极地吸收"缺失模型"之外的诸如"民主模型""参与模型"等的思想，充分认识到公众身份的多样性，在科学与公众的积极对话中形成科学素质的提升。公众并不是一个等待填充的空容器，作为独立的行动主体，公众具有主动性，他们会在有限的时间或精力下，依据自身的兴趣、喜好、专门知识、搜

---

① 盛晓明：《地方性知识的构造》，载《哲学研究》，2000(12)。

集信息的技能等形成对许多事物的热情和动力，对浩如烟海的科学知识及方法等进行选择性地接收、利用。他们不仅仅只是科学技术的接受者，同时将具备消费者、使用者乃至参与者的角色特征，因而也就会表现出积极的、适应性的角色特征和学习的能力，等等。关注公众现实需求，公民科学素质建设才更能切实有效。而同样，关注公民现实需要的科学素质测度，才更合时宜且行之有效。

分层测度结构的"本土关怀"，更主要地体现为对我国公民科学素质建设和测度提供的价值导向上的意义。

从"观察渗透理论"的角度来看，公民科学素质的测量也渗透理论，任何测度体系都具有理论预设，如"科学观"及公众理解科学的基本理念等，都将影响测度指标的设计。"生活科学"概念将有助于我们从更多元化的角度全面地认识科学，"通过多元探索的并存和互补来面对一个多样化的科学世界……并通过多元化解释之间的相互整合和互补，形成关于科学的'整体图景'"①，从而能更深刻、全面地理解和实践公民科学素质的建设及测度。

从"理论指导实践"的观念来看，公民科学素质测量的测度体系中指标的设计以及测度的内容，同时也具有价值导向作用，影响着人们对于科学的认识以及对于公民科学素质建设的理念和制度设计。分层测度结构的设想，显示了对于多元化测度体系的一种尝试——在当前多种科学观和公众理解科学理念并存的状况下，如何批判性地保留已有的测度体系，同时寻求新的测度的可能性，进而体现出对于公众应具备何种形式的科学素质、怎样提高这些素质的一种导向上的思考，这也恰恰是米勒体系中国化的价值之所在。具体而言，这种分层测度结构的导向性表现为：在中国当前的语境下，公众具备科学素质，首先，应该具备基本的生存、生活知识和技能，这是面向全体公众的科学素质门槛要求；其次，应具备更高层次的基于民主的、批判的、参与的知识、意识与能力，这是对公众素质提升的要求。如此，方能有步骤、有层次地实现我国公民科学素质的全面提高。

---

① 李正风：《走向科学技术学》，242 页，北京，人民出版社，2006。

社会及教育科学研究的功能与方法

王增珍　石修权　何　倩

（华中科技大学同济医学院）

社会及教育研究是指以人群为研究对象、以社会和教育问题为内容的科学研究，其功能是科学地认识社会和教育问题存在的现状、相关的因素，为解决现存的社会和教育问题提供科学的依据。社会及教育科学研究方法包括科研设计、资料搜集、整理和统计学分析，本章仅介绍研究设计与资料分析。

一、社会及教育科学研究的设计程序

科研设计的基本程序一般包括选题、查找文献、文献阅读与信息提取、课题修正与确立、撰写科研设计方案计划书等几个方面。

1. 科研选题

选题就是选择想研究或准备解决的问题，如选择进城务工人员自杀问题。选定要研究的问题后，才能初步确立研究的题目，进行设计和制订计划。研究内容包括探索问题存在状况（如自杀发生的严重程度）、原因或危险因素，阐明问题发生发展的过程及其机理，解释某些社会现象，探索解决措施和效果评价，其目的是提高对某个问题发生发展规律的认识水平，改进预防措施。

总之，研究的题目在一定程度上反映科研工作的水平，选题应该遵循的原则可以概括为以下四点：①应选择目前突出的社会教育问题进行研究；②要有实际意义；③课题要有创新性、科学性和应用性；④要有保证完成的手段，即可行性。

2. 查找文献

研究人员在进行某一课题研究时，在题目确立之前，为了少走弯路，出高质量成果，不去重复别人已经解决了的问题也需要查阅文献。了解国内外对该题目已做过的研究工作的成就、现状、动态及其方法学，进行比较选择和借鉴，改进或创新，在研究过程、资料总结和论文撰写时还需要查阅最新文献，以利于自己研究工作的提高。总之，必须查阅文献资料，特别是各学科权威刊物上的有关资料。要认认真真地查阅，不能草率从事。查找文献是研究者应熟练掌握的经常性工作，如何能花较少时间，较快地找出所需要的文献也是研究人员应具有的基本功。

文献种类繁多（教科书、参考书、专著、杂志、学报、文摘、综述、学术会议论文汇编等），储存形式各样（印刷出版物、缩微胶片、幻灯片、投影胶片、录音带、录像带、电影、网络电子刊物等）。可以采用的方法有：手工检索和计算机检索，如果希望尽量查准查全且条件许可则常用计算机检索。可以查找原文，查阅期刊索引，或者查阅文摘。可利用检索工具，查阅个人累积经验分类卡片，或通过向专家请教等方式去查找有关资料。在此强调一下计算机检索服务，凡是计算机普及程度较高的科研机构、院校、中心、大中型图书馆大都已经建立这种服务项目，由于计算机对文献储存数量大，使用代号检索甚快，目前都由专业人员操作联机检索系统，不需用户自己去操作按键。交一定费用，即可获得所需文献资料。

3. 文献阅读与信息提取

文献多种多样，现在是信息时代，新的刊物不断涌现，待看的论文非常之多，可以说成千上万，如何阅读这些文献，确实也成了一个难题。研究人员必须提高阅读效率，在有限的时间中有选择地阅读质量较高、数量较大、对自己的工作有帮助的文献。方法包括带着问题查文献、进行浏览性阅读并且多阅读综述性文献。

4. 课题修正与确立

在初步选出准备研究的题目后，经过第二、第三步查阅文献后，对原有想法进行调整补充、修正。然后用最简洁明确的文字写成题目，确立的题目要有明确的目的性，也可研究国内外新出现的问题。由于所立的题目基本上就是后来研究论文的题目，所以这个环节必须全面考虑后做出决定。

可供研究的题目来源很多，从特定问题的发生到预防和治理有许多环节，各环节中都有这样或那样的问题值得研究探索。在过去，这些题目可以由研究者结合自己的专业、兴趣、条件选题、立题上报、申请资助，也有很多是上级下达任务给以条件、单位或协作进行。随着经济体制改革引入竞争机制，开展科研招标，如每年的国家社会科学研究基金"项目指南"招标，可以在"项目指南"上选自己欲研究的题目，撰写课题设计书与进行投标，一旦中标，可获得可观的研究经费，确保研究任务的完成。

5. 科研设计方案与设计要点

设计方案的选择要根据研究的内容和目标而定，没有好的设计方案不可能有好的科研成果。科研设计书的内容有题目、研究背景概况，应充分阅读有关文献后写出预研究课题的国内外现况、水平和发展趋势，包括课题涉及的范围，以往研究的情况，提出本课题的立足点，欲达到的目的，确定研究对象、研究内容、受试对象的数量、研究措施、观察指标、调查或记录表（卡）、资料收集及统计处理方法、研究进度、预期结果、所需设备、经费预算、管理实施、参考文献等。

二、研究设计的基本原则与类型

科研课题确定以后，能否取得满意的科研成果及达到预期的目标，在很大程度上取决于科研设计。科研设计就是制定课题研究的技术方案和计划实施方案，它是整个研究工作的蓝图，集中体现了课题研究人员的设想、构思。要想使科研设计达到直观、明晰、可供操作，便于实施的效果，必须明确科研设计的基本要素和基本原则。

（一）研究设计的基本要素和原则

任何一项研究主要包括观察对象、观察指标、相关因素三个基本要素。科研设计的原则主要包括随机原则、对照原则、重复原则、均衡原则。科研设计是整个研究工作的一个极其重要的组成部分，一项科研工作的开展，科研设计的质量是一个重要因素，它与科学研究的整个过程密切相关，它不仅是研究工作开始的先导，也是整个研究过程的依据和数据处理的一个先决条件。因此，任何一个科研项目，一切科研活动都应严格遵循科研工作的基本程序有条不紊地进行，都应明确设计的基本要求，按照设计的基本原则做好科研设计，才能保证设计的科学性，获得理想的研究成果。

（二）研究设计的基本类型

1. 按照有无干预措施分类

研究按照有无人为施加的干预，又分为观察性研究和试验性研究两大类型。观察性研究是以客观、真实的观察为依据，对观察结果进行描述和对比分析；试验性研究是在排除其他因素影响的条件下，推论干预措施有无效应。这两类研究在研究设计和统计结果的解释上有很大不同，一定要认真区别。

观察性研究是指以客观、真实的观察为依据，对观察结果进行描述和对比分析，研究过程中始终不会施加干预措施，所以某些学者又称之为叙述性研究。观察性研究多无对照组，论证强度较差。在社会和教育的现场研究中，观察性研究仍然是一种重要的研究方法，但一定要充分认识到它的局限性，观察性研究结论一般只能解释为关联（association）而不是因果关系（causal effect）。但观察性研究可以通过探索总结特殊案例，从而发现问题线索。

试验性研究主要是团体或社区干预试验。社区干预试验，由于涉及的地域、人员一般会更加广泛，需要政府、更多的职能部门等参与和配合。试验的具体设计方案常有以下几种：配对设计、历史对照研究、非随机同期对照试验、序贯设计与成组序贯设计。

2. 按照应用方案分类

按照应用方案分类，又分为案例报告与案例分析、横断面研究、案例对照研究、队列研究、随机对照试验、随访研究。

三、研究设计的注意事项

（一）伦理学原则

社会、教育试验是以人作为研究对象的试验，属于流行病学实验的范畴，故应遵从如下伦理学原则。

1. 知情同意原则

要求试验前使受试者清楚地了解试验目的、方法、过程及试验中可能遇到的危险或后果，甚至包括试验所致损害的赔偿方法，并签订受试者知情同意书。如果受试者因年幼而没有能力签订同意书可由其监护人或代理人代签。即便如此，受试者仍拥有中途退出试验的权利，任何人无权强迫与干涉。

2. 有利无害原则

即维护受试者利益的原则。研究者所采取的试验措施必须是对受试者有利的，试验过程中要有充分的安全措施，保证受试者身心受到的不良影响减少到最低限度。

3. 科学性原则

所谓科学性原则是指试验前应该进行严密的试验设计，符合普遍认可的科学原理。

(二)依从性问题

1. 依从性的含义

依从性(compliance)是指受试者对于干预措施及实验过程的遵从与执行程度。常见的不依从表现为沾染、干扰、失访等。①沾染：对照组的试验对象也接受了试验组的处理措施。②干扰：试验组从试验外接受了对试验效应有影响的措施。③失访：有时也称为脱落，指受试者在试验过程中由于各种原因退出试验。

2. 不依从的解决方法

要解决不依从的问题，除了尽量缩短试验时间外，主要还是要在试验前和试验过程中充分做好解释和引导工作，让受试对象自觉配合设计者的工作，接受各自应有的处理措施，努力避免沾染、干扰现象，减少失访率。

(三)偏倚的消除与控制

偏倚(bias)是一种系统误差，可发生于科研设计、实施及资料分析各阶段，从而导致研究结果歪曲。主要包括以下三种类型。

一是选择性偏倚，主要发生在选择研究对象及对照组时，属于抽样方法上的错误，造成抽取的样本不能代表总体。解决方法是要通过随机化的原则和方法抽取和分配研究对象。

二是观察性偏倚，主要发生在对研究对象进行观察时，是资料观察方法上的错误。例如，在判断新老干预措施对某问题的效果时，考核者已知道谁用新方法，谁用老方法，常会不知不觉地将新方法的效果评得好一些，老方法评的差一些；被试本人也知道用的是新方法，其心理状态亦会把效果讲得好些，这就是观察性偏倚。虽然发生在资料收集阶段，但可在设计阶段予以控制。通过盲法和安慰方案的采用，让受试者和观察者都不知道谁是试验和对照组，隐藏随机分组方案，消除心理因素导致的观察性偏倚。

三是混杂性偏倚，主要发生在对研究对象进行分析时，是资料分析方法的错误。例如，研究自杀的危险因素时发现饮酒可使自杀危险性增高，而事实上是饮酒组内有较多情绪低落者，由于情绪低落的混杂作用造成饮酒和自杀有联系，这就是混杂性偏倚。在分析资料时应当分层分析，排除混杂性偏倚。

四、研究资料的分析

(一)描述性分析

搜集、整理完资料后，首先需要对资料进行描述性统计分析。描述性统计分析是采用适当的指标、表或图，对一组资料进行描述。合理地选择和运用统计描述方法可以对事物的变化趋势和发展水平做出直观而形象的分析。

1. 定量资料(quantitative data)的统计描述

定量资料是用定量的方法测定观察对象的某项指标所得的数据，一般带有度量衡单位。定量资料的统计描述主要采用合适的指标描述数值变量的集中趋势和离散趋势。

对于定量资料，首先要考察资料的分布类型，以便选择合适的指标进行统计描述(statistical description)。绘制统计图，如直方图可以粗略了解资料的分布大致属于正态分布还是偏态分布，通过正态检验来判断是否服从正态性。属于正态分布的资料选择算术平均数(arithmetic mean)、标准差(standard deviation, SD)来分别描述资料的集中趋势和离散情况，如计算被观察对象的平均年龄和标准差；偏态分布的资料则计算中位数(median)反映平均水平，四分位数间距(inter-quartile range)反映离散趋势。

2. 分类资料(categorical data)的统计描述

分类资料，亦称分类变量(categorical variable)、定性资料(qualitative data)或计数资料(count data)，其观察值是定性的，既将观察单位按某种属性或类别分组，所得的观察单位数，如研究对象的职业分为干部、工人、商人、农民等。

对于分类资料要根据研究目的来选择统计指标进行统计描述。若要反映事物发生的频率或强度，则选择概率作为指标，可能发生某种现象的人口数作为分母，实际发生数为分子，可以计算发生率(incidence rate)，如进城务工人员自杀发生率用进城务工人员自杀人数为分子，进城务工人员人数为分母。若需要反映事物内部各部分所占的比例，则计算构成比，如性别构成、职业构成比等。若要显示某种现象是另一种现象或事物的几倍(或百分比)，则计算相对比指标，如同年出生的男孩人数是女孩人数的几倍。

在使用相对数对分类资料进行描述性统计分析时，应注意：①分母不宜过小。相对数是两个指标之比，当分母过小时，计算的相对数稳定性差，很难正确反映实际情况；②分析时不能以构成比指标代替强度指标；③样本率(或构成比)之间进行比较时，由于样本率和构成比也有抽样误差，所以，不能单凭数字表面的差异做结论，而应进行差异的假设检验；④相对数比较时，应注意可比性。应做到同质比较，以保证比较结果的合理和可靠。

(二)推断性分析

1. 两个均数的比较

以 t 检验(t test)和 u 检验(u test)是两个均数比较的常用方法。若 σ 已知或 σ 未知但 n 足够大，采用 u 检验；若 σ 未知且 n 较小时，样本来自正态分布总体，两样本所属总体的方差相等时采用 t 检验；若方差不等，则需要用 t' 检验(包括 Cochran&Cox 法、Satterthwaite 法和 Welch 法等)。

2. 多个均数的比较

比较多个样本均数，每个样本数据均满足正态分布，并且方差齐性，则采用方差分析(ANOVA，analysis of variance)。根据试验设计类型选择完全随机设计的方差分析、随机区组设计的方差分析(配伍设计)和重复资料的方差分析(重复资料设计)等。

当拒绝 H_0 时，若需要推断究竟哪些总体平均数之间存在差别，则进行多个样本平均数的两两比较(多重比较,multiple comparison)。多重比较不宜用 t 检验分别作两两比较,而用 q 检验(Student-Newman-Keuls法)、最小有意义差异法(least significant difference,LSD 法,用于对照组与各处理组的比较)和新复极差法(Duncan's new multiple range method,简称 Duncan 新法,用于对照组与各处理组比较)等。

3. 两个率或构成比的比较

(1)单个样本所代表的总体率与已知总体率的比较

服从二项分布的资料可以利用分布的性质直接计算概率 P 与检验水准 χ^2 比较,如观察例数 n 和阳性率 p 和 $n(1-p)$ 均大于 5 时,二项分布近似正态分布,选择近似正态分布法。

(2)两个率或构成比的比较

成组设计的两个率或构成比的比较常用 χ^2 检验,在应用时要满足下述条件,即总观察例数 $n \geqslant 40$ 且根据无效假设计算的理论数 $T \geqslant 1$。配对设计而试验结果为"二分类"的计数资料,检验方法为 McNemar 检验(McNemoar's test for correlated proportions)。

4. 多个率或构成比的比较

多个率或构成比的比较,可构造出行列表(简称为 R×C 表)。行列表采用 χ^2 检验,要求理论频数不宜太小,一般认为行列表中不宜有 1/5 及以上的格子的理论频数小于 5,或有一个格子的理论频数小于 1。长期以来,对理论频数太小有三种处理方法:①最好增加样本例数以增加理论频数。②删去理论频数太小的行或列。③将太小的理论频数所在的行或列与性质相近的邻行或邻列中的实际频数合并,使重新计算的理论频数增大。由于后两法可能会损失信息,损害样本的随机性,不同的合并方法可能影响推断结论,故不应作为常规方法。另外,不能把不同性质的实际频数合并。当拒绝 H_0 时,若需要推断究竟哪些总体率或构成比之间存在差别,则进行 χ^2 的分割法。

5. 两个中位数的比较

对于不满足正态分布的资料,通常用中位数来描述资料的集中趋势;对于这类资料的推断性统计分析,通常用非参数统计检验(nonparametric test)。

检验单个样本的中位数与已知总体中位数的差异和配对设计的两样本中位数比较时，可以用 Wilcoxon 符号秩和检验（Wilcoxon signed rank test，或 Wilcoxon 配对法）；完全随机设计的两个样本比较，若不满足参数检验的条件，可用成组设计两样本比较的秩和检验方法（Wilcoxon 两样本比较法）。

由于随着观察例数 n 的增大，统计量分布渐渐逼近正态分布。若 $n > 50$，可用正态近似法作 u 检验（若相同秩次较多时，需要采用校正的 u 检验）。

（三）关联性分析

关联性分析就是分析事物间的关系，定量表述事物间关系的方向、大小或强弱。如分析儿童的学习成绩与智商的关联性。

对于计量资料，两个变量或因变量服从正态分布，研究一个自变量对一个因变量影响的数量依存关系则用直线回归分析方法（liner regression analysis），计算回归系数（regression coefficient）与截距（intercept），建立回归方程并进行显著性检验；若通过绘制散点图发现两者的关系不呈直线关系，可考虑进行数据变换拟合非线性回归（nonlinear regression），如指数曲线（exponential curve）、对数曲线（logarithmic curve）、双对数曲线回归（log-log regression）等。若需要说明变量间的直线相关关系，两个变量均服从正态分布，则用相关分析，计算 Pearson 相关系数（Pearson's correlation coefficient），并检验相关系数的显著性；非正态双变量资料，可进行等级相关（rank correlation）分析，计算 Spearman 等级相关系数（Spearman rank correlation coefficient）与假设检验（hypothesis test）。

分类资料采用卡方检验，双向无序多项分类资料（R×C 表），除了采用卡方检验推测有无关联，还可以利用卡方值计算 Pearson 列联相关系数（Pearson's contingency coefficient）反映关联密切程度；等级资料可采用 Spearman 等级相关或 Kendall 等级相关分析（Kendall's rank correlation）；有序分组资料可采用线性趋势检验。

（四）多因素分析

多因素分析可一次观察多个变量分别与因变量之间的独立关系以及变量之间的交互作用。如前面所述，种种原因使研究者需要以多因素分析方法控制各种影响因素的作用，完成资料的统计分析。该类分析方法多种多样，具体使用时一定要根据资料的特点、研究目的来选择适当的方法。

1. 研究多个变量之间的相互关系

如果一个科研题目同时考察了关于心理状况的多个指标（如抑郁、焦虑等），同时也考察了心理状况有关的多个因素（如营养情况、学习成绩、父母受教育年限等），这些变量若均呈正态分布，采用多元相关分析，计算复相关系数与偏相关系数并进行假设检验，可以了解多个自变量与一个因变量的相关关系，或在排除了其他变量的影响后，某一个自变量与因变量的相关关系；若需要分析一组自变量（如体质指标）与一组因变量（如体能指标）之间的关系，可进行典型相关分析（canonical variable analysis）来分析两组变量之间的相互关系。

2. 研究多个变量之间的依存关系

分析多个变量之间的数量依存关系采用回归分析方法。如分析一个因变量与多个自变量之间的依存关系，因变量是连续的正态分布变量，且自变量和因变量呈线性关系时，采用多元线性回归分析（multiple linear regression），计算偏回归系数（partial regression coefficient）与标准偏回归系数（standard regression coefficient）并进行假设检验，得出回归模型；当因变量是分类型变量，且自变量与因变量没有线性关系时，采用 Logistic 回归模型（Logistic regression model），计算回归系数并进行假设检验，得出回归模型。

第六章　探寻科学研究精神

——青年学者的研究心得与成长

　　"联校教育社科医研究论文奖计划"致力于引导青年学子从事科学研究，扶助与奖掖新人。一些获奖者在这 20 年之中已经学有所成，成为在其研究领域有一定影响的青年学者，并指导更年轻的一代学子继续获得论文奖计划的支持。本章选取了部分青年学者关于教育研究方法论方面的成果，从中可以看到他们在论文奖计划指导和支持下的迅速成长及其传帮带的引导作用。

论学位论文的"问题"：P-Q 模式建构

朱旭东

（教育部普通高校人文社会科学重点研究基地北京师范大学教师教育研究中心）

一、问题提出

　　我曾经写过一篇学位论文开题报告的文章，发表在《学位与研究生教育》杂志上，在那篇文章已经提到过"问题"，[①] 但没有展开，鉴于"问题"在学位论文开题报告中的重要地位，我们有必要对其进行探讨。继续开展讨论的缘由还在于，人的思维由问题开始，如汽车坏了需要修理，师生关系不合需要调解，暴雨导致城市瘫痪，需要改造城市设施……人类遇到问题（P），并希望能够解决，通过提出研究问题（Q），从而推动人类去思索问题的答案，寻找解决问题所需要的知识。同时，"问题"被认为是跨学科研究的起点。"跨学科研究的起点，就是要搞清和解决人文社会

[①]　朱旭东：《学位论文开题报告研究》，载《学位与研究生教育》，2010(1)。

科学是以学科的研究还是以问题的研究为起点。"①更重要的直接原因在于，学位论文的开题和答辩作为一项常规工作成为大学教师应该完成的任务，这项工作给我带来的一个困惑是，学位论文开题和答辩中学生常常搞不清楚"问题"是什么，"问题提出"居然没有"问题"，"研究问题"与"问题提出"之间也不知道是什么关系，存在着"无问题意识""问题不知道如何表达""问题含义不清"等严重"问题"。这不得不促使我们去探讨"问题"，对"问题"进行研究。其实，有关"问题"的探讨，不乏专著，在各种研究方法论的书籍中也都会讨论"问题"，可是学位论文仍然会存在以上提出的"问题"，这也是要进一步探讨的一个重要理由，问题在于，"问题"的内涵是什么？有哪些价值？有哪些类型？在研究中与哪些有关联性？本文通过对"问题"内涵的探讨，提出了 P-Q 的问题模式，并对这些问题进行回答。

二、"问题""P-Q"的内涵

在讨论学位论文开题报告的问题之前，我们需要对汉语语境中的问题的内涵进行解释。"问题"在古代汉语里是没有的，它是一个现代词，是指：①要求回答或解释的题目；②需要研究讨论并加以解决的矛盾、疑难；③关键、重要之点；④事故或麻烦。②受汉语解释的影响，研究中基本上以此解释来建构问题。我们先举几个例子。例一，在《论教学论基本问题》③一文中，作者"从语义学的角度分析，基本问题由'基本'与'问题'构成。'基本'主要有'根本的'与'主要的'两义。'问题'有多义，但从学术研究的层面上看，主要指'需要研究讨论并加以解决的矛盾、疑难'"。这个例子将《现代汉语词典》（修订本）中的释义进行了直接引用。④例二，"教育科研要以问题为导向。大学学者可以以学科为导向，但对于

---

①　顾海良：《"斯诺命题"与人文社会科学的跨学科研究》，载《中国社会科学》，2010(6)。

②　中国社会科学院语言研究所词典编辑室编：《现代汉语词典》，1322 页，北京，商务印书馆，1996。

③　熊川武：《论教学论基本问题》，见中国教育学会编：《中国教育科学（2011）》，349 页，北京，人民教育出版社，2011。

④　中国社会科学院语言研究所词典编辑室：《现代汉语词典（修订本）》，1322 页，北京，商务印书馆，1996。

教育科研活动整体而言，要从一个个体变成整个科研组织的活动，变成国家活动甚至国际化的活动，就一定是问题导向。问题把我们凝结在一起。提高质量、促进公平，这是国际上大家都避免不了的问题，所以大家互相学习，这不是个人问题。正因为有这些问题存在，国家、社会才花很多投入来解决这些问题。"①这里的"问题"是指什么"问题"？显然是指"提高质量、促进公平"。我们可以理解为《现代汉语词典》中的"关键、重要之点"解释的"问题"。例三，"对于跨学科研究，我们应当厘清几个基本问题。第一是跨学科研究的起点问题。即究竟是以学科的研究为起点还是以问题的研究为起点？学科不断朝着深化和细化的方向发展，其系统性和稳定性越来越强，而问题的研究则是按照社会现实的要求设定，以问题本身的需要来组织不同学科的学者开展研究，具有极为广泛的学科的综合性。强调跨学科研究，就是要强调问题研究的必要性和合理性。问题研究是社会的需要，是人文社会科学发展的根本方向和价值所在。第二是跨学科研究的过程形式问题。……第三是研究者的个人禀赋问题……"②这段话中的"问题"没有办法与《现代汉语词典》中的释义进行"对号入座"。看来，在学术界，对"问题"的使用就对象上不尽一致。

　　另外，在汉语中，经常会有这样的表述，学科的基本问题，如哲学的基本问题是"思维与存在的关系问题"；社会学的基本问题是"个人与社会的关系问题"；伦理学的基本问题是"善与恶的矛盾"或"应有与实有的关系问题"。这是很常见的表述方式。

　　本文认为，《现代汉语词典》对"问题"的四种解释以及人们使用的"问题"实际状况都无法让我们明确"问题"的实质，相反，让我们在理解时很容易造成混淆。这四种解释相互之间没有逻辑关系，从语言分析的角度来看，同一个词存在完全不同的含义，这是不可思议的，为此，我们急需澄清"问题"的确切含义。在没有其他办法可以澄清的背景下，我们不妨利用中文语境中的"问题"与英文语境中的"问题"在概念上的对应关系来理解。在英文语境中，与中文对应的"问题"概念有三个单词，一是 is-

　　① 曾天山：《做好教育科研课题的十个关键问题》，见全国教育科学规划领导小组办公室组编：《中国教育科研报告》，79 页，北京，人民教育出版社，2009(3)。

　　② 顾海良：《推进跨学科研究破解重大理论和实现问题》，载《光明日报》，2010-12-09(7)。

sue，在《朗文当代高级英语辞典》中 issue 是指 a problem or subject that people discuss，翻译为中文是"问题""议题"，如移民议题（the immigration issue）、敏感议题（a sensitive issue）；二是 problem，同样在前指的辞典中是这样解释的：a situation that causes difficulties，翻译为中文是"问题""难题""困难"，如 problem child，problem family，其实在实际表达中还会以"不足""缺乏""没有"等含义来意指"问题"；三是 question，在前用的辞典中解释为：a sentence or phrase that asks for information，中文为"问题"，但也解释为 subject/problem，即议题/难题，以及 doubt，即疑问，还有询问、盘问、审问等含义。[①] 英文三个概念使用的动词分别是 discuss，solve 和 ask/answer，看来，可以肯定的是，issue 在使用时既包括 problem，也包含 question，它们三者在存在的状态上是不同的，issue 只是议论状态，problem 一定是行动状态，但 question 与它们完全不在一个逻辑上，当它以"问题"存在时是以问号形式来显示的，因此会以 what，why，how 等来提问，即以问句形式存在。因此我们可以区分的是，issue 或 problem 是客观存在的，而 question 是主观存在的，issue 既可以是 problem 的，也可以是 question 的，它表现为公共场合议论的话题，因此它是议题，如"影响未来的五大议题"[②]，即经济发展与公平正义、经济增长与生态平衡、社会稳定与政治民主、个人权利与公共利益、中国模式和普遍价值。其实，在许多情况下，既不是 problem，又不是 question，它仅仅是 issue，是议题而已。也就是说 question 是人们头脑中的思维，因此在认知心理学中，思维的高级形态是语言、问题解决、创造

---

① 《朗文当代高级英语辞典》中对 issue、problem、question 进行了解释（英国培生教育出版亚洲有限公司编：《朗文当代高级英语辞典：英英·英汉双解》，1342、1992、2052 页，北京，外语教学与研究出版社，2014。）而参考《韦伯斯特词典》中对 problem 和 question 的解释，前者是：any question or matter involving doubt，uncertainty，or difficulty，或者 a question proposed for solution or discussion；（Webster's Encyclopedic Unabridged Dictionary of the English Language，New York：Gramercy Books，1996，p.1542）后者解释为：a problem for discussion or under discussion，a matter for investigation，a matter of some uncertainty of difficulty，a subject of dispute or controversy，a proposal to be debated or voted on，the act of asking or inquiring，interrogation，query，inquiry into or discussion of some problem or doubtful matter.（Webster's Encyclopedic Unabridged Dictionary of the English Language，New York：Gramercy Books，1996，p.1542，p.1584）.

② 俞可平：《影响未来的五大议题》，载《新华文摘》，2013(6)。

性和智力，但问题解决是指"answer the question"，这里需要指出的是，认知心理学教材中通常是"problem solving"，是指"直接指向解决一个具体问题的思维。它包括答案的形成和在可能答案中进行选择的过程"。[①]"现代认知心理学认为，问题就是指在信息和目标之间有某些障碍需要加以克服的情境。任何一个'问题'，都是由'给定''目标'和'障碍'这三个成分有机地结合在一起的。"[②]我认为用 problem 不如用 question，因为 question 才是人们主观的，是以问号存在的，其实下面这个例子也表明了我的这个观点，"一条狗脖子上绑着六米长的绳子，离它十米远的地方有一盘水。问狗如何到达盘边？"[③]显然，在这个例子中是以"how"来提问的。在问题解决前要先提出问题，因此从提出问题到解决问题是一个认知的过程，而 problem 是需要人们发现的，是客观存在的，因此不属于认知状态。从两者的意思中可以看到，它们是相互联系的，但有区别的，尤其是 question 主要解决 problem。

当然，在社会建构论看来，"'问题'并不是作为一个独立的事实存于世间，而是我们构建了具有好坏之分的世界，将任何挡在我们想要得到的东西面前的事物都视作'问题'。如果可以修改这个对话，所有我们构建成'问题'的，也都可以重构成'机会'"。[④]实际上就是 problem 和 question 的转化。

因此，我们可以把汉语的"问题"理解为三层意思：一是议题，相对于英语的 issue，其实上文中举出的例子，主要是"议题"；二是给人类（社会、自然、人自身）带来消极影响的难题、困难、困境、麻烦、不足、缺乏，对应英文的 problem；三是基于 problem 提出的疑问，通常以疑问句的形式表达，即是什么、为什么、如何、怎样，我把这些疑问划分为本体论问题、价值论问题和方法论问题。

---

① ［美］罗伯特·L. 索尔所、M. 金伯利·麦克林、奥托·H. 麦克林：《认知心理学》，邵志芳等译，403 页，上海，上海人民出版社，2008。

② 王天蓉、徐渲、冯吉等：《问题化学习教师行动手册》，10～11 页，上海，华东师范大学出版社，2010。

③ ［美］罗伯特·L. 索尔所、M. 金伯利·麦克林、奥托·H. 麦克林：《认知心理学》，邵志芳等译，403 页，上海，上海人民出版社，2008。

④ ［美］肯尼思·格根：《社会构建的邀请》，许婧译，5 页，北京，北京大学出版社，2011。

三、"问题""P-Q"模式的价值

从以上对"问题"的含义的辨析中，我们可以看到，它既是客观存在，又是主观存在，但即使是客观存在，也需要人类自身的主观发现，人类只有不断地发现客观存在的问题（problem，简称 P），才会致力提出解决这些问题的研究问题（question，简称 Q），从而形成人类的 P-Q 模式。问题对于人类具有的重大价值因此必须得到重视。它是推动人类社会发展的巨大动力；它是人类科学研究的逻辑起点；它是检验理论的试金石；它还是人类教育的手段和目的。

（一）推动人类社会进步的动力在于"P-Q"模式

推动人类社会发展的动力是由许多因素构成的，生产力和生产关系的矛盾构成了人类社会发展的基本动因，人民群众是推动人类社会发展的根本动力。本文提出，推动人类社会进步的根本动力在于"P-Q"模式。当代马克思主义中国化研究中提出了许多有关问题的命题，如"问题导向是马克思主义中国化最根本的动力，是理论与实际结合的具体化和载体""马克思主义中国化最根本最深厚的根基在于实践，最强大最直接的动力在于直面和应对各种问题，是问题在主导着、推动着马克思主义的中国化"。[①] 同时马克思的实践论也指出问题对于人类社会发展的重要性，"人是通过自己的实践活动解决问题的。但是人的实践活动也会产生出新问题。循环往复的问题不断产生和解决的过程就是人类社会的演化过程"。[②] 问题是实践中的矛盾。马克思、恩格斯正是敏锐地抓住了时代提出的重大问题——现实的人的解放何以（Q）成为可能，从而把握了资本主义现实所呈现的矛盾（P），最终从繁芜复杂的意识形态、动机和偶然性所层层包裹的历史表象走向最历史深处，创立了"关于现实的人及其发展的科学"。因此，可以认为，人类思想史和活动史就是一部问题史，推动人类进步的动力来自 P-Q 模式。

（二）科学研究的逻辑起点在于 P-Q 模式

现代科学研究是以学科为单位的，当代发展到跨学科的科学研究，

---

① 尹汉宁：《问题导向：马克思主义中国化的原动力》，载《新华文摘》，2013(3)。
② 韩震：《问题就是时代的声音》，载《新华文摘》，2013(6)。

但无论是学科研究，还是跨学科研究，都需要以问题为核心。例如，"构成历史学对象的是问题，它在一个由事实和可获得资源组成的无限世界里进行前所未有的切割剪裁。从认识论的观点看，问题执行了一种基本的功能，因为正是它建立、构建起历史学的对象"。① 年鉴学派大师费弗尔说得明确："提出问题是所有史学研究的开端和终结，没有问题便没有史学。"②同时，提出问题比解决问题更重要，"提出一个问题通常比解决这个问题更重要，因为解决问题可能只需要数学或实验技巧。而提出新问题、发现新可能性或以新视角看待旧问题，却需要具有创造性的想象力，这标志着科学的真正进步"。③ 由此可见，在科学研究中问题的重要地位。这还涉及"问题的正当性"，即"最正当的问题便是那些能'推动'其学科发展的问题"。④

这个正当性还得到了社会学家的支持。吉登斯强调"问题"对于研究的重要性，他说，"所有的研究都是从一个研究问题开始的。……一个研究者可能会从回答下列问题着手：抱有强烈宗教信仰的人口的比例是多少？今天的人们真的对'大政府'不满吗？女性的经济地位滞后于男性究竟有多远？"。⑤ 这里他举的"问题"例子主要是本体问题，即是什么的问题。同时吉登斯把"问题"视为"难题"，他认为，"最好的社会学研究是从那些伤脑筋的难题开始的。难题不仅仅是信息上的缺乏，而且也是我们理解上的一道鸿沟。开发出有价值的社会学研究的许多技巧存在于正确地识别难题之中。解决难题式的研究并不是简单地回答'这里正发生着什么'的问题，而是努力帮助我们理解事件为什么会如此发生。我们可以问：为什么宗教信仰的模式正在发生变化？近几年参加选举投票的民众

---

① ［法］安托万·普罗斯特：《历史学十二讲》，王春华译，67页，北京，北京大学出版社，2012。

② ［法］马克·布洛赫：《为历史学辩护》，张和声，程郁译，北京，中国人民大学出版社，2006。"译者的话"第12页。

③ ［美］理查德·沙沃森、丽萨·汤：《教育的科学研究》，程宝燕、刘莉萍、曹晓南等译，52页，北京，教育科学出版社，2006。

④ ［法］安托万·普罗斯特：《历史学十二讲》，王春华译，72页，北京，北京大学出版社，2012。

⑤ ［英］安东尼·吉登斯：《社会学（第四版）》，赵旭东、齐心、王兵等译，813页，北京，北京大学出版社，2003。

比例发生变化的原因何在？为什么高职岗位上女性少得可怜？”。① 吉登斯
对于“问题”的重要性也做了区分，“为什么”的价值问题比“是什么”的本
体问题更重要。在他看来，针对心理疾病，“问题”还是“疑问”，“这可能
会促使社会学家提出疑问：是什么使人们对心理病人的态度发生了转变？
这对病人自己以及社区其他成员可能产生什么样的影响？”②由此看来，不
管是“难题”还是“疑问”，它们都是“问题”，是本体、价值和方法问题。
其实，吉登斯指出了“P-Q”对于科学研究的价值。

　　问题还涉及科学研究的起点和方法顺序。有专家指出，“科学研究的
起点是问题即矛盾，正确地捕捉到问题和揭示出矛盾，是论文成功的一
半”。③ 还有研究方法的专家指出：“科学方法的一般顺序是识别一个课题
或问题，清楚地描述这个课题，确定解决这一课题所需要的信息及获得
信息的方法，组织信息、解释结果。”④

（三）检验理论研究的试金石是 P-Q 模式

　　科学的终极目的是理论的产生和检验，一种理论预测或解释自然现象，
理论和检验是科学探索的核心。一种理论要在科学知识发展中有价值的
话，必须满足一定的原则，科学是一个已确立的知识体，而“科学方法”
是指知识产生的方法，科学的方法是一种有序的研究过程，科学方法中
典型的步骤包括：①界定一个问题（problem），②陈述要检验的假设，③
收集和分析数据，④解释结果和对问题做出结论。⑤ 这与“理论只有解决
问题才能得到验证和发展，并随着问题的演进、时代的发展而与时俱
进”⑥的观点是一致的。问题还是理论与实践关系建立的中介，因为理论与
实践的关系不是仅局限于认识论中，不能离开问题空谈理论，理论与实践

---

　　① ［英］安东尼·吉登斯：《社会学（第四版）》，赵旭东、齐心、王兵等译，813 页，北京，
北京大学出版社，2003。
　　② ［英］安东尼·吉登斯：《社会学（第四版）》，赵旭东、齐心、王兵等译，814 页，北京，
北京大学出版社，2003。
　　③ 欧阳志远：《别让平庸论文充斥期刊》，载《光明日报》，2011-02-21。
　　④ ［美］杰克·R. 弗林克尔、诺曼·E. 瓦伦：《美国教育研究的设计与评估》，蔡永红等
译，9 页，北京，华夏出版社，2004。
　　⑤ McMillan、James H. and Schumacher，Sally：*Research in Education*：*A Conceptual In-
troduction*，Harper Collins College Publishers，1993，8。
　　⑥ 尹汉宁：《问题导向：马克思主义中国化的原动力》，载《新华文摘》，2013(3)。

之间不存在高低、优劣之分，理论与实践的关系是在问题导向中建立的。同时，"科学应从问题入手，应以理论框架为依据，因为是理论使得只叙事的资料具有意义"。① "科学本质上是解决问题的活动。"② "如果说问题是科学思想的焦点，那么理论就是科学思想的最后结论。……如果说问题构成了科学的疑难，那么理论构成了对该疑难的答案。"③ "关于任何事物的理论通常源于问题""有些问题则由需要生成新知识才能解决的问题所引起""还有许多问题是因一些与我们关于事物存在方式的信念矛盾的事件而引起的"。④

(四)P-Q 模式具有重要的教育属性

"问题解决"是认知心理学的一个重要概念，它代表着人的高级认知，而从教育角度来看，它既是教育的基础或手段，又是教育的目的，因为在教育过程中要以"问题"为手段才能够启发学生，但同时要开展"问题教学"和"问题学习"，培养学生的"问题"意识，培养学生提出"问题"的能力，甚至分析"问题"、解决"问题"的能力。认知心理学还认为，把"问题"这个概念运用到教学中去的时候，又变成了"在具体的课堂中，问题一般通过设问以疑问句形式出现，最常见的有'是什么''为什么''怎么样''假如'等形式；可以是在创设的情境中，或者在真实的状态下，学生所面临的困惑、挑战、机遇、欲达的目标等"。这个理解是基于"在教学中的'问题'既包含了学生学习的信息，也包含了期待的学习结果，'障碍'的克服(问题解答)，同时表现为一种学习过程或认知程序"。⑤ "无论知识、价值观念的创新还是学生品质、能力的提升，都需以研究性学习为方式，而研究是围绕问题进行的，没有问题则无所谓研究"，因此，问

---

① ［法］菲利普·卡班、让-弗朗索瓦·多尔蒂耶：《法国视角下的社会学与社会学思想》，69 页，北京，北京大学出版社，2012。

② ［美］拉里·劳丹：《进步及其问题——科学增长理论刍议》，方在庆译，3 页，上海，上海译文出版社，1991。

③ ［美］拉里·劳丹：《进步及其问题——科学增长理论刍议》，方在庆译，5 页，上海，上海译文出版社，1991。

④ ［美］M. P. 德里斯科尔：《学习心理学——面向教学的取向》，王小明等译，5 页，上海，华东师范大学出版社，2008。

⑤ 王天蓉、徐渲、冯吉等：《问题化学习教师行动手册》，上海，华东师范大学出版社，2010。

题构成学生学习的切入点，也构成学生探索、发现、研究和创新的起点，从而构成学生发展和所有教育的支点。[①]

　　问题是课堂教学中的核心，它既是培养儿童的认知能力的基础，又是教师必须区别的对象。而事实上，问题常常被混淆，如有研究者在对课堂教学中的问题理解时，是这样解释的，问题"可以是练习中的习题，也可以是课堂中讨论的议题，更可以是值得探究的课题"。[②] 在本文看来，练习中的习题可能是 question，也可能是 issue，课堂中讨论的议题是 issue，但可能包含 problem 或 question，而探究的课题应该是研究选题，不应该与问题等同，只能说选题需要揭示 problem，基于它提出研究问题 question。从这种混淆中我们可以将英文中的 question，problem，issue 赋予特定的意义，我们用三个动词就可以解释这三个词的意义了，"回答问题""解决问题"和"讨论问（议）题"。在学术研究中可能为了"解决问题"而要提出需要回答的研究问题，所有的"解决""回答"的问题都可以成为讨论的问题。因此在研究中需要"回答问题"。通常我们会说，"伟大的科学研究工作常常出于解决某一急迫的实际问题"。[③]

　　由此可见，"问题"是智力活动的发动机，它具有重要的教育属性，教师通过问题来开展教育，同时又要培养学生的"问题"意识和提出"问题"的能力。

四、"问题""P-Q"的类型

　　基于对"问题"内涵和价值的认识，我们接下来讨论研究的"问题"类型。针对"问题"类型，学术界也有不同的看法。首先从中英文语境中对"问题"的对应关系的阐释看，"所谓问题，则是建立在某种假定之上的、以特定概念为构件的特定理论提出的在某一现象范围内尚未得到适当解释的现象或疑惑"。[④] 由此问题的类型常常用课题（project）、议题（issue）、

---

　　① 李忠：《没有问题的问题——大学教育中不容忽视的问题》，载《大学教育科学》，2009(3)。

　　② ［美］埃德温·M·布里奇斯、菲利普·海林杰：《以问题为本的学习：在领导发展中的运用》，冯大鸣等译，上海，上海教育出版社，2002。

　　③ ［美］理查德·沙沃森、丽萨·汤：《教育的科学研究》，曹晓南、程宝燕、刘莉萍等译，北京，教育科学出版社，2006。

　　④ 张宇燕、李增刚：《国际经济政治学》，31 页，上海，上海人民出版社，2008。

选题或题目(topic)、难题(problem)、问题(question)来理解。有学者"依照不同认知层次，也可以有不同的问题类型，如记忆的问题、理解的问题、运用的问题、分析的问题、评价的问题与创造的问题"。[①] 还有学者对"是何、为何、如何、若何、由何"的五"何"问题进行了分类。(祝智庭)有的研究方法的教科书把问题的类型分为"可以获得相对稳定答案的问题""永恒的问题""新的问题""个人兴趣指向的问题""工作中的问题"。[②] 这种问题的分类值得商榷，首先，它不是"问题本身"，没有回答"问题"是什么，只是在"问题"前面增加了限定范围；其次，它不能满足分类的基本原则，即类之间的不重复和交叉性，类是并列逻辑的关系，而以上分类之间是相互重合的；最后，上述每一种问题都可以走向无限，这不符合概念边界要求。

如果把研究问题划分为工具主义者问题和实在论者问题，那么通常会有如下说法，提出研究问题时，要以研究对象所说或所报告的方式，或者以直接观察到的方式，而不是以信念、行为或因果影响推论的方式提出。

本文把问题区分为 P 和 Q 两类，P 是客观性，是存在于客观事实中的，它是不以人的意志为转移的事实；而 Q 是主观性，它存在于人们的头脑中，是由人的认识水平决定的；但它们两者是联系在一起的，Q 是由主体对于 P 的认识而提出的解决方向。P 是被发现的，发现问题是一种技能。

(一)问题类型"P"

从逻辑上说，任何一篇论文首先应该确定问题"P"，没有问题"P"任何研究都是没有意义的。但有关问题"P"的理解，在学科领域上其含义有些不同。在认知心理学上通常是"难题"。"日常的研究通常不是从空想一个题目开始，而是从解决一个碰巧遇到的实际难题(practical problem)开始，而这个难题如果未解决则意味着麻烦。"[③]这里还需要处理难题与问题的关系，当解决方案尚未明朗之前，你会提出一些问题，希望这些问题

---

① 王天蓉、徐渲、冯吉等:《问题化学习教师行动手册》，12页，上海，华东师范大学出版社，2010。

② 宁虹:《教育研究导论》，26～27页，北京，北京师范大学出版社，2010。

③ [美]韦恩·C. 布斯、格雷戈里·G·卡洛姆、约瑟夫·M·威廉姆斯:《研究是一门艺术》，陈美霞、徐华卿、许甘霖译，51页，北京，新华出版社，2009。

的答案有助于解决原先的难题。当然为了回答这些问题，必须提出研究难题(research problem)，在解决实践难题之前必须理解难题。研究难题经常始于实际难题，但解决了研究难题并不必然解决实际难题。如此可以知道"为什么成本会增加"这个研究问题(Q)的答案，但对"我们如何改进培训"这类实际难题可能百思不得其解。关键是研究难题本身所具有的重要性，"如果没有研究难题作为研究的对象，就没什么研究可以做的了"。[①]

那么什么是问题呢？或者什么是难题呢？难题的基本结构为：①一个处境或情景；②该情景会导致令人不悦的后果，而这样的损失(costs)是你不想承担的。这就意味着，实际难题的情景是其所造成的损失会让你(或某人)感到不悦的任何状态；研究难题的情景总是对事物不知道或不了解的某种描述。因此，在日常工作和生活中，"P"是指给人类自身带来消极影响的困难、麻烦、困境、不足、缺乏、没有、难题等。我们以政府的政治文本为例，问题显而易见，"必须清醒看到，我们工作中还存在许多不足，前进道路上还有不少困难和问题。主要是：发展中不平衡、不协调、不可持续问题依然突出，科技创新能力不强，产业结构不合理，农业基础依然薄弱，资源环境约束加剧，制约科学发展的体制机制障碍较多，深化改革开放和转变经济发展方式任务艰巨；城乡区域发展差距和居民收入分配差距依然较大；社会矛盾明显增多，教育、就业、社会保障、医疗、住房、生态环境、食品药品安全、安全生产、社会治安、执法司法等关系群众切身利益的问题较多，部分群众生活比较困难；一些领域存在道德失范、诚信缺失现象。"

(二)问题类型"Q"

在确定了问题"P"以后，任何研究就需要设计问题"Q"。问题"Q"在研究中体现在两个部分，一个是研究缘起或背景，有时会在"问题提出"部分，这里问题既是"P"，又是"Q"；另一个是在研究设计中，它叫"研究问题(Q)"。它常常以三个基本研究问题，即是什么、为什么、如何构成。

---

① ［美］韦恩·C.布斯、格雷戈里·G.卡洛姆、约瑟夫·M.威廉姆斯：《研究是一门艺术》，陈美霞、徐华卿、许甘霖译，54页，北京，新华出版社，2009。

　　研究问题的类型是所有教育研究方法的学者都需要关注的，但由于研究者的研究价值观不同，对研究问题的认识也不同。马克斯威尔把研究问题划分为三类，它们是一般化问题（generic questions）和具体化问题（particularistic questions）、工具主义者问题和实在论者问题、变量问题和过程问题。① 也有方法研究学者认为，"大量的教育研究问题可以归纳为相互关联的三类形式：描述性问题——正在发生什么？因果性问题——是否有系统性的作用？过程性或机制性问题——为什么会发生或怎么发生的？"。② 但我们把问题基本上分为三类，即本体论问题、价值论问题和方法论问题，通俗地说，在研究中时刻要回答"是什么""为什么"和"如何、怎么办"的问题。

　　由此我们可以确定的是，研究问题是以问号的方式表述的。研究者应该以有助于实现实践目的的方式提出研究问题，而不应该把这些研究的目的隐藏在研究问题本身中。并且研究问题必须是通过研究能够得到解答的问题，研究必须是真正可以实施的。"如果提出一个没有哪个研究能够回答的问题是没有价值的，无论是因为无法获得回答问题的资料，还是得出的结论可能会有严重的效度威胁。"③

　　研究问题"Q"是需要逻辑建构的，尤其在学位论文写作中，它直接决定了学位论文的逻辑结构。如果"是什么"的研究问题涉及内含（含义、内涵）是什么？类型（种类、范畴）有哪些？每一类型有什么特征（特点）？每一范畴具有哪些功能（价值、意义、作用）（对于解决 P 具有什么作用或意义）？那么"为什么"的研究问题要基于"是什么"的为什么提问，如为什么会有这些类型？为什么会有这些特征？为什么会有这些功能？以及"如何"的研究问题应该是基于"是什么"和"为什么"的如何提问，如如何形成这些类型？如何体现这些特征？如何实现这些功能？

---

　　① ［美］约瑟夫·A·马克斯威尔：《质的研究设计：一种互动的取向》，朱光明译，53～57页，重庆，重庆大学出版社，2007。

　　② ［美］理查德·沙沃森、丽萨·汤：《教育的科学研究》，曹晓南、程宝燕、刘莉萍等译，93页，北京，教育科学出版社，2006。

　　③ ［美］约瑟夫·A·马克斯威尔：《质的研究设计：一种互动的取向》，朱光明译，51页，重庆，重庆大学出版社，2007。

五、"问题""P-Q"的关联性

在学位论文研究和写作中，问题会与研究选题、研究的概念或理论、研究内容之间存在紧密联系。学位论文开题报告的问题阐述是学位论文研究的需要，因为问题研究和学科研究是任何研究边界确定的依据，既可以选择问题研究，也可以选择学科研究，但问题研究可以扩大和推进学科研究和跨学科研究，因为问题研究具有综合性和现实性特征。

(一)研究问题和学位论文选题的关系。

研究问题的提出是研究选题符合科学研究的基本原则。美国"国家研究理事会"提出了科学研究的六条指导原则，它们是"提出有意义并能通过实证来研究的问题。将研究与相关的理论相结合。使用能对研究问题进行直接研究的方法。进行有条理的、明确的逻辑推理。实施重复验证和研究推广。发表研究结果，鼓励专业人士的审查与评论"。[①] 前三条涉及研究问题、研究理论和研究方法，任何研究选题其实都要遵循这三条原则之间的逻辑关系。不同的研究选题会有不同的研究问题，不同类型的研究选题会有不同类型的研究问题，我们举个例子来说明这个观点，如"整合学校资源提高办学效益的研究"，以这个选题来提出的研究问题可以表述为"什么是学校资源？什么是办学效益？为什么要整合学校资源提高办学效益？如何整合学校资源提高办学效益？"。显然，研究问题是以问号的形式来表述的。

其实，研究问题被许多科学家所看重，在他们看来，科学研究取得成功不在于科学家解决问题的能力，而在于他们选择有重大意义的课题的能力，但这种能力最终涉及与课题联系的研究问题，这就是"提出一个问题通常比解决这个问题更重要，因为解决问题可能只需要数学或实验技巧。而提出新问题、发现新可能性或以新的视角看待旧问题，却需要具有创造性的想象力，这标志着科学的真正进步"。这段话是爱因斯坦说的，它也表明了，提出一个重大课题与提出这个重大课题的研究问题是一样的，它们之间是密切联系的，甚至于说，课题决定于提出问题。同

[①] ［美］理查德·沙沃森、丽萨·汤：《教育的科学研究》，曹晓南、程宝燕、刘莉萍等译，49页，北京，教育科学出版社，2006。

样，研究选题与基于这个选题而提出的研究问题同样重要，甚至学位论文研究选题会决定于提出的问题。

（二）研究问题与学位论文的概念或理论之间的关系。

这两者之间的关系也很重要，因为研究问题的提出也是基于研究的概念或理论。我们举个例子就可以明白，如"课堂教学的有效性研究"这个选题并没有能够反映出某一个重要概念或理论，虽然"课堂教学""有效性"都可以作为概念来看待，但不足以表明其学术性或理论性；如果我们把选题改为"课堂教学有效性的心理学研究"，于是"心理学"的学科性成为这个选题研究的概念来源或理论来源。先有问题，再去构建、修正理论，提出新的解释，而不是先找到一个理论，再去解释一个现象。

（三）研究问题与学位论文研究内容之间的关系

"problems""topics"和"issues"构成了研究的内容。研究变化是因为问题而发生的，例如，在心理学领域，许多核心问题是由学习的心理学过程确定的，如记忆、迁移、问题解决等。研究问题都希望是普遍化的，如学习是如何产生的？当前，教育研究的问题开始延伸到教育实践议题，扩展到教育政策议题。因此有关教育研究要回答的第一个问题是：它是关于什么的？它问（ask）了什么问题？它解决（address）了什么问题？①

在学位论文的研究和写作中，首先要表述的是"问题的提出"，也就是提出要解决的问题，提问的方式多种多样，德里达在谈到"本体论"问题时，认为本体论始于"这是什么"这种方式的提问。不过，他反对逻各斯中心主义方法，但反对的策略则是"回溯到源头去"，他主张的追溯就是"提问"（questioning），"提问看上去只是疑问而无所肯定"，其实，照海德格尔的说法，在提问中，所要问的问题的方向就已经确定了。这其中就有着"yes"。② 因此在我们的论文开题报告中，提出问题本身就是一种肯定，提问者只是对它进行论证而已。

这就涉及常规科学研究，包括社会科学和教育科学研究，都需要在"P-Q"模式下开展，但在撰写研究项目开题报告或研究报告时候，我们需

---

① Shulman, Lee S., *The Wisdom of Practice: Essays on Teaching, learning, and learning to teach*, edited by Suzanne M. Wilson, San Francisco: Jossey-Bass, 2004, p. 281.

② 俞宣孟:《解构与本体论——记德里达在上海社科院的讲演》，载《世界哲学》，2005(2)。

要区分"问题提出"和"研究问题"。"问题提出"是在研究项目开题报告撰写中的第一步，通常在序言或前言中，它包括"P"和"Q"，而"研究问题"是在问题提出的基础上，通过文献梳理后确定的"研究问题"，即"Q"，它既是"问题提出"中的"Q"的延续，又是其深化或细化。

（四）研究问题和学位论文写作的逻辑关系

学位论文写作具有研究方法的特征，我们可以提出"基于不同研究方法的学位论文写作"的命题，此命题表明，学位论文写作依赖于研究方法的使用而呈现出学位论文结构、逻辑和形态的不同，但研究方法与研究问题是紧密联系的，解决不同的研究问题，其研究方法是不同的，因此决定了学位论文写作的逻辑。当然，研究问题也直接决定学位论文的逻辑结构，以"是什么、为什么、如何"三个研究问题作为学位论文写作的逻辑建构，那么可以表述为"内涵""价值""功能"三部分。对于学位论文写作者，在写作过程中紧紧围绕研究问题来写作是一种基本的学术写作思维。

中国问题与西方理论

阎凤桥

（北京大学教育学院/教育经济研究所）

一

随着中国经济和社会的迅速发展以及国际地位的大幅提升，"中国经验""中国模式""中国学派"已经成为理论研究领域的热门话题。当我们面对中国的成功实践（并不否认有问题和失误的一面），试图从理论上加以总结时，又面对着这样一个困境，即我们所熟悉的理论多是从西方学习和借鉴过来的"舶来品"。这些理论可以被用来有效地解释中国问题吗？如果答案是肯定的，是否意味着中国成功的实践只是西方理论的一个附加例证？如果答案是否定的，是否意味着有必要和可能提出针对中国问题的"本土概念"和"本土理论"，进言之，本土的东西是否具有普遍和推广意义，这些都是目前中国学术界面临和有待探讨的问题。

中国实践有什么特殊之处？是否可以从其传统文化中得到解释呢？

从学术心态上看，中国学术界正在进行一个大的转变，即从忽视或漠视其历史和现实到重新审视其传统文化的价值和意义。在这种转变过程中，国内学人的心理是复杂和矛盾的，是乐观与悲观情绪交织在一起。在20世纪七八十年代改革开放之初，囿于中国社会的落后以及与发达国家之间的巨大差距，中国学术界的低自信和媚气也是自然流露的一个表象。八十年代的文化大讨论可能是继"五四运动"和"文化大革命"之后，对于中国传统文化的又一次否定。各种因素的综合作用，造成了我们大量人员出国留学，国内学人也源源不断地从西方国家"进口"概念和理论，有一些尚处于未经咀嚼和生吞活剥的状态，在社会上被流传和误用着。近些年来，国内学人的心态开始逐渐发生变化。经过三十多年的改革和开放，中国已经融入了国际社会并成为其中一个重要组成部分，在国际事务中扮演着越来越重要的角色。从一些显示度高的指标看，中国经济总量位居世界第二，"中国制造"和"贸易大国"的称号、在世界金融危机中的出色表现以及"高等教育规模第一大国"等一系列事实，使得中国变成了国际社会关注的焦点，也使中国学术人员和研究中国问题的别国学术人员在国际学术论坛上有了越来越大的话语权。本人于2009年10月在哈佛大学参加了"中国走向世界"（China Goes Global）国际学术会议，对于中国发展"奇迹"的溢美之词不绝于耳，表明中国问题研究已经开始变成一门"显学"。本人参加的另外一次会议是2010年3月在芝加哥举行的美国国际教育交流协会（CIEE）年会上，为中国教育问题强大的研究阵容和声势所震撼。本人经常听到一些在海外学习和工作的朋友说，研究中国问题的论文特别容易被国际会议所接受。通过这些情况，我们看到，中国学术在国际学术界地位的提升并不全在于学术成就本身，在一定程度上是中国社会发展所造成的。对此，我们一定要有一个清醒的头脑和平和的心态。

二

　　毋庸置疑，中国的改革开放实践，对于推进学术工作具有十分重要的意义。一方面，它为理论的发展提供了客观的现实实在，特别是中国这个世界上人口众多、历史悠久的文明国家正在进行一次史无前例的经济转型和现代化的进程，孕育着巨大价值的研究素材；另一方面，它也增强了研究人员理论创新的勇气和信心。但是，理论的创新不是由主观意志决定的。理论的创新往往不是研究的目标，而是研究的结果。① 面对中国的伟大实践，我们既有可能通过细致的研究而为人类知识的积累做出贡献，也有可能因为准备不足而无所作为、错失良机。按照学术发展的规律，"中国模式""本土理论""中国学派"也应该是研究的结果，而不应该是研究的目标，因为我们刻意为这个目标而努力时可能劳而无获，反而不经意的辛勤播种，日后可以有所收获。

在社会科学方面，中国做出了哪些得到世界承认的研究呢？它们在哪些方面对我们今后的学术工作具有启示？20 世纪二三十年代创立的社会学"中国学派"，就是一个典型事例。以吴文藻为代表的一批具有国际学术背景和熟悉西方社会学理论的社会学家，在中国开展了深入的"社会学调查"（而不是"社会调查"），通过对社会事实的调查来检验西方社会学的基本理论，从而发展社会学理论，被英国社会学家马林诺夫斯基称为"社会学的中国学派"。② 费孝通是另一位具有国际影响的中国社会学家。费孝通认为，对于中国社会的认识应该建基于对一些社区深入的定性分析，这既是检验西方理论的现实场景，也是提出新的理论的源泉。在《乡土中国》一书中，他提出了一些具有学术张力的社会类型划分，如无讼社会与法理社会、差序格局社会与团体社会、血缘社会与地缘社会、身份社会与契约社会等，促进了将中国社会与西方社会放在一个理论体系中进行比较。

"社会学的中国学派"的建立，对于我们有如下启示：第一，要有一个开放的国际学术视野，要熟悉西方（和非西方）的理论研究成果，能够熟练地掌握和应用社会调查方法。第二，在一定理论指导下，对中国社会进行深入的调查和学理分析。将人类学与社会学紧密地结合起来研究中国问题是"社会学中国学派"的主要特征之一。边燕杰把这种研究方法概括为"理论导向的实证研究"。③ 第三，将西方理论与中国实践进行类型

---

①　程介明：《走向明天的教育学院》，载《北京大学教育评论》，2010(4)。

②　李培林：《20 世纪上半叶社会学的"中国学派"》，载《社会科学战线》，2008(12)。

③　边燕杰：《理论导向的社会学实证研究》，载《中国社会科学评价》，2015(2)。

比较，总结出更普遍的概念体系，以促进社会学理论的发展。在一个多元文化世界里，如何对待中西方文化呢？费孝通做了最好的概括：美人之美，各美其美，美美与共，天下大同。

三

在学术研究中，我们要避免两种偏向：一是缺少文化自觉意识的悲观主义倾向，二是盲目自大的浮躁情绪。目前这两种偏向同时存在。仍然有一些人认为只有西方学者提出的理论才具有权威性，只有发表在国外学术刊物上的论文才有学术价值，非找到一个西方的理论来分析中国问题才感到踏实，因此不断地"寻找"西方理论，结果难免是寻找到的理论却是不适合的，套在中国问题上，要么是理论太大，问题太小，要么理论太小，问题太大。对此，笔者曾经在《中国教育前沿》(*Frontiers of Education in China*)期刊中撰文，就某一具体研究问题写了一些感想。[①] 为了提高两者之间的适用性，有些人采取了"削（中国现实）足适（西方理论）履"做法，这显然颠倒了主次关系。马林诺夫斯基在《江村经济》的序言中写道："当学者被迫以事实和信念去迎合一个权威的教义的需要时，科学便被出卖了。"[②]十几年之前，我们教育学院的前辈汪永铨先生用非常朴实的语言讲述了他本人的治学体会。他说："科学研究必须有好的学风，它最重要也是最基本的表现应是实事求是。"科学研究应该不唯上，不唯书，不唯众，不唯我，不唯"风"。[③] 实际上，对于有些研究问题，也许根本就没有适合的现成理论可以照搬，这时可以采取一般的逻辑分析思路，探究事情发展的基本规律和因果关系。这也许是理论研究的一个更高境界，但是却常常被忽视。批判性思维是学术研究的一个基本准则，也是一种基本思维方法，可以说，没有批判就不容易发现问题，也就难以创新。另外，社会问题的复杂性使得人们很难用一个理论对现象进行清晰的解释，这时可以在不同理论范式下提出具有"竞争性的研究假设"

---

① Yan Fengqiao, Lin Jing, "Commercial Civil Society: A Perspective on Private Higher Education in China", Frontiers of Education in China, 2010, 5(4), pp. 558-578.

② 费孝通：《江村经济》，13页，北京，商务印书馆，2003。

③ 汪永铨：《关于我国高等教育科学研究的几点思考》，23～35页，载《教育研究》，1999(10)。

(competing hypotheses)。美国社会学家米尔斯认为："社会学的想象力相当程度上体现为从一个视角转换到另外一个视角的能力，并且在这个过程中建立起对整个社会及其组成部分的充分认识。"①

与悲观主义倾向不同，盲目乐观主义倾向不恰当地排斥学习西方有益的东西，甚至将中西方的学术研究对立起来。在不求甚解的情况下，就以不以为然的态度藐视西方学者提出的学术概念和理论，急于理论创新，为本土而本土。这样做的结果只能是狭隘了学术视野，丧失了学习的机会，即使提出了所谓的本土概念，也由于缺乏扎实的学理性而难以成立，或者未得到他人的认可。

上述两种倾向都是片面的，笔者赞同米尔斯的"弹性的自信心"。米尔斯在《社会学的想象力》一书说："能够信任自己的体验同时又不盲从，这是一位成熟治学者的标志。这种富于弹性的自信心对于任何思想追求中的创新都是必需的。"②

四

最后，再来谈一谈与教育研究相关的问题。教育是社会大系统中的一个子系统，它的运行受到整个社会系统以及其他子系统的影响。③ 教育研究人员有时会忽视这一点，想在教育系统内部、就教育问题本身提出解决办法，结果不难设想，往往难以奏效。比如，大家最近讨论比较多的一个问题是关于中国创新性人才的培养，为什么中国教育事业规模发展到目前这么大，但是就是难以培养出来具有创新素质的人才。难道是教育经费投入和其他条件提供不够吗？从国家教育事业费支出看，我国已经在一些重点院校和重点项目上投入了很多的经费，有人说我们一些学校的硬件条件已经不次于西方国家的学校，甚至超过了它们。显然，原因不只是出在教育系统内部，而是与宏观背景以及社会大系统有一定的关系。我个人的观察是，不少学生家长关心自己孩子升学的程度，超

---

① ［美］C. 赖特·米尔斯：《社会学的想象力》，230 页，北京，生活·读书·新知三联书店，2001。

② ［美］C. 赖特·米尔斯：《社会学的想象力》，213 页，北京，生活·读书·新知三联书店，2001。

③ 汪永铨：《关于政府对高等教育的管理》，载《中国教育报》，1988-09-03。

过了他们关心孩子成长的程度，再加上其他原因，使得一些学校可贵的改革创新计划难以付诸实施。用一句话来概括上面的主要意思就是，当教育的社会属性（文凭功能、经济功能）超过教育自身属性时，教育的性质和意义就变了。

在中国，教育的社会属性为什么会超过其培养人的属性呢？这与国家的历史和传统文化有着密切的关系。当读到金耀基先生的《从传统到现代》一书时，增强了对这个问题的认识和理解。金耀基认为，现代化包括器物技能、制度和思想文化三个层面。较器物技能和制度层面的现代化相比，思想文化层次的现代化最难实现，因此会出现一种"文化脱序"（cultural lag），即思想文化的现代化程度滞后于器物技能和制度的现代化程度。① 对于教育改革而言，器物技能和制度层面的问题相对比较容易解决，比如，教育组织的硬件建设、学生对知识和技能的掌握、教育组织的规章制度、学生的行为规范等，而思想文化层面的问题则难以解决，比如，教育组织的办学思想、组织文化、价值观（不是指外现的文字表述，而是指人们如何思考，如何落实在行为上）、学生的创新意识和批判精神等。

当一个国家从前现代向现代转变过程中会表现出三种特征，即异质性、形式主义和重叠性。所谓异质性是指各种经济、社会、政治成分并存，比如，中国的城乡二元结构。所谓形式主义是指由于各种规范无法得到遵守而失去其应有的功能。当下出现的各种学术失范现象，就是一个具体表现。所谓重叠性是指社会机构之间并没有一个明确的职责分工，经常会出现摩擦和扯皮的现象。② 上述三个特性在目前中国社会转型过程中都有所表现。仅从教育领域看，目前讨论比较多的另外一个问题是大学的行政化问题，就可以通过重叠性加以解释。我国大学与政府并没有一个明确的职能分工，政府应该管什么，不应该管什么，对于这些都没有一个明确的界定，所以政府常常越界，去干预大学的行为，造成学术机构的行政化趋向。离开了大学存在的社会环境，大学的行政化问题是讲不清楚的，也无法得到解决。如果采取简单的措施，去掉大学的行政级别，不仅解决不了大学行政化的问题，反而会使大学在没有改变的社

---

① 金耀基：《从传统到现代》，124～128 页，北京，法律出版社，2010。
② 金耀基：《从传统到现代》，71～75 页，北京，法律出版社，2010。

会环境中难以维持，丧失原有的秩序。

本文就中国问题与西方理论谈了几点看法。这将是中国学人在今后很长一段时间里所面对的一个悖论。它既有现实性，也有理论性。现实性是指如何看待中国发展水平状况，理论性是指如何从中国社会实践中开展有意义的学术研究。笔者一个总的看法是，从社会和历史的角度去冷静地观察和思考教育问题，不仅有利于我们认识研究问题的本质，也有利于我们进行自我评价。我们既不宜就一些器物和技能层面的指标对中国的发展水平做出过于乐观的评价，也不宜对于中国的发展在理论做出简单的归纳，这是没有任何学术价值的行为。国际学生评估项目(PISA)考试成绩、在大学排名中的顺序并不能说明一切，教育的国际竞争力最重要的是看在思想文化层面的水平和进步。

思考如下这样一个问题，也许是有意义的：我目前的研究工作，十年后、二十年后还会是一个值得别人参考的东西吗？即使选择中国社会的巨大变革实践活动作为研究问题，如果没有足够的理论深度，没有系统和扎实的实证资料，则不能引起人们超越个案进行广泛的社会学思考，不能从历史角度做出评价，我们工作的价值就是有限的，难免被后人所遗忘。

"教学论"与"教学理论"概念之辩[1]

丁邦平[2]

（首都师范大学教育学院国际与比较教育研究所）

一、前言

"教学论"（德文 Didaktik，英文 didactics）与"教学理论"（theory of instruction/teaching）这两个概念在汉语中只有一字之差，按照汉语的思维习惯，所谓"某某论"者，即是"某某理论"的意思。如"实践论"即是"关于

---

① 本论文发表于《比较教育研究》，2011(7)。

② 作者简介：丁邦平(1960—)，安徽怀宁人，首都师范大学教育学院国际与比较教育研究所所长、教授、博士生导师。

实践的理论"，由此类推，"教学论"似乎也就成了"教学理论"的简称。但仔细推敲这两个分别从德文和英文翻译过来的概念，其实并不尽然。尽管德国教育学者也承认"在学校教育学中，教学论这个概念是指教学的理论"①，但反过来把美国的"教学理论"说成是一种"教学论"显然是不适当的。这与"中医是一种医学理论，西医也是一种医学理论，所以中医与西医一样"的说法，同样不适当。"教学论"与"教学理论"两者之间不仅有语义上的差别(如可以说"教学论理论"，但"教学理论理论"却说不通)，更有文化上差异，它们反映了欧陆文化与英美文化之间的差异，犹如中医与西医反映了中西文化之间的差异一样。这种差异在德语国家(包括受德国文化影响的中欧和北欧国家及苏俄)的教育学者与英语国家的同行之间非常明显，以至于芬兰学者佩尔蒂·坎萨宁(Pertti Kansanen)感到"很难与英美同行沟通，因为教学论问题的著作包含难以翻译的问题"，并认为"在英美(教育)文献中，教学论大体上是不存在的"。② 而美国课程论著名学者伊恩·韦斯特伯里(Ian Westbury)教授也坦陈："教学论(Didaktik)是思考教与学的(另)一种传统，这在英语世界里几乎无人知晓。"③但在我国教育学界，"教学论"和"教学理论"却被一视同仁，变成了"差不多"④(胡适语)的教育概念。这不能说不是一种文化误解或误读。

此前，笔者在《比较教育研究》2009年第12期上发表了《教学(理)论本与课程论关系新探：基于比较的视角》一文，明确提出"教学论≠教学理论"的观点。本文从跨文化比较的视角进一步辨别源于德语世界的"教学论"与兴起于英语世界的"教学理论"这两个概念之间的差异，以减少由于概念使用上的混乱而引起的教育思想与理论的模糊与歧义，为我国教学论学科建设及其本土化和国际化提供一些理论资源。

---

① 哈同、李其龙：《德汉学校教育学小词典》，77页，上海，华东师范大学出版社，1990。

② Kansanen, P., "Didactics and its relation to educational psychology：problems in translating a key concept across research communities." *International Review of Education*，Vol. 48, No. 6，2002. pp. 428、427.

③ Westbury, I., "Teaching as a Reflective Practice：What Might Didaktik Teach Curriculum? In Ian Westbury, Stefan Hopmann and Kurt Riquarts,"*Teaching as a Reflective Practice：the German Dadaktik Tradition*，2000，p. 15.

④ 胡适先生曾经写过一篇短文《差不多先生传》，批评国人思维和做事不追求精确的陋习。参见何乃舒：《胡适随想录：实用人生》，128~129页，广州，花城出版社，1991。

二、"教学论"概念的起源、含义及其演变

教学论作为一个教育概念首先兴起于宗教改革后的德国，然后传播到其他国家。对此中外教育学界比较肯定一致。挪威学者考证，"教学论"一词最早是在 1612—1613 年由德国教育家拉特克（Wolfgang Ratke，1571—1635）首先根据古希腊词"Didaskein"（其含义是"指向"）加上希腊文拉丁化的词"Techne, Ike"（意思是"技艺"）撰造的。[1] 拉特克著有《教学论方法》(*Methodus Didactica*)一书，而捷克著名教育家夸美纽斯的《大教学论》(*Didactica Magna*)(1632)则被公认为为教学论奠定了学科基础。[2] 拉特克和夸美纽斯提出建立教学论学科的设想在 17 世纪初是教育研究领域的一大革新，他们都"提倡建立一种教学分析的一般方法，以便引发学习；这与当时流行的被认为是最佳的呈现教学内容的方法——内容分析的逻辑方法相对应"。[3] 教学论最初的含义即是"一种教学的艺术"。[4] 在 17 世纪拉特克和夸美纽斯时代，教学论分为"小教学论"(small didactics)和"大教学论"(large didactics)。"小教学论是指教师在课堂上运用的教学技艺，而大教学论则是具体教育规划者的责任。这些制度的设计者对学校教育制度的设计、教学和规划负有全部责任。"[5]因此，像拉特克那样侧重教学方法的教学论著作在当时叫作"小教学论"，而像夸美纽斯那样不仅注重教学艺术而且规划整个学校教育系统的著作就成为"大教学论"了。"大教学论"与"教育学"(Padagogik)曾具有相同的含义，所以在 17—18 世纪的欧洲，教学论与教育学是通用的。甚至在今天的中欧和北欧国家，

---

[1] Nordkvelle, Y. T., "Didactics: from ClassicRhetoric to Kitchen-Latin." *Pedagogy, Culture & Society*, Vol. 11, No. 3, 2003, p. 315.

[2] Gonon, P. "The German concept of Bildung and the schools in the 19th century." *Nordisk Pedagogik*, Vol. 15, No. 2, 1995, p. 61.

[3] Kansanen, P., "The Deutsche Didaktik," Journal of Curriculum Studies, Vol. 27, No. 4, 1995, p. 347.

[4] Kansanen, P. (1995). "The Deutsche Didaktik," Journal of Curriculum Studies, Vol. 27, No. 4, p. 348.

[5] Popescu, A. & Lennerstad, H. (n. d.). On Curriculum, Bildung and the Dialogue seminar. Retrieved from http: //www. bth. se/bib/lararlardom. nsf/bilagor/AlexPopescu _ pdf/ $ file/ AlexPopescu. pdf, 2010/6/29. p. 2.

"didactics"（教学论）一词仍然含有"教育学"的含义。只是到了 19 世纪初，赫尔巴特"以其形式阶段说和教育性教学的原则开始把教学论置于教育的中心"①，并把教学论看作是教育学的下位学科。

由于夸美纽斯的《大教学论》被湮没了 200 余年②，19 世纪上半叶的德国教学论不可能受到夸美纽斯教学论思想的影响。赫尔巴特在其两部主要的教育学著作中都没有使用"教学论"一词，但其中核心部分无疑都是教学论的内容，因此，教育学界公认他对教学论的学科发展做出了巨大贡献。到了第斯多惠时代，教学论在德国尚未形成一门独立学科。例如，第斯多惠在《德国教师培养指南》一书中讲到教育学与教学论的关系时，认为"教育学包括课堂教学理论，因为课堂教学理论是有意识地影响人达到教育的目的，课堂教学构成了教学理论，是教育学的一部分。"③第斯多惠甚至把教学论与教育学和方法论相提并论，如该书第 3 章标题为"基础教育学、教学论和方法论学习指导"。19 世纪下半叶以后，随着普及义务教育和师范教育发展的需要，赫尔巴特学派勃然兴起，因此，赫尔巴特的教学论思想在德国、欧美、日本和苏俄（包括苏联及其前后的俄国）都得到了迅速传播。教学论成为教师教育和教师专业化的核心教育学科。

20 世纪以来，尤其在"第二次世界大战"以后，德国在 17—19 世纪形成的古典教学论开始从传统走向现代，其基本格局是形成了多元的、不同理论取向的现代教学论流派。首先是从侧重教学过程与方法的传统教学论转向以"教化"理论为基础、侧重教育内容理论的教学论流派。这一转向发生于 1920—1950 年，形成了与精神科学教育学（*geisteswissen-schaftliche Pädagogik*）密切相关的教学论，即包括范例教学论④在内的

---

①　Kansanen，P.（1995）."The Deutsche Didaktik," Journal of Curriculum Studies，Vol. 27，No. 4，p. 347.

②　苏联阿·阿·克腊斯诺夫斯基教授认为，"'大教学论'……被人遗忘很久，直到 19 世纪 40 年代才重新得到地位"（p102）；"对夸美纽斯的教育思想感兴趣，对它做比较透彻的研究，是 19 世纪后半期的事，产生这种现象的外在原因是 1870 年举行的他的逝世 200 年祭和 1892 年举行的他的诞生 300 年纪念"。（p109）。参见阿·阿·克腊斯诺夫斯基：《夸美纽斯的生平和教育学说》，杨岂深等译，北京，人民教育出版社，1957。

③　[德]第斯多惠：《德国教师培养指南》，袁一安译．北京，人民教育出版社，2001。

④　范例教学论严格说来不属于这一教学论流派，但由于它的核心概念如"基本性""基础性"和"范例性"等原则显然是针对教学内容而言的，而且其代表人物也包括著名教育学家克拉夫基在内，所以我在这里把它纳入了精神科学教学论流派中。

精神科学教学论（*geisteswissenschaftliche Didaktik*）流派，其代表人物有诺尔（Hermann Nohl，1879—1969）、维尼格（Erich Weniger，1894—1960）、瓦根舍因（Martin Wagenschein）和克拉夫基（Wolfgang Klafki）等人。① 这一教学论流派的核心思想就是"由克拉夫基概括出来的对教学（内容）的教学论分析"。② 其次，从 20 世纪 60 年代开始，由侧重教育内容理论的教学论转向侧重经验—实证研究的教学论，也就是受美国行为科学影响的柏林教学论流派，其代表人物有海曼（Paul Heimann）、舒尔茨（Wolfgang Schulz）和奥托（Gunter Otto）。这一教学论流派的核心思想是"教学的结构分析，认为对影响教学的诸因素的分析是制订授课计划的核心工作"。③ 最后，1970 年以来，德国兴起了基于批判理论，尤其是以哈贝马斯思想为理论基础而追问教育与教学目的及其依据的教学论，即批判—交往教学论流派，其代表人物有沙勒（K. Schaller）和舍费尔（K-H.，Schafer）。这一教学论流派的核心思想是"把教学过程视为交往过程，并提出了合理交往的原则""把师生关系看作影响教学的关键因素，认为师生合作、民主的教学交往是解放学生个性的重要途径"。④

上述教学论流派的形成是与德国两次世界大战失败后德国教育学家对教育的反思以及在战后重振教育与提高教育质量的背景下兴起的教育改革密切相关的。各教学论流派虽然研究的理论基础不同，方法各异，但目标都"在于对实践的解释和促进"。⑤ 总体上说，德国现代教学论是科学而不是艺术，是理论学科而不是应用学科。按照德国当代著名教学论专家克罗恩的说法，"教学论是一种社会科学"，而且"是一种理解和解释性的、行动导向的社会科学。"⑥

---

① Gundem，B.，"Notes on the development of Nordic didactics."Journal of Curriculum Studies，Vol. 24，No. 1，1992，p. 61.

② 李其龙：《德国教学论流派》，135 页，西安，陕西人民教育出版社，1993。

③ 李其龙：《德国教学论流派》，135 页，西安，陕西人民教育出版社，1993。

④ 李其龙：《德国教学论流派》，135 页，西安，陕西人民教育出版社，1993。

⑤ ［德］F. W. 克罗恩：《教学论基础》，李其龙、李家丽、徐斌艳等译，43 页，北京，教育科学出版社，2005。

⑥ ［德］F. W. 克罗恩：《教学论基础》，李其龙、李家丽、徐斌艳等译，43 页，北京，教育科学出版社，2005。

三、"教学理论"概念的形成及其演进

与欧洲国家的情况相反，教学论（以及教育学）在美国及其他英语国家并不流行。美国和英国大学教育学院教师的教育课程体系中根本找不到教育学和教学论课程，与之相近的若干教育课程是："教育基础""教育研究导论"教学理论或教学方法等①。虽然在英文教育文献中也时常使用"didactics"（教学论）一词，但这个词是从德文教学论（Didaktik）或拉丁文教学论（didactica）直接翻译过去的，而且其用途仅限于指称欧陆国家的教学论。因此，英文中 didactics 的含义并不是指英语国家的教学理论，它与 theory of instruction/teaching（教学理论）不是"等价"的术语。

教学理论（theory of instruction/teaching）是在 20 世纪初美国教育科学兴起的背景下产生的，它从一开始就与教育心理学和课程论密切相关，而与源于德国的传统教育学和教学论基本上不存在学术传承关系。这反映了美国教育学科两个传统的"断裂"，即 19 世纪下半叶在师范学校里形成的教育学传统与 20 世纪初期在大学里形成的、基于现代科学为特征的教育科学传统之间的断裂。② 我认为，美国教育学科这两个传统的断裂开启了美国教育理论的创新之路，如杜威的现代教育理论和桑代克的教育心理学即是在与欧洲教育学和心理学决裂的背景下基于美国文化和教育实际而创新的产物。

20 世纪下半叶以来，美国心理学家积极投身于教学研究。从行为主义心理学到认知主义心理学再到人本主义心理学，各派心理学都衍生出各自的教学理论，如斯金纳的程序教学理论、布卢姆的掌握学习理论、布鲁纳的学科结构教学理论、施瓦布的探究教学理论、奥苏贝尔的有意义学习理论、加涅的层次学习理论和罗杰斯的非指导性教学理论等。我

---

① ［美］阿伦·奥恩斯坦（Allan C. Ornstein）和莱文·丹尼尔（Daniel U. Levine）：《教育基础》（*Foundations of Education*）by Houghton Mifflin Copany，V. S. A.，2008；［英］Steve Barlett，Diana Burton and Nick Peim：《教育研究导论》（*Introduction to Education Studies*）SAGE Publications，Los Angeles，2007；［美］Paul R. Burden and David M. Byrd：《有效的教学方法》（*Methods for Effective Teaching*），盛群力、胡平洲、闫蔚等，杭州，浙江教育出版社，2008。

② 沈剑平：美国教育学概念的演进及其意义，袁文辉、程亮译校，见郑金洲：《教育的意蕴》，福州，福建教育出版社，2008。

国许多教学论学者把这些由心理学家提出的教学理论也称为"教学论"或"新教学论"，我认为这是不妥的。理由很简单：首先，上述这些教学理论除个别理论外都是由心理学家创立的，严格说来是心理学理论而不是教学理论，更不是教学论。其次，从教育研究体制上看，美国教育研究学会（AERA）体系中既没有教育学，也没有教学论。最后，欧洲的教育学者不承认美国有教育学和教学论，而且美国教育研究者自己也不认为他们有如同欧洲那样的教育学和教学论。

　　从课程论研究的传统看，20 世纪上半叶的教学理论研究依附于教育理论研究和课程理论研究，如杜威的"做中学"教学理论、克伯屈的设计教学法、泰勒的教学理论等都是如此。到了 20 世纪 60 年代，美国的课程研究与教学研究开始"分道扬镳"：1963 年美国教育研究学会（AERA）发行了第一版《教学研究手册》，这似乎确立了教学（teaching）作为一个独立的教育研究领域。随后，分别在 1973 年、1986 年、2001 年出版了第二、第三、第四版教学研究手册。②①

　　需要说明的是，由于我国许多教育学者混淆了"教学论"与"教学理论"这两个不同的概念，把美国的教学理论著作不适当地翻译为"教学论"。也有人把 20 世纪下半叶形成的美国的教学理论、苏联的教学论和德国的教学论笼统地称之为"新教学论"。然而，当英美教育学者自己都不承认他们的教育学科体系中有教学论时，难道在与他们进行跨文化对话中不容易产生误解吗？另一方面，在《教育研究》《课程・教材・教法》等核心期刊上，以"教学论"为题名关键词的论文在其标题和摘要的英文翻译中，往往都把"教学论"不恰当地译为"theory of instruction"或"teaching theory"。这又不免让国外学者产生误解了。

　　综上所述，我们可以很清晰地看出，"教学论"与"教学理论"是分别从德国文化与英美文化而形成的具有不同含义的教育概念。尽管其各自的研究都共同指向课堂教学，但隐含在它们背后的文化价值、认识论和研究方法等方面的差异使其成为难以通约的两种不同的学术范式。教学论植根于德国深厚的新人文主义的"教化"（Bildung）传统，属于欧洲唯理

---

① 欧用生：《麻烦的婚姻？——课程/教学关系辩疑》，第十一届海峡两岸和香港课程理论研讨会会议论文集，重庆，西南大学教育学院，2009。

主义哲学为理论基础的"教育学"范式；而教学理论则是与课程论以及不同取向的教育心理学相联系，属于经验主义和实证主义为理论基础的"教育科学"范式。我们需要对这两种不同的教学研究范式进行深入的跨文化比较研究，才可能获得对我国教学论学科建设及其本土化与国际化可用的理论资源。

四、"教学论"与"教学理论"的差异

(一)思维方式和研究范式上的差异

教学论研究采用的是欧洲大陆的哲学思维方式，重视思辨和理论模式的建构，它属于与自然科学相对应的文化科学或精神科学，尽管有些教学论流派也吸收了美国行为科学的理论资源。传统教学论的核心范畴是赫尔巴特提出的"教育性教学"，而现代教学论基本上是以"教化"（bildung，或译为"教养"）这一重要的新人文主义造念（construct）为基础的。教学论研究的基本问题是如何通过教育、教化和教学从整体上培养"人"的问题。由于不同社会和不同时代对"人"的要求不同，而且不同国家或同一国家不同时代的教学论在规定教学内容上也或有差异，但对于通过教育、教化和教学促进人的发展、人的解放和人的自由这一点上，教育学和教学论却具有一致的、内在的要求。这就是教育学和教学论所特有的研究范式，是教育学和教学论独特的魅力。

美国及其他英语国家的教学理论则不然。教学理论采用的是经验主义和实用主义的实证思维方式，它完全属于社会科学的实证—分析范式。教学理论研究并不从整体上去研究人的发展、人的解放和人的自由问题，而强调把教学（instruction/teaching）作为"客观对象"研究其属性、规律、规则及有效教学的条件等。无论是与课程论相关联的教学理论研究还是依据不同心理学流派所形成的教学理论研究，它们都没有密切联系教育目的（或教育价值）而考虑如何从整体上培养人的根本性问题。例如，布鲁纳所关注的焦点是学生的智力发展问题，其他教学理论流派也只关注学生心理发展的某一方面，而不是完整的人格发展。

(二)研究对象、范围和方法上的差异

教学论与教学理论在研究对象、范围上也存在很大差异。教学论研

究关注教学过程的整体性(totality),它把教育的宏观问题(如教育目的)、中观问题(如教学内容)和微观问题(如教学方法)贯穿在一起,试图从整体上去理解和解决教育和教学问题。因此,教师教什么、如何教和为什么教,以及学生的学习与智力发展、情感发展、道德发展和社会性发展等,都在教学论的研究范围内。教学理论则不一样,它主要关注如何有效地教的问题,至于教师教什么、为什么教和学生如何学习都不是其关注的重点,因为那些都是课程论研究或学习理论研究的范围。对此,已故的著名教育学者施良方教授在《教学理论》一书的前言中对"教学"和"教学理论"的阐述最为清楚,他说:"教学是指教师引起、维持以及促进学生学习的所有行为。因此,这里的教学讨论的是教师的教,而不是学生的学";基于此,"教学理论是关于教学即教师行为的理论,它的核心问题是'怎样教才是有效的'……它把关于学生学习的研究让位给学习理论,并作为学习理论的核心问题"。① 施良方教授的这一界定反映了北美教学理论研究的实际。由此可见,德国的教学论与北美的教学理论在研究对象上虽然都针对课堂教学,但研究的核心问题和范围却是不同的。

在研究方法上,德国的教学论与美国的教学理论也有很大差异。教学论研究基本上采用哲学方法(如解释学方法),而教学理论研究则采用实证的"科学方法"。虽然教学论和教学理论都被认为是一门科学,但德国文化对"科学"(Wissenschaf)的理解与美国文化对"科学"(science)的理解不尽相同。德语中的"科学"不仅指自然科学,也包括具有价值负载的"文化科学"或"精神科学"(Geisteswissenschaften),而在英语中"科学"则专指自然科学以及用自然科学方法来研究的社会科学,而把德语中所称谓的"文化科学"或"精神科学"叫作"人文学科"(humanities),基本上不承认它们的"科学"地位。

(三)教师地位和角色规定上的差异

教学论与教学理论对教师角色的规定不同。依据德国的教学论传统,教师是拥有"教学执照"("licensed")的专业人员,具有从事教学的专业自主性。他们作为专业人员是在一个较大的制度性框架下工作,但这一框

---

① 施良方、崔允漷:《教学理论:课堂教学的原则、策略与研究》,上海,华东师范大学出版社,1999。

架"只是指导，而不是控制他们工作的细节。如同律师和工程师一样，教师的工作基于对实践自主性的期待和一种自律和同行评议的制度，而不是受外在的控制"。① 教学论作为给教师的专业化提供学术理论基础的一门教育科学，它把"教师置于教学/研究/学习过程的中心。而且，它还为教师提供了围绕他们的工作思考最基本的问题——如何教、教什么和为什么教的框架"。②

然而，依据美国教学理论的传统，教师的角色是"雇佣人"，或学校制度的"代理人"。作为"雇佣人"和"代理人"，美国教师不具有德国教师那样的专业自主性和自主权。对他们而言，课程内容是由国家、州和学区规定好的，教师只需要考虑如何教的问题，不需要考虑教什么和为什么教的问题，③ 因此，在美国 20 世纪 60 年代的课程改革中才有"防教师"（teacher-proof）一说——即对教师教什么和如何教都有详细的规定，教师成为被教育制度控制的对象。这样，我们就不难理解 20 世纪 80 年代中期以来首先在美国兴起的教师专业化运动要求给教师赋权（empowerment）的意义了④。

五、结论

比较和区分"教学论"与"教学理论"这两个相似的概念之所以必需和必要，是因为中国教育学的本土化和国际化首先需要在学术上真正弄清来自西方两大文化传统的教育理论及其差异，以便去粗取精、洋为中用。自 20 世纪初以来，我国教育学界长期把"教学论"与"教学理论"（以及教学法）看成是一种"等价"的教育概念，这给我国教育学的本土化和国际化造成了许多学术上的混乱。我国教学论界关于教学论研究对象和学科性

---

① Hudson, B., "Holding complexity and searching for meaning: teaching as a reflective practice," Journal of Curriculum Studies, Vol. 34, No. 1, 2002, p. 47.

② Hudson, B., "Holding complexity and searching for meaning: teaching as a reflective practice," Journal of Curriculum Studies, Vol. 34, No. 1, 2002, p. 51.

③ Hudson, B., "Holding complexity and searching for meaning: teaching as a reflective practice," Journal of Curriculum Studies, Vol. 34, No. 1, 2002, p. 45.

④ 新旧世纪之交在美国兴起教师专业化运动，这可以看成是对教师是学区雇佣者这一传统的变革。教师专业化运动主要是在英语国家进行，在欧洲盛行教学论的国家，教学历来被认为是专业化的，因此，教师历来被看成专业人员。

质的争论实际上反映了对教学论和教学理论的误读而造成的思想混乱。

这种混乱到了"剪不断，理还乱"的地步。如早在 1930 年，由著名心理家学家唐钺、朱经农和高觉敷主编的《教育大辞书》对"教学法"的解释为"凡是依据实验而得之原理，以教儿童各种学科之方法，谓之'各科教学法'，或'教学法各论'。而讨论教学上一般的原则，为各科教学所共通适用者，谓之'教学法概论'，或'教学法通论'"。[①] 从这个释义看，"各种学科之方法"和"各科教学所共通适用"的方法正反映了当时美国流行的教学方法（teaching methods），而与德国的教学论迥然有别。当时美国以"儿童中心论"为理论取向的教学方法，引进到中国后被纳入 20 世纪之初取道日本的德国"教授学"（或"教授法"，后因陶行知的建议而改为"教学法"）学科框架内，但对于它们之间内在的文化差异却未加注意，结果，1949 年之前我国教育学界就普遍把美国的教学方法当成了"教授法"（或"教学法"）。如 1946 年由商务印书馆出版、龚启昌著的《中学普通教学法》，其内容诚如作者在该书绪论中所坦言主要来自美国学者 Bossing 所著的《中学进步教学方法》（*Progressive Methods of Teaching in Secondary Schools*）一书。[②] 它主要叙述了中学教学的原理、教学方法与策略及评价方法，而这与德国任何流派的教学论都大相径庭。

1949 年新中国成立以后，我国学习苏联教育学和教学论，反过来又长期把源于欧洲而在苏俄获得发展的教学论与"教学法"或"教学方法"混为一谈。如 20 世纪 90 年代出版的《教育大辞典》对"教学法"词条的解释是："教学法（teaching method），亦称'教学论'，阐述各学科通用的一般教学原理和方法。详'教学论'"。[③] 1978 年改革开放以来，我国教学论研究受苏联教学论学科框架的影响结合我国教学改革的实际获得了较大发展，但教学论与各科教学论（抑或学科教学法）的关系却没有因此而理顺，以至于 20 世纪 80 年代后期以来，学科教学法（或学科教学论）因学科地位低下而被人为地升格变为"学科教育学"了。

---

① 陈桂生：《普通教育学纲要》，192 页，上海，华东师范大学出版社，2008。
② 龚启昌：《中学普通教学法》，上海，商务印书馆，1946，（此书收入瞿葆奎、郑金洲主编、杨小微特约编辑的《二十世纪中国教育名著丛编》文库中）。
③ 顾明远：《教育大辞典（增订合编本）（上）》，713 页，上海，上海教育出版社，1998。

　　厘清 20 世纪我国从西方不同文化传统引进的教育学科的概念，弄清不同概念的含义及其在我国语境中的变化，是新世纪我们重建教育学科的一项重要的基础性工作。辨别"教学论"和"教学理论"这两个相似的教育学科的概念及其在我国语境中的造成的混乱，为建设有中国特色的教育学提供一点可靠的理论资源。

教育研究中的科学精神

蒋　凯①

（北京大学教育学院教授、院长助理，教育与人类发展系系主任）

　　科学精神是科学素养的重要组成部分，它是教育研究者必须培养的一种精神气质，贯穿于不同范式的教育研究之中。中国大陆地区的教育研究状况有待改进，提升教育研究的整体水平需要研究者加强研究方法的训练，但更关键的是要培植科学精神。本文阐述了五篇采用不同研究方法但都体现了科学精神的高质量研究生学位论文的特点，归纳了这些学位论文取得成功的共性因素。

一、科学精神是什么

　　2003 年初，美国密歇根大学及香港中文大学讲座教授、"联校论文奖计划"发起人之一的杜祖贻教授邀请我参加该年 8 月下旬在香港举行的第二届"脑神经科学与语文教学国际研讨会"。为了改进香港的中小学语文教学，杜教授和香港教育署副署长关定辉先生联合主持重大课题"脑神经科学与语文教学研究"，组织了一支由来自香港多所高校和有关机构的教育学、心理学、语言学、脑科学、医学、工程科学、统计学等多个学科的数十位学者和数十名研究助理组成的大型跨学科团队，研究脑神经科学成果在语言教学中的运用。众所周知，1997 年主权回归祖国后，香港大多数中小学生要同时学习两文三语（中文、英文、普通话、广东话、英

　　① 作者简介：蒋凯，北京大学教育学院教授、博士生导师、院长助理、教育与人类发展系系主任，曾获得"联校论文奖计划"资助，入选"教育部新世纪优秀人才支持计划"，获霍英东教育基金会高校青年教师基金，获选中美富布赖特高级研究学者。E-mail：kjiang@pku.edu.cn。

语），学习负担较重，如何提高语文学习的效率成为香港教育界和社会各界十分关注的问题。在邀请函中，杜祖贻教授特地嘱托我做题为《科学研究与教育改进》的会议报告，结合内地教育研究状况分析科学方法对教育研究与实践的促进作用。在准备会议论文和报告的过程中，我发现由于教育研究的对象和问题不同，科学方法在教育研究中的运用是有条件的，在有的情况下适用，在有的情况下不适用。我还发现，要提升中国内地教育研究的整体水平，需要加强研究方法的训练，但最关键的是要在教育研究界培植科学精神，形成一种以学术为业、追求真理、严谨治学的精神气质。因此，我向杜祖贻教授提出申请，将会议论文和报告题目改为《涵养科学精神——教育研究方法论的省思》。[①]

　　该会议论文的研究结论是，进入不同教育研究者的视界的问题不一样，他们采用的研究方法差异甚殊；但是，有一种共同的研究信念和气质即科学精神应当贯穿于不同的教育研究群体之中。那么，科学精神究竟是什么呢？

　　科学精神受到我国学术界的关注，可以说是在新文化运动时期高举"德先生和赛先生"（民主与科学）两面旗帜的特定历史背景下形成的。1922 年 8 月 20 日，梁启超先生应中国科学社之邀做题为《科学精神与东西文化》的演讲，在国内率先阐述科学精神。他提出，从最广义上说，"有系统之真知识，叫作科学。可以求得有系统之真知识的方法，叫作科学精神"。[②] 梁启超对科学方法的含义以及中国学术研究由于缺乏科学方法而带来的笼统、武断、虚伪、因袭、散失五大病症进行了精辟的分析，但是囿于时代局限性，这位启蒙思想家对科学精神的理解难免有所偏差，他所提出的科学精神实为科学方法。相反，胡适这位更年轻的启蒙思想家在 1921 年提出的"大胆的假设，小心的求证"治学方法反映了一种治学态度，更接近科学精神的要义。

　　科学精神有广义与狭义之分。狭义的科学精神源于自然科学，可以概括为求真、求实、求准。2003 年，北京大学物理学院院长叶沿林教授为庆祝北京大学物理学科 90 周年撰文，阐述弘扬科学精神与建设一流学

---

① 该会议论文的同名修改稿发表于《北京大学学报》（哲学社会科学版）2004 年第 1 期。

② 梁启超：《科学精神与东西文化》，北京，中国科学社，1922-08-20。

科的关系。根据他的观点，求真就是注重对事物内部联系和内部规律的探索，强调由兴趣激发纯粹求知的探索；求实就是讲求以实验为依据，认识真实的、可重复推广的现象；求准就是讲求定量上的准确描述。① 广义的科学精神则是指由科学性质所要求的、贯穿于科学探究活动之中的基本的精神状态和思维方式，是体现在科学知识中的思想或理念，它不限于自然科学领域。本文所指的科学精神是在广义上使用这一概念。

科学精神不同于具体的科学研究方法，前者属于更高层次的方法论原则或探求真理的精神境界。科学精神是一种追求真理的精神，是科学素养的重要组成部分。著名教育理论家叶澜教授指出，科学方法在教育研究中要"有条件地适用"，"但科学的精神，不以臆想代替事实，以事实为根据做判断，遵守人类语言、理论表达、交流的一般逻辑要求，则具有普遍的意义"。② 归纳起来，求实、怀疑、批判、严谨、坚持、协作、无偏见等，这些都是科学精神的重要组成部分。

如果说90年前梁启超先生将科学精神误认为科学方法尚可理解的话，那么今天一些人认为科学精神是自然科学的专利，认为它至多体现在自然科学和以自然科学方法完成的人文社会科学研究中，则不能不说这种误解与他们对科学的认识不完整有关。在世界各地，关于科学的含义的认识并不一致。以英语世界为例，《不列颠百科全书》对科学（science）的定义是，"涉及对物质世界及其各种现象并需要无偏见的观察和系统实验的所有智力活动。一般说来，科学涉及一种对知识的追求，包括追求各种普遍真理和各种基本规律的作用"。③ 根据这种理解，科学几乎是自然科学的代名词。在德语世界，科学（Wissenschaft）的含义则要广泛得多，包括一切有系统的学问，不仅包括自然科学，还包括经济学、法学、哲学、历史学、语言学等社会科学和精神科学，甚至包括宗教、艺术，教育学自然属于科学之列。德文"科学"的词根 Wissen 的含义是"知识"。但是，我们应当看到，尽管关于科学的理解并不完全相同，主流的

---

① 叶沿林：《弘扬科学精神建设一流学科》，载《北京大学校报：北京大学物理学院九十周年纪念专刊》，2003-10-20(1)。

② 叶澜：《教育研究方法论初探》，326页，上海，上海教育出版社，1999。

③ 不列颠百科全书（国际中文版）：15卷，173页，北京，中国大百科全书出版社，2001。

科学世界观认定世界可以被认知。举个例子说，美国促进科学协会就指出，"科学假定，宇宙间的万事万物都以恒定的模式发生和发展，通过认真的、系统的研究可以认知"，（通过人们运用智慧，借助加强感官的仪器）各种特性的模式是可以发现的，宇宙间存在适用的基本规律。[①] 科学特别是自然科学以观察和实验作为基本的研究方法，这两种方法被奉为科学之圭臬，到后来定量方法也逐步发展为科学研究的一种基本工具和方法，并与观察和实验方法紧密结合。一些人认为只有在自然科学或以自然科学方法完成的人文社会科学研究中才体现了科学精神，这是基于他们对科学的狭义理解。

科学方法在自然科学研究中是适用的、可行的。科学方法或自然科学方法经过改造后，移植到经济学、社会学、心理学等研究领域中，促使这些研究领域发展成为较成熟的社会科学学科。实验、测量、数理统计等科学方法在教育研究中也得到了越来越广泛的运用，促进了教育研究水平的提升，并产生了一批有重要影响的研究成果。当然，对于在人文社会科学研究中是否采用和在多大程度上采用科学方法，仍然是有争论的。

科学精神不等于科学方法。运用科学方法进行研究，不等于就体现了科学精神；运用科学方法以外的其他方法开展人文社会科学研究，同样可以体现科学精神。任何一项研究，不论其是自然科学研究还是人文社会科学研究，也不论其采用科学方法还是其他方法，只要研究者严格地运用了规范的、适当的研究方法，以严谨的态度进行严格的探究和严密的论证，就是体现了科学精神的研究，从其精神气质上说就是科学研究。爱因斯坦曾说，科学不一定要量化，量化的不一定科学，就是从精神气质而非研究方法的角度来理解科学的。

科学精神不独体现在自然科学研究以及采用科学方法进行的人文社会科学研究中。在人文社会科学研究中，严格的实证—实验研究或定量研究是建立在科学精神的基础上的。人文社会科学研究中的哲学思辨、历史研究、比较研究、质性研究（qualitative research），所采用的虽然主要不是科学方法，但只要某项人文社会科学研究是严格的研究，其精神

---

① 吕达，周满生：《当代外国教育改革著名文献（美国卷·第二册）》，26 页，北京，人民教育出版社，2004。

气质就是科学的、求真的。质性研究在这方面提供了一个很好的例证。不少人认为，质性研究具有浓厚的主观色彩，样本太少，研究难以重复，不具有可推广性，因而不具有科学性。诚然，质性研究者的世界观与科学范式的研究者不同，前者认为在研究中不存在独立于人之外的客观实在；在研究取向上，前者不追求研究的纯粹客观性、精确性、可重复性。但是，质性研究者要求研究必须有深入、细致、系统的调查材料作为基础，从研究者自己收集的资料中寻找有意义解释或理论的根据。① 换言之，质性研究不是一种模糊的、包罗万象的方法，而是有一定科学规范和明确要求的分析方法，它的选题、进入研究现场、观察、访谈、访谈中的回应、资料分析、理论建构等都有一整套规范。② 由此可见，一项严肃的质性研究，是符合科学精神的人文社会科学研究，具有科学性。研究问题不同，方法必然有所区别，但科学精神是在开展任何一项人文社会科学研究中应当具备的。

二、教育研究为什么需要科学精神

科学精神具有普遍性，贯穿于任何一项严格的自然科学和人文社会科学研究之中。教育是一种复杂的、特殊的社会现象，教育研究者面对的是一个有意义的、价值关涉的教育世界。在教育世界中，既存在科学世界范畴，也存在生活世界范畴。教育首先是一个人的培养过程，是学生的成长过程，然后才衍生为一项社会事业。教育中的许多问题，需要采取不同的研究方法从不同的角度去探讨。对于许多教育研究问题，仅仅靠科学方法是不够的，更难以采取纯粹的量化研究方法，而是需要运用哲学、历史、比较等方法进行考察，或者综合运用各种研究方法。但是，不论一项教育研究采用何种研究方法，它都必须建立在科学精神的基础之上，在研究过程中要遵守正式的和非正式的程序，在表述研究结果时要力求精确严密。③ 与其他人文社会科学相类似，对教育研究而言，

---

① 陈向明：《质性研究方法与社会科学研究》，22～24 页，北京，教育科学出版社，2000。

② 裴娣娜：《教育研究方法导论》，343 页，合肥，安徽教育出版社，1995。

③ Cho-Yee To. The Scientific Merit of the Social Sciences, Stoke on Trent, UK & Sterling, USA：Trentham Books, 2000，p. 49。

研究方法是具体的，渗透在整个研究过程中的科学精神具有更加根本的意义，应该由科学精神来引导研究者选择研究方法、设计研究途径、实施研究过程，最终表述研究结果。

2003年，我之所以将杜祖贻教授布置的考察内地教育研究中的科学方法的"命题作文"改为关注教育研究中的科学精神，是与我对国内教育研究状况的观察和体会分不开的。我从1991年开始学习教育专业，毕业后主要从事教育研究工作。在阅读国内教育研究文献时，我经常感到一些教育研究论文和著作缺乏论据，论证不严密，逻辑欠清晰，浮光掠影，观点似是而非。不时听到同行说，国内有一些担任较重要行政职务的教育学者出版了十几本乃至几十本专著，发表了几百篇论文，但是真正有价值的研究成果寥寥无几。2004年，我读了上海师范大学科学哲学学者、我的香港大学校友何云峰教授的一篇文章，颇受启发。他认为在哲学和社会科学研究中，科学式探究与意见表达有着本质的区别。意见表达是发表个人或集体的主观看法。从思路上来说，它是话语主体提出一个观点，然后自圆其说，甚至可能只表达自己对问题的看法，不做任何论证。意见表达的基本结构是"意见—论证"或者"意见—意见"。由于它强调意见的表达，往往具有强烈的主观性和排他性。科学研究则是要通过解释和论证探究现象背后的本质，目的在于发现真理，它把研究过程当作真正的科学探究来对待，而不是当作表达意见的工具。[1]借用这种观点，上述学者的教育论著大多属于"意见表达"之列。在钦佩这些学者笔耕不辍的勤奋精神的同时，我不断反思"为什么他们的研究停留在意见表达的层次？为什么他们不能做出一些真正有价值的教育研究？为什么国内教育研究整体水平亟须提高"这三个问题。起初，我认为主要原因在于国内多数教育研究者特别是这些高产学者在研究方法上训练不足。逐渐地，我体会到学习和掌握一种或几种研究方法似乎并不构成很大的困难，问题的根源不在于研究方法训练上。教育研究方法书籍众多，研究生或半路出家的教育研究者可以通过参加课程或培训、自学的方式掌握一种或几种主要研究方法。我的体会是，涵养科学精神比研究方法训练更为关键。

---

① 何云峰：《从意见表达转向科学式探究》，载《中国社会科学报》，2004-02-26(6)。

如果有了科学精神做指引，研究者就会自觉地学习和掌握某种或几种研究方法，适当地加以运用，严肃、慎重地对待每一项研究，对所研究的问题进行严格的分析和论证。

为了考察涵养科学精神在教育研究领域的必要性和紧迫性，我曾尝试对国内规格最高、影响最大、稿源最丰富的教育类学术期刊——《教育研究》(中国教育科学研究院主办，月刊)某一年度登载的论文进行分析，希望通过个案考察窥见国内教育研究的现状和存在的主要问题。

2001年度，《教育研究》登载各类文章204篇，其中研究论文165篇，其余39篇为学术访谈、会议综述、书评、课题成果简介等。在165篇研究论文中，我曾根据论文作者所主要采用的研究方法进行过有关统计，各类研究论文分布如下：思辨类论文115篇；历史文献研究论文14篇；比较研究(主要是国别研究)论文14篇；调查报告12篇；实验报告7篇；数理分析论文3篇。可见，2001年度《教育研究》所登载的论文主要为以思辨、历史文献分析、比较研究等方法完成的"定性研究"论文，占86.7%，这其中思辨类论文在数量上又占有绝对优势。采用"定量方法"或自然科学方法完成的调查报告、实验报告和数理分析研究论文共计22篇，仅占13.3%。需要指出的是，在思辨类论文中，严格的哲学思辨论文并不多；不少论文缺乏理论提升，或者缺乏严密的逻辑推理，或者没有建立在对教育事实的系统分析之基础上，属于议论性而非论证性作品，也就是说属于意见表达而非科学探究。这一年度《教育研究》所载论文的情况，大致反映了国内教育研究现状和一些突出的问题。

20世纪80年代以来，我国教育研究有了长足的进展，从经验走向理论，研究方法日趋丰富，研究逐步规范，取得了一些突破性的研究成果，对于揭示教育教学规律、改进教学质量、提高教育决策的科学化水平做出了相当的贡献。但是，教育研究的现实仍然不容乐观，提高教育研究的水平还有很长的路要走。有研究者通过对国内20年来教育研究方法和资料分析方法的研究，归纳了教育研究在方法论方面存在的主要问题：不注重方法论、教条主义、经验主义、思辨倾向严重，大量的文章是解释或综述性的，实证研究比例很低；研究方法单一化，定性研究传统仍然占主导地位，实证—实验方法有了一定的发展，但是有些实证—实验研究者又固守实证方法而忽视或贬抑其他方法，各种研究方法缺乏融合和互补；研究方法落后，质性研究很少应用，现代数学和自然科学成果迟迟未被引进到教育研究中来。① 这些问题是教育研究方法论方面的问题，但从深层次上反映了教育研究界科学精神的欠缺。

国内教育研究者一般来自教育学或人文学科背景，教育专业研究生的来源要多样化一些，但是理工科背景出身者仍属少数。教育研究尚未走出思辨传统，实证研究还需要大力开展起来。在这种背景下，不时有人文类教育学者对"唯科学主义"发难，科学范式的教育学者保持沉默，无怪乎有识之士要为教育研究中的"科学主义"辩护，反问：没有"科学"，何来"主义"？② 究其实质，与其说是在维护教育研究中的科学方法，不如说是在呼吁一种科学精神，因为论者倡导的是科学、逻辑、理性。

由于知识背景和研究信念的差别，斯诺（C. P. Snow）指陈的"两种文化"（科学文化与人文文化）的对立，在我国教育研究者界同样存在，持不同研究范式的群体门户之见颇深。在一些非正式场合，科学范式的教育研究者非议同行中的非实证研究者"写文章，不是做研究""写故事""凭空臆想""拍脑袋"；人文范式的教育研究者反唇相讥，认为对方"机械移植自然科学方法""把人工具化，失落了人的价值""没有思想""做习题"。事实与价值、量与质、工具理性与目的理性等的二元分割，明显阻碍着不同教育研究群体的交流与对话。由此可见，国内教育研究方法论中存在的最突出问题不是研究方法的问题，培养科学精神是一项更为紧迫的任务。对于国内教育研究界而言，涵养、弘扬科学精神比学习、掌握研究方法更带有根本性。当然，研究方法的训练十分重要，教育研究者需要熟练地掌握一种或一种以上基本的研究方法，对其他的主要研究方法也要有所了解。

倡导科学精神并不意味着忽视、否认人文精神在教育研究中的重要性。科学求真，人文求善，但科学精神与人文精神并不矛盾。科学追求

---

① 郑日昌、崔丽霞：《二十年来我国教育研究方法的回顾与反思》，载《教育研究》，2001，23（1）。

② 周作宇：《没有科学，何来主义？——为教育研究中的"科学主义"辩护》，载《华东师范大学学报：教育科学版》，2001，19（4）。

真理，认识自然和人赖以生存的物质世界，使人获得自由与幸福，这与强调人的价值、尊严、自由、幸福的人文精神是内在地和谐一致的。教育的对象是人，教育研究的对象是由人构成的教育现象。在教育研究中，可能存在科学范式与人文范式的对峙，教育研究者可能会侧重使用各自熟悉的研究方法，但是，在气质追求上，任何一项真正的教育研究都应该是融合科学精神与人文精神的研究。提倡"科学范式与人文范式相结合""定性研究与定量研究相结合""规范研究与实证研究相结合"，实质上是"科学精神与人文精神相结合"在方法论层次上的反映。

人文社会科学和教育研究中的不同研究范式是在不同的世界观下形成的，各种广泛使用的研究方法无一不是人类长期进行知识探索和知识积累的结晶，各种研究方法各有各自的合理性和适用范围。在教育研究中，厚此薄彼，排斥异己，是科学精神的对立面。科学范式的教育研究者与人文范式的教育研究者携手合作，培植科学精神，造就学术共同体，才是提升教育研究水平之必需。

三、体现科学精神的若干教育研究实例

在国内教育研究整体水平有待提升的背景下，令人欣慰的是，一些研究者完成了扎实的、高质量的、体现了科学精神的教育研究。以下列举 5 篇体现了科学精神的高质量研究生学位论文，其中 2 篇博士论文、3篇硕士论文。这些学位论文涉及教育哲学、教育史、课程与教学论、教育经济学、教师教育研究等不同的领域，采用了哲学方法、历史方法、计量经济学方法、叙事研究方法等不同的研究方法，1 篇属于科学范式，4 篇属于人文范式，有的论文作者是重点大学研究生，有的论文作者是地方大学研究生。

石中英于 1997 年在北京师范大学完成的博士论文《教育学的文化性格》是一篇学术性和思想性强的教育哲学博士论文。作者主要研究了几百年来一直困扰教育学界的"教育学是什么"的问题，系统批判了历史上几种主要的研究框架及其教育学观，从文化学角度分析了教育学活动诸要素与一定文化形式之间的内在关联，提出了"教育学的文化性格""教育学的民族性格""教育学的理论品格"及"21 世纪教育学的文化转向"等重要概

念和命题。该项基本理论研究视域开阔、材料翔实、结构严谨、富有创见，对于确立中国教育学的学术自主和推动教育学科的研究与发展具有较大的方法论意义。该论文得到国内知名教育学者汪永铨教授、孙喜亭教授、陆有铨教授、王逢贤教授等的好评。汪永铨教授的专家评论指出，该文"在论述和论证的全面性、系统性、准确性、严格性上比过去的研究成果有不同程度的发展""是作者对教育基本理论发展的一个贡献"。[①] 金生鈜教授在给英国 *Philosophy of Education* 杂志撰写的特约文章中对该论文所做出的贡献进行了介绍。杜祖贻教授是一位奖掖后学的教育哲学家，但对研究成果要求一向严格，惜用赞誉之词，我多次听到他对这篇博士学位论文的高度评价，实属不易。该文于 1998 年获首届全国优秀博士学位论文奖。

在我国，人文社会科学界一直缺少一种长期的、严谨的经验研究。从人类学田野调查的视角研究社会现象，在学术史上比较少见，费孝通先生的《江村经济》和曹锦清的《黄河边的中国》等著作可算例外。李书磊的《村落中的国家——文化变迁中的乡村学校》一书视角独特，在国内农村教育研究领域做出了开拓性贡献，但该书篇幅较小，研究的系统性和深度犹显不足。在将田野调查运用于农村教育研究方面，司洪昌 2006 年在华东师范大学完成的博士论文《嵌入村庄的学校：仁村教育的历史人类学考察》向前推进了一大步。该论文以华北地区一个村庄的教育变迁为研究对象，以时间的外显为线索，运用口述史和田野调查方法，借助大量史料，描绘了一个多世纪以来该村学校和教育的发展轨迹，呈现出一个真实的村落教育的历史演进历程。该论文综合运用口述史、田野调查、教育叙事、个人生活史、参与式观察的研究方法。作者的田野调查历时约四个月：2005 年 1 月下旬前期摸底；2005 年 3—4 月，约一个月的参与式观察；2005 年 5—6 月，约一个月调查，重点到村小观察、拍照片，同时到县档案馆、教育局复印大量资料；2005 年 8 月，又调查约一个月，并到两个邻县的村庄观察、访问。该论文完整地呈现了一个真实的村落教育的历史演进历程，为百年来乡村教育的历史变迁提供了一个微观的

---

① 石中英：《教育学的文化性格》，太原，山西教育出版社，1999。

个案图景，是一篇高质量的论文。该文于 2008 年获得全国优秀博士学位论文奖。[①]

　　田慧生 1988 年在西北师范大学完成的硕士论文《新中国成立后普通中学课程发展概述》虽然是 20 多年前的作品，但仍是课程论研究领域中一份很有价值的文献。该论文分五个阶段[建国初期的中学课程（1949—1952 年）、第一个五年计划时期的中学课程（1953—1957 年）、20 世纪五十年代末至六十年代中期的中学课程（1958—1965 年）、十年动乱时期的中学课程（1966—1976 年）、恢复发展时期的中学课程（1977—1988 年）]对新中国成立后的普通中学课程发展进行了论述。这篇论文并没有运用高深的理论，也没有采用新颖的研究方法，但它在课程研究方面做出了重要贡献，并作为附录完整地收录在吕达研究员所著的《课程史论》一书中。[②] 该论文具有以下四个特点：①材料翔实，脉络清晰；②将课程发展与社会背景、教育背景、中学任务和培养目标相结合；③对各时期中学课程的特点、经验和问题做了精炼、准确的总结；④论述详尽，分析缜密。

　　教育收益率研究是教育经济学研究的重要课题，世界银行经济学家萨卡洛普罗斯在 1985 年、1994 年先后两次主持全球范围的教育收益率分析，国内学者李实和李文彬、赖德胜、陈晓宇、李春玲、邬剑军和潘春燕、赵力涛等也对我国教育收益率进行过研究。在国内众多教育收益率研究中，徐玮斌 1996 年在北京大学完成的硕士论文是一个比较早的且有特色的研究。该文的数据来自国家统计局 1991 年"中国农村住户家庭收支调查表"以及其他两个补充调查，涵盖 23 个县的 8 086 个样本。该论文的主要结论为：①与其他国家相比，我国中部和西南部农村地区的个人教育投资收益率偏低，其中明瑟收益率为 4.80%，小学教育内部收益率为 9.96%，初中教育内部收益率为 7.89%；②贫困地区女性的平均收入低于男性劳动力，但其明瑟收益率基本与男性相等；③中部地区劳动力平

---

　　① 司洪昌：《嵌入村庄的学校：仁村教育的历史人类学考察》，北京，教育科学出版社，2009。

　　② 田慧生：《新中国成立后普通中学课程发展概述》，兰州，西北师范大学硕士论文，1988。（参见吕达：《课程史论》，450～512 页，北京，人民教育出版社，1999。）

均收入和教育投资收益率高于西南部地区，这在某种程度上反映了我国地区社会经济发展的深刻差异。该论文虽然只有薄薄的 30 页，但不影响其被称为一篇高质量论文，因为它具有三个特点：首先，是国内关于教育收益率首批比较完整的研究成果之一；其次，理论(教育经济学、经济计量学)与实践相结合，理论分析与定量分析相结合；最后，建立了经济计量学模型，进行了严格的实证研究和深入的分析。[①] 该论文引起了研究界的密切关注，教育经济学家王善迈、赖德胜教授的论著中都引证了其研究结论，著名华人教育经济学家曾满超(Tsang M. C.)教授与该文作者合作，将该论文改写为期刊论文在国际顶尖杂志 *Economics of Education Review* 发表。

　　广西师范大学是一所普通的地方高校，该校教育学科在国内高校同类学科中也比较普通。但是，该校硕士生耿涓涓 1999 年完成了一篇出色的学位论文《教育信念：一位初中女教师的叙事探究》，受到一些学者和众多研究生的关注，论文主体部分收录在丁钢教授主编的《中国教育：研究与评论》(第二辑)中。该文作者将教育信念理解为教师在其教学实践中所信奉和遵行的准则。论文作者运用叙事法，通过一位普通语文教师(化名李群)的教学故事，归纳她的教学行为惯例；通过她对个人专业成长的自述，挖掘并认识隐含在其背后的个人教育信念；通过她的生活故事，在更宽广的视域中理解她个人教育信念的形成。作者力图在生活故事叙述中，观察在中国文化环境中教师个人的专业发展、普通教师的教学思维，以及他们的理想与追求，由此展开对教育信念的理解。该论文的主要结论是：社会意志、学校文化和李群个人生活哲学的调和形成了她个人的教育信念。该文资料收集时间为 1998 年 6 月—1999 年 2 月，历时 8 个月。资料收集途径包括：①对 42 节课的现场记录；②合作教师访谈；③其他相关人员访谈；④对课堂外发生的重要事件的记录；⑤合作教师实物(教案、工作总结、简历、研究论文、作文圈阅等)的收集。[②] 该文主要基于原始资料进行理论分析，没有采用科学方法，但资料翔实可靠、

①　徐玮斌：《中国中部和西南部农村地区初等教育和中等教育投资个人收益率的实证研究》，北京，北京大学硕士论文，1996。

②　耿涓涓：《教育信念：一位初中女教师的叙事探究》，桂林，广西师范大学硕士论文，1999。(参见丁钢：《中国教育：研究与评论》(第二辑)，181～232 页，北京，教育科学出版社，2002。)

分析严密细致。

上述 5 篇研究生学位论文采用了不同的研究范式和研究方法，但是都属于高质量的教育研究，体现了科学精神。这些论文的共同之处在于，资料/数据翔实可靠；研究方法恰当，运用自如；论证严密，逻辑性强；结论可靠，有不同程度的新发现。

需要补充说明的是，上述学位论文的作者在毕业后都取得了突出或较突出的成就。石中英教授曾任北京师范大学教育学部部长，兼任国务院学科评议组教育学科组评议员，是国内第一位受聘为"长江特聘教授"的教育学者。司洪昌博士现任国家教育行政学院学校管理教研部主任、副教授。田慧生研究员现任中国教育科学研究院院长，在课程与教学的研究和实践领域卓有影响。徐玮斌在美国宾夕法尼亚大学攻读博士学位期间曾回国工作，毕业后旅居美国，从事消费者行为研究。耿涓涓硕士毕业后到华东师范大学攻读博士学位并顺利毕业，现任广西师范大学教育学部教授。严谨、认真、扎实的学位论文工作为上述五位作者的专业成长奠定了坚实的基础。

论教育史研究的转向：关注日常教育生活

司洪昌

（国家教育行政学院）

作为教育学的一门基础学科，抑或历史学的一门分支学科，教育史学和教育史研究一直以来是教育学研究的重要学术领域，但随着教育分支学科的繁盛，教育史研究领地似显荒凉，教育史学似乎被有意无意地遗忘和忽视了。从目前来看，相对于其他研究领地而言，教育史研究遇到了危机。这危机也不是哪个国家或地区的个别现象，而是世界范围内的一场教育史学危机。面对危机，需要研究者进行反思，改进目前的研究困境。

一、教育史研究的特征及其批评

教育史研究的困境是有历史的渊源和时代的局限性，因此用当下的眼光来批判以往的教育史研究成绩并不公平，因为学者都处于一定的历史场景中，任何学术研究都具有其时代的背景和烙印，特别是在教育史研究处于恢复和草创阶段更是如此。但学术批评的目的并不是否定教育史研究的成绩，而是推进目前的教育史研究。在这样的意义上，传统教育史研究具有如下的困境。

第一，在研究主题上，传统教育史研究显示了它与兰克学派史观的一脉相承的渊源关系，过于强调历史上正规的教育制度和正统教育思想，而对教育的日常生活和普通人的教育经历缺乏关注。

传统上，教育史研究多关注教育的大传统，忽视教育的小传统。这种大传统的教育研究，自有其合理性。它代表了对过去正规制度和上层社会的关注，同时也使得正统的社会思想和传统得以延续。这一点和兰克学派对政治史的关注如出一辙，而且研究技术和方式也十分相似，体现在对文字史料的科学辨伪，特别是对官方档案的高度重视和全面使用。这些特点在教育史研究中得到了充分体现，如代表新中国成立后教育史研究的里程碑式的著作，引用的史料多为正统文献和官方资料，中国教育史研究大量使用儒家的经典文献和二十四史等官方的正规史料，外国教育史研究多用教科书、历史教科书、哲学资料选编以及研究报告等。从关注的主题来看，中国教育史关注作为官方意识形态的儒家教育思想、教育实践和教育制度的演变，外国教育史也是精英教育思想和学校制度的演变史，两者都缺乏对日常微观的学校生活细节和普通大众教育的关注。这造成教育史基本上是一种宏观的教育史学，或者说是一种宏观教育概略的研究。

传统上，教育史研究中没有教育的事件，没有教育的叙事，没有学校的课堂生活，没有学生群体，教育史研究成为高度概念化的历史梗概和历史脉络。目前，传统的研究范式遇到的挑战是：这种宏观的、大传统式的教育是否在日常生活中真实存在过？这种教育描述和概括是一种理想的状态还是一种真实的存在？由于教育传统研究的高度概括化，使得历史的描述在一定意义上成为宏大叙述，脱离了日常的教育经验，难以在日常的微观生活中找到存在的真实依据。

同时，传统的范式无法解答人类对于微观具体细节的关注，如历史上教育生活是如何开展的？传统的学校是怎样教学的？在传统中国和帝制时代，除了庙堂和官方的学校之外，除了精英和上层的教育实践之外，在乡野和民间教育究竟以一种怎样的方式来延续？教育活动以一种怎样的形式来进行？对于历史的细节和具体的历史事件，传统的教育史研究无法给予我们答案，难以满足人们的知性生活的需求。

第二，在研究方式上，传统上教育史研究具有一种反理论和反阐释的著述观念和研究倾向。这造成教育史研究成为史料整理和再叙述的一种过程，史料的累积成为达到真相和史实的唯一途径，研究往往忽略了史料的理论阐释。

传统上，教育史研究成为理论的禁地，它似乎是反理论阐释的，这是教育史研究给人们的印象。在教育史研究中，几乎很少看到有理论的模式，也缺乏对事实阐释的理论框架。教育史研究似乎秉承了这样一个信念：教育史研究是为了发现史料记载的历史事实，发现事实本身就意味着已经完成了研究任务，达到了研究目的；至于事实的理论解释的任务，并非教育史研究的分内之事。这样一种信念，在20世纪80年代教育史学科的初创时期无可厚非，因为学科需要积累必要的历史事实，发现史实才是一个基本的任务。但经过几十年的建设和研究积淀，教育史研究需要有更高的目标和抱负，需要对事实进行更加深入的解释和阐释，而不仅仅满足于一般性的描述。而且，在学科边界日益模糊的今天，教育史研究不能仅仅将自己局限在一亩三分的小地盘，故步自封无异于变相的自杀。当前学术界出现了跨学科和多学科研究的明显趋势，教育史研究应吸取其他学科的营养，在事实和理论之间进行沟通，除了发现事实之外，教育史研究还应走阐释之路，增强研究的理论魅力。发现事实是历史研究的第一步，而追寻事实背后的原因就需要理论出场。放弃了理论解释的权力，就很难在现代的人文社会科学中占据一席之地。

第三，在历史编纂学方面，教育史的教科书固化为制度史和思想史的双维结构，这几乎成为教育史编撰的一般模式，而这种双维结构又依附于传统的五种社会形态的历史观念。

教育史学的编撰，长期以来遵循教育制度史和教育思想史的双维结构，一边是教育制度的发展和沿革，另一边是教育家和哲学家的教育思想的演进，特别是在外国教育史研究中，这种倾向更加明显。这种编撰体例中，历史上的教育家往往溢出了时代的背景，悬浮在历史的表面，教育思想和教育活动在孤立中进行，缺乏时代感和历史感；而教育制度的演进也是一成不变的模式，中国教育史一般为文教政策、官学、私学、科举等固定篇目，成为分章叙述的固定套路。这种编撰体例已经成为教育史编撰的不二法门，舍此无以成书。

编撰体例上的一成不变，反映了思维和学术研究上的困境：教育史研究的领地似乎已经山穷水尽，无意于开疆扩土来扩展学术研究的领地，对编撰体例和叙述方式的革新兴趣索然。这种编撰体例造成的一个后果是，教育史研究，特别是教育史著作，大多千篇一律，体例上大同小异，教科书只有篇幅长短的差异，而无体例和主题的不同。这种现象有似于教育学教材体例和叙述的千篇一律。叙述方式的单调，源于学科的封闭，根源在于学术思想和学术兴趣的单一。

同时，这种编撰体例，在宏观上一般机械地依附于唯物史观的五种社会形态论，在微观上按照王朝兴衰更替的顺序进行论述，概念和框架是传统普通史研究的延伸，很少有任何的突破，更没有新的编撰思想和体例。

第四，在研究取向上，教育史研究对当代历史学的新趋势缺乏兴趣，具有一种学科疆界的敏感而焦虑的防卫意识，但却对传统的思想史或哲学史研究表现出学科亲近。

在过去，教育史一般分为两大领域：思想史和制度史。在制度史研究上，往往是将制度从传统政治序列中单列出来，割裂之而进行单一研究，而非将它们视为一个整体。这种割裂研究自有它的优点，但学界一般认为，传统政治制度和思想是一个统一的整体，割裂研究往往只见树叶，不见森林，忽视了它的重要特征。如何将制度放在宏观的社会文化背景中进行研究成为一个大问题。

在教育思想史研究中，思想史或哲学史成为一个先验的标准，教育思想史是普通思想史或哲学史的一个翻版。传统上，普通的思想史著作和哲学史著作往往差别不大，而教育思想史往往沦为思想史的一个拓展和引申演绎的领域。教育家的思想几乎基本上就是思想家或哲学家的教育思想。这样，教育思想史编撰和研究固然简单易行，只需依照思想史的框架加以延伸即可。但造成的一个后果是教育思想史的千篇一律，远不如思想史具有整体感，同时缺乏原创的思想和精神，教育思想成为哲学思想的一个引申的领域。

第五，在研究的隐性假设和背景知识方面，目的论和决定论笼罩着教育史学，造成了一种先验的标准，难以突破既有的框架和结论。

新中国成立后很长一段时期，历史学界机械地比附五种社会形态论，即以马克思给予欧洲历史发展的五种社会形态来切割中国历史，用一种既定的模式来对历史进行演绎式的推演，完全忽视中国历史自身的内在逻辑。在历史变迁的基本框架构建好之后，历史研究和编撰的任务就是以生产力和阶级斗争为线索的资料堆砌和填充，研究几乎成为一种索引和注脚的细活，不必再做框架和理论的反思。

教育史学的研究也不例外，其基本的框架长期以来比附于普通史的五种社会形态框架。一般分为原始社会的教育、奴隶社会的教育、封建社会的教育等，按照五种社会的更迭而发展，基本概念和框架都来源普通史，几乎所有的教育史研究著作都必声称在"在马列主义、毛泽东思想指导下""以辩证唯物主义和历史唯物主义为指导"，按照五种社会形态的逻辑来描述教育史的变迁。这就使得决定论和目的论历史发展观得以流传开来。

决定论和目的论给人带来一种确定感和归宿，但另外，决定论和目的论造成了很多的危害，它使得制度研究有了先进与落后之分，人物思想的评定在他们出场之前已经被预定了，同样，在历史的题材选择和研究的取向上研究者只看到一部分"合适的"题材，而很多有意义的题材和视角被忽视了。但变换一下视角，我们可以发现历史发展并非一成不变，历史发展没有预定的终点和结局，没有命定的终结和先验的发展阶段，没有人可以预先决定历史的发展方向和阶段。同样，历史不会按照人们的善良的愿望而展开，在目的和历史结果之间没有决定论的逻辑链条。在真与善之间，在逻辑与历史之间，并非是一种必然的统一。善不能代表真，逻辑也不能代替历史，历史自有其发展的多种可能性。

第六，在学术圈的外部关系中，教育史学呈现了学科的封闭性，过去的教育制度和思想孤立于社会和时代背景之外，被割裂于整体的历史之外进行单独的审视。

与教育的其他分支学科相比，教育史学表现出了明显的封闭性。这主要表现在：对现实的教育问题缺乏关注，对教育其他学科的理论进展漠不关心，一心一意对过去进行学究式探讨；同时，与教育学术界一样，教育史学对社会科学的进展和公共领域缺乏交流与对话的能力，被排挤在学术圈的边缘地带。教育史的封闭性还表现在，在大学的系科设置上，教育史学科基本隶属于教育学系，自我割裂于历史学系，在教育史和历史之间缺乏学术交流和对话。这样造成的一个后果是教育史学对学术前沿的变化缺乏敏感性，缺乏广阔的视野和敏锐的视角，既难以产出高质量的学术成果，也不能对现实的教育生活产生多少影响。教育史研究在学术和职业方面遇到了双重的挑战。

同时，教育史学的叙述仅仅专注于教育制度和思想的领地，割裂了教育和社会存在的千丝万缕联系。教育史"溢出"了社会时代背景，"溢出"了所处的社会现实条件，缺乏历史感。这也是教育史在其他国家遇到的问题。在国外，教育史学的最初发展阶段往往将教育史学的题材局限在正规的学校教育方面，在孤立和封闭的状态下来探讨教育发展的历史。在加拿大，教育史学在 20 世纪 70 年代只是描述公立学校孤立发展的进步历程，割裂了它同社会的联系。人们称之为"辉格式学"（the Whig interpretation of history）。在后来，辉格史学由于受到不断的非议而销声匿迹，取而代之的"社会史学"特别注重教育与社会大背景之间的联系。在美国 19 世纪末期，教育史是历史学的一部分，后来教育史从历史学中独立出来而成为一门具有明显教育意识的学科，教育史学只注重学校教育，特别是公立教育的演变，只注重与学校相关的史料和事实，忽视学校发展与广泛的社会经济和文化的联系，这种孤立的教育史研究直到 20 世纪中期才开始转变，人们开始将教育史研究中纳入历史学的研究范式，建立起教育与社会发展的广泛联系。

上面罗列了教育史研究几个方面的问题，如果继续发掘，教育史研究还会有很多的问题，比如，只重史料的挖掘，孤立地探究一个历史的角落，缺乏问题意识和现实感；只重视广度的扩展，没有深度地发掘；

进化论和直线观发展的阐释范式等。批评每个人都会，解决问题远比指出问题困难，这似乎永远是千真万确的。同样，批评不是对过去和现在研究的贬抑，而是为了教育史学研究的更好发展。

二、教育史研究的转型

针对以往教育史研究出现的问题，教育史学术领域近年来出现了一系列新的变化，其中包括研究主题更加微观、方法更加多元，出现了一种视野下移的研究取向。这一点突出表现在 2009 年 10 月召开的第三届大陆(内地)与台湾、香港、澳门地区教育史研究论坛上，其主题定为"视野下移中的教育史研究"，反映了近年来教育史学界出现的一种变迁趋向，也是教育史研究的未来的希望。未来，教育史研究需要关注日常的教育实践，生成一种问题意识，特别是需要和历史研究相沟通，借鉴新史学的理论和方法，改进研究的技术和方法，为学术研究做出贡献。

第一，从只关注正规教育制度和精英教育思想，转向关注微观教育生活和普通民众的教育，在具体的历史中发掘教育的实际进程。

在历史研究中，自梁启超在 20 世纪初提出新史学的观念以来，历史学界已经经历了 100 年的演变，虽然这种演变非常缓慢，传统史学和正统史观一直在统治着历史学，但转向毕竟出现了，而且近年来势头还非常迅猛。在国际史学界，各种历史研究思潮对兰克传统政治史模式进行了冲击，从年鉴学派对社会科学的借鉴和理论阐释研究到 20 世纪五六十年代的计量史学，再到 20 世纪七十年代的微观史学的兴起，现在又到了新叙事史学的复兴，历史研究的题材和方法经历了一次次的演变，从关注宏观转向微观，从精英转向大众，从政治转向文化和日常生活。

教育史研究作为史学研究的一个分支或者近亲学科，应该借鉴这种研究的趋向，向微观学校生活和民间的非正规教育转变。正是基于过去教育史研究的静态性，周洪宇等提出应该研究教育活动史，关注学校的教育教学行为，如校长、教师和学生的日常活动，还应关注家庭的教育行为和社会的教化活动等，以展示生动的教育历史场景。

一些人会担心，微观研究会使得教育史研究支离破碎，成为一堆没有任何意义的个案垃圾堆。英国著名的教育史家彼得·伯克认为，微观史学（microhistory）不会导致史学的琐碎，"一般来说，微观史学志存高远，虽不敢称从一粒尘埃看整个世界，但也必声称从局部数据得出一般结论。对金兹伯格而言，梅诺其奥这个磨坊主就是一个传统的、口传民间文化的代言人；而勒鲁瓦·拉杜里则通过他所谓的'大海里的一滴水'，即有关蒙塔尤的专题研究展现了中世纪村庄的全貌"。

第二，从反对阐释和理论，转向社会科学的历史研究，借鉴其他学科的研究方法，使得事实的解释多样化。

教育史研究的知识图景在其本质上不是封闭的，而是扩展和开放的，这种扩展和开放并不意味着以其他学科的知识来代替自身的研究范围，而是提供了一种交叉研究的视域和研究情境。实际上，在历史学界，历史研究的社会科学化已经十分明显，这在年鉴学派的历史研究中便显得十分突出。如年鉴学派的第三代代表人物勒鲁瓦·拉杜里就曾借鉴精神分析的方法研究心态史，其代表作就是大名鼎鼎的《蒙塔尤》，他主张对历史学进行跨学科的研究，以使知识世界重新统一起来。他引用罗兰·巴特的话说，历史学家是"前卫中的后卫"。在这里，他所说的前卫就是科学和社会科学，如人口学、经济学、人类学等。这些领域的学者是开拓者，他们又是冒着生命危险，一往无前地去探测将要带来全面进展的那些矿藏。而历史学家在很大程度上得益于这些学科所创造的财富。"我们在不知羞耻地掠夺他们，但也在尽可能地做出回报。我们掠夺人口学的资源，但给予了它历史的维度。我们也掠夺了马克思、李嘉图和马尔萨斯的经济学，还有当代的经济学理论；我们还得益于人类学。"同样，社会科学也需要历史学的加盟，否则就不会有建立人类科学的可能性。"经过几十年的半失宠后，一直是社会科学中灰姑娘的历史学，现在已经恢复了它的正当地位。"

对于教育史研究来说，它们需要从社会科学领域汲取营养，使得自身具有问题意识和时代感，摆脱对史料的一维单向度的解释，使得解释的视角多元、丰富，而非出现传统研究的单调单一。教育史研究向其他学科借鉴研究的方法和视野，这并不损害自身的完整性，反而会促进自身知识体系、理论视野的丰富，如借鉴口述史的方法就可补充常规书面史料的单一、固定、短缺等，从而可以从亲历者的角度来发现历史现场的多样性，并且能在无史料的研究领地进行研究；同理，借鉴人类学方法，同样可以在小型社区发掘出复杂的历史场景，发现历史与现实的联结的丰富性。

第三，突破制度和思想的双维结构的撰写体例，尝试新的叙述方法。

传统上制度和思想的双维结构，为教育史学的研究提供了一个范本，可以依葫芦画瓢，但造成了叙说的贫乏和枯燥。教育史学需要尝试新的书写方式，反思这种程式化的双维结构。在近代教育史中，这种双维结构相对较弱，而在古代史和外国教育史中比较明显。在20世纪80年代的教育通史开山之作，如《中国教育通史》《外国教育通史》《中国教育思想史》《中国教育制度通史》《外国教育思想史》等，它们在学术上的贡献是毋庸置疑的，但基本上都留下了双维结构的浓重印记。这是一个时代的局限，也是受制于社会科学学术研究的整体背景。

在20世纪90年代，突破双维结构的尝试已经开始。目前，这种趋势已经非常明显，近年来的一些专题研究，在体例上已突破了双维结构，如田正平教授主编的《中国教育史研究·近代分卷》已经全面突破了这一体例。此外，大量的专题研究已经开创了新的研究领域和视野。此外，近年来教育史研究方法的多元化已经出现，除了口述史之外，历史人类学的范式已经被引进并引起了反响。

第四，重新思考学科的定位问题，向普通史借鉴，向新史学借鉴，开创教育史研究的新路数。

这里涉及教育史的学科定位问题。教育史究竟是教育学的分支学科还是历史学的分支学科？这是一个似是而非的问题，且存在着很大的争议。正如教育社会学、教育经济学、教育政治学等一样，学科的归属问题一直在争论不休。人们有时为了命名的方便，称之为学科母体问题。国外同行的研究可以给我们一点启示。

英国的教育史研究者理查德·奥尔德里奇倡导，教育史作为范围更广的历史学的一门分支，应该用历史的观点来阐释教育的实践和教育政策。而印度的教育史学者萨利什·钱德拉·格什则认为，教育史研究领域已经出现了综合研究的趋势，学科的界限和方法已经打破，因此教育史应该是社会史的一部分。教育史学人种志理论受到了人类学理论的影响，则更加关注微观的学校生活和边缘群体的教育经历。教育史学研究范式处于竞争之中，各有自己的生存空间。西班牙学者佩尔·索拉认为，教育史是历史学和传统人文学科的扩展，教育史与历史研究是兴衰与共的，但教育史是为教育理论服务的，需从教育理论中吸收概念和问题。

在学术界，实际存在两种建制的教育学科，一种是历史学界的教育史研究，这毫无疑问被归入历史学的分支领域；另一种是教育学院的教育史研究，存在众说纷纭的学科归属焦虑。参考国外学者的观点，我们大致可以得到这样的结论：在教育学院的教育史学科是历史学的一个分支学科，教育史需要遵循史学的研究范式，加强与史学的交流和合作，这确保了教育史的学术性地位；但教育史作为一门为教育理论服务的学科，其问题意识和概念主要来自教育理论，是为了现实的问题情境而考察过去的，是有强烈的实用性和职业取向的。在职业性和学术性之间，有时确实难以两全，结果往往贬损了教育史的学术质量，这也是一般的教育理论的分支学科的困境。由此可以看出，学术性和职业性是教育史的一个悖论，特别是教育学院教育史的一个悖论。

人类的知识本来是统一的，学科的划分可能正如华勒斯坦所言，是学科制度化、专业化和组织化的产物。教育史学科的身份和归属的两难境地，正反映了专业化、制度化的尴尬。特别是在国内，教育史学科制度化和组织化是隶属于教育学科的，教育史的研究群体来自教育学的训练要多于历史学的积累，这就更需要借鉴历史的方法和意识，增强历史感。

第七章 我与"联校论文奖计划"
——青年学子的研究体悟与心声

"联校论文奖计划"作为引导及资助青年学者科研的学术平台，还特别注重密切的学术交流与合作，以期造就"具有文化理想、学贯中西、勇于实践、长于创新的学术生力军"。论文奖计划秘书处经常性地组织不同地区、不同规模、不同层次的学术和交流会议，青年学子在每次会议上切磋砥砺，并表达了对"论文奖计划"的感恩之情。本章选取了部分发言稿和论文奖个人总结汇报的内容，从中可以欣喜地看到他们在论文奖计划指导和支持下的迅速成长。参与论文奖计划有助于青年学者树立正确的文化理想和价值观，端正学术方向，采用科学的研究方法，催生优秀的研究成果并促进其学术及人格发展。论文奖计划所倡导的研究理念及其指导的研究实践，极大地推动了我国青年学术人才的成长。

北京大学 郭丛斌

我与联校论文奖有三次不解情缘。第一次是在 2001 年，那时我硕士一年级，联校论文奖资助我完成了人生第一次独立的学术研究；第二次是在 2002 年，联校论文奖资助我和师兄师姐们共同完成了一项关于教育和就业问题的研究；第三次是在 2003 年，那时我刚刚开始博士阶段的学习，在初步确定博士论文研究问题的基础上，我所撰写的《中国职业劳动力市场分割的代际效应及教育的作用》获得了联校论文奖的资助，这更加坚定了我将这一问题继续深入研究的信心和决心，而这个研究最后也成为我的博士论文《教育与代际流动的关系——中国劳动力市场分割的视角》最核心的内容。可以说，学生时代从初次尝试研究到独立系统地从事学术研究都离不开联校论文奖的鼎力支持。在此，我要衷心感谢联校论文奖的发起人杜祖贻先生，杜先生博学严谨的治学态度和对年青学者的关心厚爱将激励我们年青一代更加认真地进行学术研究；感谢联校论文奖的资助方香港圆玄学院，香港圆玄学院对教育公益事业的慷慨解囊堪称企业和公益组织的楷模；感谢联校论文奖秘书处的各位老师，他们细致入微的工作对我们的论文研究至关重要。

能够在北京大学教育学院学习是我人生的一大幸事。回望5年来在教育学院的学习和生活，每个细节都让我心潮澎湃。教育学院各位老师或滔滔不绝，或循循善诱，或旁征博引的方式为我们展示教育领域的大千世界，至今仍让我久久难以忘怀。北京大学教育学院秉承北京大学兼容并包的学术思想，在这里没有门户之见，在这里我们可以与学院所有的老师平等讨论学术问题，在这里我们可以切身体会到定性研究和定量研究的碰撞和融合，在这里我们学会了如何运用不同的研究方法从纷繁复杂的现实问题中提炼理论模型、设计理论框架、探讨因果关系、寻求发展规律、解释实证研究结果。

感谢我的导师闵维方教授。闵老师治学严谨，知识广博，在论文指导方面素有"化腐朽为神奇"的美誉。由于当时担任北京大学党委书记一职，闵老师日常行政事务繁重，但他却尽量挤出时间给我们讲课，并指导我们撰写博士论文。他生病治疗期间，依然时刻惦记着我的博士论文撰写进程，对论文提出重要的修改意见，让我颇受感动。参加工作后，闵老师对我工作、学习和生活上的关心和照顾，也让我终身受益。感谢我的两位副导师：丁小浩教授和李文利教授。丁老师曾手把手地教我如何撰写学术论文，将我引入神圣的学术殿堂之中；她每次对我的学术指导，都能让我深切体会到醍醐灌顶之感。在我生病时，丁老师温馨的问候总能让我感动于这种浓浓的人情关怀。李老师是个天生的乐天派，每次和她进行论文讨论时，她笑呵呵的语气总能让枯燥的论文讨论变得气氛轻松、其乐融融。作为院领导，文利老师除了日常的科研任务之外，还要承担较多的行政事务，但她总会在百忙之余找时间，频繁地与我进行论文的讨论和交流。可以说，我的博士论文从开题到最终成稿，每个环节都凝结着李老师的心血。

最后，再次感谢联校论文奖对我本人和其他年轻学者的大力支持，在今后的学术道路上，我们绝不辜负杜先生、香港圆玄学院和联校论文奖秘书处各位老师的殷切期望，时刻铭记联校论文奖的学术精神，继续认真学习，不断努力研究，争取做出更多更好的学术成果。

北京大学 涂端午

本论文对改革开放 20 年间国家高等教育政策文本进行了系统分析，本论文的选题源自 6 年前我在北京大学教育学院攻读博士学位时和导师陈学飞教授的一次对话。陈老师当时谈到改革开放后我国颁布了大量的高等教育政策，这些政策就像树一样，有根，有主干，有枝蔓，陈老师提出可以研究一下这些高等教育政策是如何生长和发展的，并希望我的博士论文不要去"跟风"一些所谓的热点问题，而要有一些基础性的贡献。入学后第一年，我在导师的指导下完成了对国内外教育政策研究现状的分析，从中认识到缺乏对中国高等教育政策整体性、实然性的基本感知是当前我国高等教育政策研究中的一个主要困惑。缺乏这种系统性的基本认知难免使我们对教育政策"只见树木，不见森林"。因此，要开展对教育政策的系统研究，首先需要对庞杂的教育政策（文本）体系进行梳理和分类，通过发展理论导向的教育政策分类，提出具有操作性的分类框架，然后，在此基础上形成经验性的政策理论，可促进我国教育政策理论研究和实践的开展。对我国高等教育政策文本的系统分析是从宏观上把握高等教育政策发展的一个起点。

理论关怀常常是研究意义至少是研究的理论意义的一个主要来源。而对于目前国内的多数教育政策研究者来说，与其说是"关怀"，不如说是"焦虑"。"焦虑"部分来自现实的政策研究中本土知识和智慧与舶来的西方知识理论的不平等地位，部分来自研究者对理论认识的缺乏。面对强势的西方理论和方法，本土意识的觉醒虽让人有了研究的"主体"意识，但在建构新理论的同时也难免"功利主义"的倾向。在"无知"和"功利"下，"焦虑"成为一些人在政策研究中的一种常态。

作为人类知识生产的高级形态，理论制造是众多研究者需要为之努力的目标。但就我国教育政策研究现状而言，在通往更高层次知识生产的路上，有个不可逾越的阶段，即"把事实弄清楚"。在教育政策研究中，与越来越多的新理论与新方法相比，有研究价值的教育政策事实呈现较少。经验理论的基础是事实。缺乏本土理论很大程度上是因为缺乏对本土现象的体察和本土知识的挖掘，而不是我们缺乏玩"智力游戏"的智商。

吸收西方学者的某些概念、理论和研究方法对处于初步发展阶段的我国教育政策研究来说是必要的。然而也须看到，虽然目前教育政策研究可参考借鉴的理论不少，但适合中国国情，能有效解释中国教育政策现象的本土理论的缺乏让我们不得不正视一个基本的方法论问题，即中国的教育政策研究必须从中国教育实情出发，致力于研究中国教育政策过程的特殊性和真实的教育政策现象，只有丰富对政策现象和过程的认识，才能增强研究对政策实践的指导力。

然而，当我们在实证主义范式下，偏向于用定量方法和技术进行政策分析和研究时，我们手中作为研究工具的方法，也会"硬"化成我们的一种研究模式或惯例。事实上，分析的质量和数据的可靠性要比是否运用量化分析和量化分析的复杂程度更为重要。过分强调量化方法和技术，也可能会使我们失去在教育政策研究中的想象力和创造力。教育政策研究在方法论上需要克服的不仅是价值中立的"神话"，也包括实证主义的迷信。

我的研究有幸获"联校论文奖计划"资助，在此，向论文奖计划秘书处和香港圆玄学院谨致谢意！同时感谢我的导师陈学飞教授和北大教育学院对我的培养！感谢在论文写作中接受我访谈的大学校长和教育部相关司处的负责人，他们的支持让我的研究走出了政策文本，进入了"鲜活的实践"，从不同的角度加深了我对高等教育政策的理解。这种理解是多维的，理解教育政策现象，理解教育政策研究，也理解作为研究者的我自己，尽管这些理解都还很有限。接受我访谈的大学校长和教育部相关司处的负责人的名字因为我的研究承诺，只能记在心里。与他们一同记在心里的还有那些促进我成长的人。感谢他们！

北京大学　沈文钦

现代学术研究是高度制度化和职业化的，因为它需要各种各样的制度化保障，例如，学科、学系、教师岗位、工资、图书馆设施、学术期刊等。同时，现代学术组织也是一种追求声誉的组织，而且，学术研究的专业化程度越高，科学奖励体系就越是发达。奖励是促进学术进步的一个重要因素。每一位学者都希望自己的研究工作能够获得同行的认可。因此，尽管今天看来自己的这项研究远远谈不上优秀，但能够获得"联校论文奖计划"优秀成果奖，我还是深感荣幸。

任何研究都是在学术共同体中完成的，即便是最寂寞、冷僻的研究，也离不开集体的支持。首先，要感谢的是我的导师陈洪捷教授，陈老师传授给我的，不仅仅是学术研究的门径和方向，还有在学问之中追求美感和品位的态度，以及从容治学的心态。其次，要感谢在过去几年中"大学史与高等教育理论"读书小组的诸位同人，刘云杉教授、李春萍老师、朱知翔同学等，没有大家之间的相互激荡与共同促进，我的这项关于博雅教育概念史的研究或许还遥遥无期。

感谢"联校论文奖计划"的赞助者和组织者，以及参与评审的各位专家。在我的学术生涯中，联校论文奖给予了我最早的制度化认可。由此我联想到，"联校论文奖计划"在当今中国学界尤其是教育学界所具有的特殊意义。

首先，"联校论文奖计划"是国内少有的特别是对博士生进行资助的基金。如我们所知，在国内，一般至少讲师身份才有资格申请来自国家的研究资助。尽管博士生是当今知识生产的主力之一，甚至位于知识生产的最前沿，但却难以申请资金来独立开展研究。由此导致的结果是博士生只能依附于导师的课题来从事研究，也就难以产生原创性的思想和成果。"联校论文奖计划"提供的资助金额虽不算多，但对于博士生来说是弥足珍贵的。事实也表明，"联校论文奖计划"资助了很多富有创意的基础性研究。

其次，"联校论文奖计划"的非官方色彩及其始终坚持同行评议原则。对于获得资助的学生来说，其意义不仅仅是获得金钱资助，更重要的是研究的问题和设计获得师长的肯定，由此鼓励他们进一步探索未知的世界。

最后，衷心希望"联校论文奖计划"能够一如既往地坚持对博士生和青年学者提供支持，使更多的后来者受益！

北京师范大学 乐先莲

近日，欣闻博士论文《当代西方教育与国家关系思想研究——基于国家利益观的视角》荣获"联校论文奖计划"十五周年大会优秀研究论文二等奖，我深感荣幸和高兴。博士论文是我步入学术生涯的起点，正由于"联校论文奖计划"的大力扶持和激励，我的论文才得以顺利完成并通过答辩。在此，我向"联校论文奖计划"学术委员会、秘书处以及香港圆玄学院基金会致以崇高的敬意和由衷的谢意！

作为资助青年学子成长的学术平台，"联校论文奖计划"鼓励对西方教育及社会科学理论进行跨文化比较研究，积极发展教育及社会科学理论的本土化学术方向，倡导教育及社会科学应用研究的价值取向及理论创新。正是秉承这种学术研究的宗旨，结合对当前教育问题的思考、文献分析总结以及个人兴趣与经验，我的博士论文以西方教育与国家关系思想为研究对象，立足于政治哲学国家利益观的视角，梳理分析了现代西方国家利益观的内容构成——"公共论""工具论""精英论"和"多元论"，并以此作为理论基础及分析框架，主要采用文献分析法和比较法，初步构建了当代西方教育与国家关系思想体系。在此基础上，我进一步分析了当代西方教育与国家关系思想的内在发展理路、人物谱系派别以及实践影响，从而较为系统、深入地展现了当代西方教育与国家关系思想的图景。"教育与国家关系"是世界现代化进程开启以来民族国家和国际社会普遍关注的重要问题，也是当前教育改革发展的本源性问题之一。我国老一辈比较教育学家在《比较教育导论——教育与国家发展》等著作中也将其作为比较教育研究的基础。然而，当前我国教育学界对这一问题的研究较为缺乏。因此，论文在一定程度上可以为我国研究教育与国家关系命题提供知识资源和理论储备，亦有助于更好地反观我国当前教育改革的实践，为制定科学有效的教育发展规划以及构建良好的教育与国家关系分析模式提供一定的参照与借鉴。当然，论文也存在诸多疏漏和不足，欢迎学界前辈和同人不吝指正，我会认真倾听、诚恳接纳。

"任何从事教育研究和写作的人，都曾经面对难以言表的艰辛和沉重。"从论文选题、分析整理资料直到最终成文的整个过程中，我感受到了其中的困顿、焦虑和艰难，也充分体验了无数的感悟与感动。众多良师和新朋旧友奖掖、关怀、襄助、鞭策的潮水三千，独取其中几滴记存心底。首先，感谢我的导师朱旭东教授。论文的选题、写作及修改都是在朱老师一次次不厌其烦地指导下完成的。正是朱老师的悉心指导与谆谆教诲，让我深刻地思考如何做人、做事和做学问，给予了我成长路上奋发的动力。感谢论文开题及写作过程中王英杰教授、石中英教授、周作宇教授、张斌贤教授、阎光才教授等诸师给予的中肯建议，他们的真知灼见为论文写作提供了更为宽广的思路。感谢国际与比较教育研究院顾明远老师、曲恒昌老师、马健生老师、刘宝存老师、项贤明老师、肖甦老师、高益民老师、王晓辉老师、张玉婷老师、刘健儿老师等众多师长给予我的悉心指导与无私帮助。最后，再次感谢"联校论文奖计划"为我论文写作提供的无偿资助，感谢"联校论文奖计划"发起人、香港圆玄学院等资助机构，感谢"联校论文奖计划"学术委员会和秘书处曲恒昌老师、张玉婷老师等众多师长的辛勤劳动和无私奉献！

　　我所有的感谢发自我的心底，我所有的感谢将化作继续前行的勇气和动力……

北京师范大学　郭　鑫

　　很荣幸在北京师范大学攻读博士学位期间成为 2008—2009 年度"联校教育社科医学研究论文奖计划"的获奖者，同北京师范大学和清华大学的几位青年学者和老师共同承担《中国教育防震减灾的现状、问题及对策研究》的专项课题研究。在联校论文奖十五周年庆典之际，我谨代表我们课题组对"联校论文奖计划"秘书处的各位老师、课题资助方香港圆玄学院及董事长汤伟奇先生表示深深的感谢！

　　2008 年的汶川大地震引发了教育界一些青年学者的深层思考，我们以此为契机，试图通过对国际上一些地震高发地区的学校抗震减灾现状进行研究，为我国提供某些借鉴。让我们觉得十分幸运的是，我们的这些想法得到了联校论文奖资助方的大力支持和鼓励，得到了多方的关注和支持，更引起教育部有关部门的关注。为使研究更加规范、深入、科学，更具有针对性和实用性，在各方面的支持下，成立了以洪成文教授为组长，包括建筑专家和地震专家在内，多个专业成员组成的"中国教育防震减灾课题组"。课题组制订了详尽的研究计划，在查阅大量国外文献的基础上亲赴绵阳、北川、成都、乐山等地进行实证调研，并多次组织讨论、修改报告。完成后的研究报告呈送到清华大学应急管理研究中心、北京师范大学减灾研究中心、教育部"全国中小学校舍安全工程"办公室、国家地震局等相关科研和决策部门，其中一些政策建议有幸得到有关部门和领导的高度重视，在实践中得到应用或起到了借鉴作用，取得了一定的成效。

"联校论文奖计划"倡导立足中国教育现实基础，通过有选择的科研资助，引导青年学生和教师深入研究西方教育及社会科学理论的精髓，有的放矢地应用于中国的实际，并使其本土化，在此基础上创建有中国特色的、先进的教育与社会科学理论。"联校论文奖计划"为在校研究生和年轻教师进行学术科学研究提供足够精神动力支持的同时，也提供了一定的科研经费援助，激发起年轻学生的学术热情，对于引导青年学者树立良好的教育社科研究风气，传播学术科学研究的希望，推进教育社科研究具有重要的现实意义。我们衷心期望这项计划能够长期坚持下去，为更多的青年学者和年轻教师开展教育科学研究提供必要的经费和精神动力支持。

教育社会科学的繁荣离不开年轻学者的学术热情和孜孜不倦的追求，更离不开各位老一代专家学者、学术前辈的指点和支持，离不开科学研究背后的经费支持和精神激励，"联校论文奖计划"为我们年轻学者提供了这样一个进行科学研究的平台，也将进一步激发和鼓舞更多的青年学生和年轻教师的学术研究热情，引导学术研究更加关注社会实践、关注基层教育、关注中国的教育现实，相信这样的支持和激励会成为我们今后进行教育科学研究的不竭动力。我期待更多的青年学生和年轻教师能成为像我们一样幸运的获奖者，为教育科学研究的本土化和科学化贡献自己的一份力量；期待"联校教育社科医学研究论文奖计划"能够坚持不懈，不断扩大资助范围和资助力度，惠及更多的年轻学者，为传播科学的学术研究理念和学术精神、激发年轻学者的学术研究热情、传播学术科学研究希望继续做出贡献！

北京师范大学　耿益群

能够获得"联校教育社科医学研究论文奖计划"十五周年大会优秀研究论文奖，我感到非常高兴和激动。感谢"联校论文奖计划"的最初倡导者美国密歇根大学及香港中文大学教育哲学讲座及研究科学家杜祖贻教授！感谢北京师范大学顾明远教授、北京大学王永铨教授、华东师范大学瞿葆奎教授及东北师范大学黄启昌教授等！他们怀着对中国学术发展的深切关注以及对青年学子成长的殷殷期待，创立了这一奖项。感谢杜祖贻教授、汤伟奇先生和香港圆玄学院的资助！感谢所有为这一奖项付出辛勤努力的老师们！

人生成长的旅途中总会有十分关键的几步，当年轻人举棋不定的时刻，长辈的关注和扶持会使艰难的旅程变得相对容易，会给予后生以前进的动力。对于初涉学术领域的研究生和青年教师来说，在学术的道路上，最初的选择和行动也是非常关键的。面对漫长的学术之旅，年轻人会感到困惑和迷茫，缺少前进的勇气和动力；或过于鲁莽而最终迷失方向。与其他获得"联校论文奖计划"研究生和青年教师一样，我是非常幸运的。当初，对于刚刚涉足学术研究的我来说，获得"联校论文奖计划"是一种巨大的鼓舞和鞭策。这不仅仅是对研究计划的肯定，同时也坚定了我在学术之路上进一步探索的信心。"联校论文奖计划"不仅引导我在学术之路上沿着正确的方向前行，资助我能够参加重要的学术会议，同时也搭建了一个很好的学术平台。在这个学术平台上，我能够与其他的获奖研究生和青年教师进行学术交流，能够与曾经获奖的学者进行沟通。与杜祖贻教授面对面的交流更是令人难忘。杜先生和其他"联校论文奖计划"的倡导者希望通过有选择的科研资助，引导研究生和青年教师对西方教育社会科学理论做跨文化的比较研究，经过推论验证，取其精要并应用于中国的实际，在此基础上创建有中国特色的、客观和健全的教育与社会科学理论、促进年轻学术人才的成长，以达强国富民的目的。杜先生对青年学者所给予的厚望，以及对中国学术研究的敏锐观点，都给我留下了深刻的印象，激励我在学术之路上不断努力探索。

感谢"联校论文奖计划"所强调的"研究方法一定要符合科学原则，务求准确、不能牵强附会随意横仿"的原则。这促使我在研究中，不断探索正确的研究方法，在研究中探索创新之路。

感谢我的博士生导师王英杰教授。在我博士论文研究题目的确定、论文设计和论文写作过程中，先生都付出了极大的心血。先生严谨治学的学者风范，使我在学术研究的道路上不敢有丝毫松懈。

感谢所有在我完成研究过程中指导、帮助我的老师、朋友和亲人！

再次感谢"联校论文奖计划"对我学术研究的肯定与资助！

北京师范大学　余清臣

听到自己在 2006 年获得资助完成的博士论文荣获"联校论文奖计划"十五周年大会优秀研究论文一等奖，我感到非常感动和振奋，一如当年获得资助的心情一样。

说实话，一项在开题中被几位开题老师颠覆性批评的研究计划获得学界高水平学者的认可并获得资助，这给当事人带来的就不只是单纯的欣喜。这就是我当年获得资助的情境。

我的研究是使用微观政治学的视角对师生交往进行现实主义的解读，这项研究的对象虽然是传统，但使用的视角却在中外学界特别是中国学界不太常用。在法国思想家福柯的微观权力理论的影响下，我开始关注教育实践中存在的微观权力关系，特别是师生交往中的微观权力关系，逐渐认定这就是塑造现实的根本原因。于是，我在导师石中英教授的悉心指导下把使用微观政治学视角来解读师生交往实践作为博士论文的选题，这项研究旨在揭示师生交往实践如何运作以及现实的师生关系如何生成。但是，这项研究却遭到了一个重大质问：政治活动的残酷形象和师生关系的温情理想之间存在巨大的反差，视角与研究对象根本不匹配。虽然我心中并不信服这样的质问，但质问还是在开题中表现突出。在开题后，我也非常犹豫，我重新检验我的视角与我的基本立场，我认为对师生交往的研究需要加入一些现实主义的元素，这是清晰理解现实的基本途径，虽然现实不一定都如此美丽。但是，这些还是不能让我放下被质问的心结。就在我非常苦恼的时候，"联校论文奖计划"通知我获得了2006 年的资助，我感到重新找到了勇气：学界那么知名的评审学者在我坚信非常公正的选拔中（评审书交上后就只等通知了）看中了我的研究。

　　在获得资助后，我充满信心地坚定研究方向，使用政治学界都很少研究的微观政治学理论解决师生交往，最终把师生交往看作由利益激发的、策略性的、受环境影响的、使用符号完成的谈判（协商）活动。在2007年，我的博士论文顺利通过答辩，并获得答辩老师们较好的评价。后来，还是在"联校论文奖计划"的特别资助下，我的博士论文以《权力关系与师生交往》为名在北京师范大学出版社出版。这次，论文又获得了"联校论文奖计划"优秀研究成果一等奖。

　　"联校论文奖计划"的重要宗旨是促进青年学术人才的成长，这在我身上就真切地发生：当我因使用过于"前卫"的理论视角而被质问时，我得到了方向上的肯定和精神上的支持，这是我后来能够完成论文并出版的重要支撑。

　　在此，我衷心感谢香港圆玄学院基金会提供捐赠的、由杜祖贻教授和顾明远教授等前辈共同创立的"联校论文奖计划"对本人博士论文在定题、完成以及出版上的全方位支持！衷心感谢"联校论文奖计划"的公正！衷心感谢"联校论文奖计划"秘书处的精心组织和协调！最后，特别感谢指导我完成学位论文的导师石中英，是他的耐心和苦心指导让我努力不辜负"联校论文奖计划"的支持和厚爱！

　　清华大学　王　娜

　　前一阵子得到通知，我的博士论文《知识的语境性研究——基于三种视角的考察》获得了"联校哲社医研究论文奖计划"优秀研究成果二等奖。这个消息不禁让我感到非常兴奋，也不由得让我又回忆起博士论文写作的那段日子。现在想起来，那段日子既苦又很充实。

　　在博士论文的写作过程中，我不仅要阅读大量文献，还要接受正规学术规范的训练，实际上这个过程是教会我们如何去理解自己所研究的领域，学习这个领域的一种说话方式，进而在接受一种正规学术规范的基础上思考问题，并试图提出解决问题的方案。这个阶段需要有强烈的问题意识，也需要有很好的学术训练。从这个意义上说，对博士生而言，博士论文的写作不是对某一阶段工作的总结，而更像是进入学术门槛的一个必经阶段。

博士论文的写作过程，首先是对自己多年来读书的阶段性检验，也是一种问题意识的明确和凝练。就我个人而言，我的论文题目是关于知识语境性的问题，根据前期的阅读，我模模糊糊地意识到对知识，特别是科学知识本性的考察必须要突破语言层面而进入一种社会学和实践的维度，于是我确定了从三个视角对此问题进行考察。但事实上在论文写作过程中，由于一开始问题并不是特别清晰，以至于经常会陷入一种对文章结构的怀疑和修改中，直到最后成文，文章的结构几次修改。这一度让我陷于一种困惑之中。从前我心目中做学问的方式应该是一气呵成的，唯有此才能表达思维的连贯性，而就是在博士论文写作的过程中，我慢慢意识到做学问可能并不都是能够沿着一个逻辑线索一口气完成的，要经历几次自我怀疑和否定，最后成文的往往是经过反反复复修改后的东西。

后来对于自己的写作经历，我又进行了反思，我想，还有一点可能性也是我不断否定和怀疑的原因，那就是最初的问题意识并不明确。由此，我更加深刻地意识到从事社会科学研究一定要有明确的问题意识。这个问题或是理论上的一个难点，或是现实中的一个实在问题。只有对于问题有明确清晰的认识，才可能使自己的选题尽可能小，论述也才有可能集中、深刻，避免大而化之，言之无物，理论空洞。

毕业之后，我顺利进入大学工作，主要从事教学和科研工作。在工作的三年中，我一边对自己的博士论文进行修改，一边思考方法论研究可能与现实问题的结合点。可以说参加"改进国民素质行动计划"的研讨会给了我很大的启发。在杜祖贻教授的倡议下，一批来自医学、教育、社会学等领域的专家学者汇聚在一起从各自学科领域出发提出国民素质面临的问题以及改进的计划。这是一项理论性的研究，又是一项完全面向实践的计划，这项计划对于提升全民族的素质具有重要的意义。在这次会议上我也提交了一篇有关国民素质改进计划方法论的文章。我想，人文社会学者应该具有一种使命感和责任感，要有强烈的现实问题意识；要走出自己学科的小圈圈，与相关的社会学科形成交叉。这大概也是"联校教育社科医学研究论文奖计划"设立的一个初衷。

在这里，我想再一次感谢"联校论文奖计划"对我的论文进行资助以及给予我的奖励，这将是我不断前进的动力。感谢我的导师吴彤教授和清华大学科学技术社会中心的老师们在我求学和论文写作过程中给予我的谆谆教诲和无私帮助。最后，我想再一次对为"联校论文奖"提供经费支持的香港圆玄学院以及杜祖贻教授表达我崇高的敬意和感谢！我也希望可以在"哲社医"结合的理念指引下继续开展面向实践的理论性研究。

中国人民大学马克思主义学院　谭清华

2008 年度获得"联校论文奖计划"时，我正在中国人民大学哲学院攻读马克思主义哲学博士，现已留在中国人民大学马克思主义学院任教。不知不觉两年过去了。两年前获奖时的那份激动、喜悦以及随之而来的责任感，现仍记忆犹新。

虽然在获得"联校论文奖计划"之前，我已经参加过导师主持的国家社科重大项目、教育部项目，对各种项目并不陌生，但"联校论文奖计划"却是我第一次独立申请和主持的项目，其意义更不同寻常。因为它不但为我进行博士论文写作提供了绝好的平台，而且还教会了我如何去申请项目、主持项目，更培育了我对项目负责的心态。申请项目是一件可喜的事情，但要完成好项目却是一种责任，即对自己的责任、对学术的责任、以及对社会的责任。

青年人往往是创造力最强的时期，但同时青年人又往往是学术积累和学术资源积累不足的时期，因而，青年的学术平台相对来说更少、更不足。"联校论文奖计划"的设立，毫无疑问为青年人创造提供了良好的平台。

在此，作为获得过此奖的一位青年学术研究工作者，我再次对"联校论文奖计划"以及设立此奖的各位先生表示感谢，并预祝我们"联校论文奖计划"越办越好，路越走越宽。

中国人民大学　杨巧蓉

2007 年，我幸运地邂逅了"联校论文奖计划"并成为这一温暖大家庭中一员。可以说，我的博士论文材料的更新与完善、写作提纲的最终确立盲至论文的最终完成都始终与一种精神紧密连接，那就是感恩、包容与求索，这种精神源于"联校论文奖计划"。

感恩。学生时代的生活是丰富精彩的，也是清贫的，而从事学术研究所必需的书籍、报刊等资料的购买、复印、影印和借阅，调研活动的差旅，学术会议的参与以及讨论活动的举行无一不需要物质的支撑，支出与收入的距离往往使在校生活陷入一种迫不得已的困境。从 2007 年起，香港圆玄学院承担计划的所有经费，在很大程度上使受资助者得到了有力的经费保障。更为可贵的是，受资助者的学术勇气得到了提升，因为获奖本身就是对研究问题与方向的一种认可和鼓励，这种精神层面价值的奠基对于初入研究之路的我而言，是难以用物质衡量的，它为我的学术成长之路点亮一盏灯，成为我人生一笔永远增值又不可替代的财富。

包容。"联校论文奖计划"秉承公平、公正、公开的评选原则，没有特别规定研究的题目，也没有要求申请题目与成果完全一致，这就为受资助者提供了广阔的发展与创新空间，并且，在资助计划实施过程中，"联校论文奖计划"不会对受资助者的研究加以干预，而是始终以一种包容的立场，一种温文尔雅的姿态站在一旁默默地注视、默默地引导研究生和青年教师关注现实的社会及教育问题。这种纯粹在现实中是难能可贵的。它直接促进了受助者的研究，使之一心一意专于学术，以取得预期成果。据统计，已有不少受助的研究成果对教育、科技、经济、社会改革提供了有价值的参考作用。

求索。"联校论文奖计划"强调"研究与应用并重"的宗旨，以造就"具有文化理想、学贯中西、勇于实践、长于创新的学术生力军"为基本目标。这一宗旨和目标对我的博士论文产生了较大影响，我的选题从申报该计划的一个纯理论的题目，逐渐发展成为理论与中国当下现实结合起来研究的课题。论文奖计划特别强调研究方法的科学性，我在对博士论文课题研究中，始终努力把规范性研究与实证性研究有机结合，但从最终的成果来看，依然很不够，尤其是实证性的研究，这一点有待于进行相关调查研究加以修订与完善。

"联校论文奖计划"十五周年庆之际，请允许我表达无限的谢意与深深的祝福。我要特别感谢"联校论文奖计划"为我们青年搭建的平台，我会铭记香港圆玄学院给予的无私资助，我会铭记"联校论文奖计划"所有辛勤而热心的工作人员，我会铭记导师马俊峰教授的启迪和关照，我会铭记所有遇见并给予我帮助的人们。祝"联校论文奖计划"生生不息，祝我最尊敬的老师和朋友万事顺遂！

华东师范大学　姜丽静

2005 年 9 月，当我进入华东师大教育系学习教育史的时候，外部的教育史学界正经历一场研究范式的转型。入校后，在导师丁钢教授的鼓励下，我决心一改往昔教育史学的精英主义路线，实现一次"从阁楼到地窖"的重心转换，对大历史背后的"小人物"命运做一次近距离观照。几经波折，我最终选择以北京女子高等师范学校的首届毕业生冯沅君、庐隐和程俊英等中国本土培养的第一代女性知识分子为个案，运用以往教育史学较少涉及的个人生活史、口述史、心态史和教育叙事等研究方法，通过对其一生教育经历和学术生活的考察，揭示这一代女性知识分子思想、知识和志趣变化的心路历程及其负载的丰富教育和社会意蕴，并重点探究女性高等教育在催生女性知识分子中所发挥的独特功能。

一般而言，历史研究可以简括为两个阶段：一是史料的搜集、辨析和整理，二是史料的分析和解释。对于这样一个溢出教育史常规框架的题目，现有的教育制度史料汇编和教育思想文集中均少有记载，因此，要获得充足的一手史料，便须从教育史之外的文学史、学术史和大量学人传记、回忆录、文学作品等零散记载中多方搜集。此外，由于文献资料的不足，还必须借助口述资料加以补正。其次，由于本课题的开拓性质，部分史料多为首次发掘，较少经过前辈学者的校勘和考证，其中关于人物和事件的记述颇多歧异，这就需要对史料进行逐一考证和辨析。由于自己是"半路出家"，此前并未受过专业的史学训练，因此，从史料的收集（包括文献资料和口述资料）、校勘、辨伪、考证和整理，再到史料的分析和解释，基本上是从头学起。再加上对叙事研究和 20 世纪的学术史和知识分子史也是刚刚涉猎，因此，如何用叙事的手法将一部宏大的 20 世纪学术史和知识分子史轻松捻来，娓娓道出，便成为横亘在我面前的一座高山。是否能够逾越，我着实没有把握。况且，对于囊中羞涩的青年学子来说，单是一手史料(文献资料＋口述资料)的搜集，便须首先过"经济"一关。

恰在我犹豫之际，喜获"联校教育社科医学研究论文奖计划"一等奖(2007年)资助。这个奖项由教育学界德高望重的几位前辈学者顾明远先生、汪永铨先生、瞿葆奎先生、黄启昌先生与美国密歇根大学及香港中文大学的杜祖贻先生发起创立，通过有选择的科研资助，旨在引导研究生和青年教师在借鉴国外先进理论和方法的同时，立足本土，进行原创，并由此构建具有中国特色的教育与社会科学理论。在当时，获得这个奖项真是雪中送炭，不仅为我辗转北京、济南、上海等地搜集史料提供了直接的经济资助，以解燃眉之急，也给缺乏信心、正在志忑中的我以莫大的精神鼓励。其后，经过一番努力，我终于顺利完成博士论文，还获得了一些其他奖项：华东师范大学优秀博士培养基金(2007年)、上海市优秀研究生论文(2009年)和全国百篇优秀博士论文提名(2010年)。

尽管博士论文的写作仍然存在不少瑕疵和遗憾，不过，其间的收获和成长，却让我终生受益。饮水思源，我必须感谢导师丁钢教授多年来的关怀和指导，感谢香港圆玄学院全额资助的"联校教育社科医学研究论文奖计划"的奖掖，感谢这个奖项的发起者、组织者和评委老师们，还要特别感谢秘书处的张玉婷老师，在我毕业后的职业发展中，她同样以前辈学者的博大胸怀，给予了我无私的帮助！

华东师范大学 蔡志栋

此次，由我撰写的、高瑞泉教授悉心指导的博士论文《章太炎哲学思想研究——以现代性反省为中心》有幸获得"联校论文奖计划"十五周年优秀成果评选二等奖，我感到不胜欣喜。回顾历史，历历在目，感慨良多。

"联校论文奖计划"直接充实了我购书的资本。时常感到，学问做到一定程度，对资料的要求越来越高。虽然当时我所在的华东师范大学图书馆藏书日益丰富，然而，我的读书习惯是需要对某本书读两遍以上才能记住其中的精髓；并且在读书的时候喜欢画线条，做批注，却又不喜大段抄录。这些习惯注定了购书、印书是我研究的最佳途径，同时也对爱看书的我造成了巨大的经济压力。我依然记得 2008 年获奖时的欢欣鼓舞。二等奖，5 000 元，或许在学校外面的一个白领看来至多是一个月的工资，但对一个博士生来说，却意味着 200 本左右的图书。如果这些书是经过精挑细选的，那么，200 本的书便意味着一年的阅读量，而且要求每周读完 4 本。这对当事人学术水平提高的重要性，毋庸置疑。整个博士阶段，在"联校论文奖计划"的资助下，在导师的关心下，我始终没缺过买书的钱。这种感觉，恐怕只有佳人在侧、美酒满杯才能相比。在此我由衷地感谢提供全额资助经费的香港圆玄学院。

除了经济上的资助之外，"联校论文奖计划"还以其引进、修正西方社会科学理论和方法，使之本土化的宗旨使我为学方法上了一个台阶。作为学问道路上的蹒跚学步者，恐怕很多人会感到和我一样的困惑：一方面，纯粹执着于本土的文本和经验很难概括出具有普遍意义的元理论；另一方面，如果满足于引进西方社会科学的理论和方法又容易导致食洋不化，和本土文本、经验格格不入。在这两者之间如何寻找出一条辩证的道路，这不仅是一个理论问题，更是一个关涉研究者研究实践的现实问题。"联校论文奖计划"的宗旨对此做出了回答，并给人以极大的启发。让我们在此重温这个宗旨："不盲从西方理论，应对其做深入的研究，鼓励探讨理论修正与移植、学术发展的本土化及创新。"

回顾写作博士论文的具体过程，我有以下心得值得和大家交流。采用熊十力先生的话语，此心得可以概括为"根底不易其固，而裁断必出乎己"。也就是说，为了写好博士论文，必须相当全面地掌握论文研究对象本身所涉及的文本、二手研究资料、研究对象自身的理论来源所涉及的文本、以及剖析研究对象所运用的元理论等至少四个方面。不仅要开动脑筋进行这四方面的资料收集，而且要舍得花时间、下功夫对之展开研读。在此基础上形成自己的观点。同时，一定要多多和导师交流。导师的指导既使自己少走弯路，又指示了继续努力的方向。事实上，以上阅读方法本身也来自我导师的告诫。我的实践证明，这个方法只要认真贯彻，就极有灵验。这个方法的好处在于：第一，可以对研究对象有深入的了解；第二，不仅了解了研究对象本身，而且掌握了其周边的信息和资料，避免了博士生研究过程中时常发生的越走越窄的问题，在写好博士论文的同时在某些方面打下一定的基础，有利于将来的发展。

最后，再次感谢"联校论文奖计划"、香港圆玄学院、我的导师对我的资助和支持。真心祝愿此计划能够继续"通过有选择的科研资助，引导研究生和青年教师对西方教育及社会科学理论做跨文化的比较研究，经过推论验证，取其精要应用于中国的实际，在此基础上创建有中国特色的、客观和健全的教育与社会科学理论、并促进青年学术人才的成长，以达强国富民的目的"。

华东师范大学　孙元涛

在功利主义盛行、浮躁情绪日益蔓延的学术大环境中，引导年轻学人潜心向学、精诚问道，这是关乎中国学术未来命运的重大问题。解决这一问题，需要社会大环境的支持，需要资深学者率先垂范；同时也需要有识之士借助自身学术影响力为年轻学人创造良好的学术小生态。"联校教育社科医学论文奖计划"的设立，其价值绝不仅仅体现在为年轻学子的学术研究提供经费资助，更重要的是，它表达了一种姿态：它为年轻人提供了学术交流的平台，培育了年轻学子对学术的敬畏和认同，引导年轻学人在学术研究的起步阶段志存高远，诚心向学。正如"联校论文奖计划"的宗旨所表明的，联校论文奖，旨在"通过有选择的科研资助，引导研究生和青年教师对西方教育及社会科学理论做跨文化的比较研究，经过推论验证，取其精要应用于中国的实际，在此基础上创建有中国特色的、客观和健全的教育与社会科学理论、并促进青年学术人才的成长，以达强国富民的目的"。

作为一个年轻的教育学者，我当然并不甘心仅仅将教育学作为自己谋生的饭碗，而是希望在教育学与自我的学术生命之间建立起更为本质的关联。当内心深处开始有了这样一种预期时，我就不再是教育学学科发展的"旁观者"，而是自觉地把自己置于"当事人"的位置。或许，相对于一个学科的发展而言，一己之力是单薄甚至脆弱的，但是对于个人的学术生命而言，这却是一个重大的问题。对于今天中国的教育学发展而言，我认为，最重要的是学术共同体建立起真诚的学科认同。这意味着，作为一个教育学者，既能平和地对待来自外界和学科内部的批评，也能冷静地分析来自学科内外的各种赞词。既不必因为霍斯金宣称教育学是一门"次等学科"而懊恼，不必因为奥康纳视"'理论'一词在教育方面的使用一般是一个尊称"而沮丧；也不必因为李泽厚宣称"教育学——研究人的全面生长和发展、形成和塑造的科学，可能成为未来社会的最主要的中心学科"而欣喜若狂，而忘记了该如何面对教育学发展问题重重的现实。对于今天中国的教育学者而言，关键的是要有一种对于本学科发展历史、现状与未来的"文化自觉"，要有一种作为学科从业者对学科发展所应承担的使命感。唯此，才对得起"教育学者"这样一个特殊的称谓。

中央民族大学教育学院　海　路

承蒙香港圆玄学院和"联校教育社科医学研究论文奖计划"提供资助的机会，中央民族大学教育学院领导及专家厚爱，本人的联校课题《壮汉双语教学现状调查与对策研究》在此次评奖中荣获"联校教育社科医学研究论文奖计划"十五周年优秀研究成果奖二等奖。

少数民族教育研究是中国教育研究不可或缺的一个重要组成部分。如何在全球化与本土化、国家一体化与民族文化多元化的背景下保存、发展各民族文化是我们国家面临的一个重大挑战，也是教育研究不可回避的一个重要命题。少数民族双语教育是我国少数民族教育中的特殊重大问题，不同地区的少数民族双语教育既有共性又有所不同，因此有必要选择某一个特定民族的双语教育进行实证研究。《壮汉双语教学现状调查与对策研究》在文献分析和理论探讨基础上，采取实地调查的研究策略，针对广西壮汉双语教育研究的具体问题，深入实践，与当地直接和间接参与壮汉双语教育的教师、学生、家长、行政官员进行问卷调查和访谈，全面了解问题现状，在此基础上提出相关的对策和建议。

我在研究中一方面参考和比较了国内外双语教育的不同经验和模式，另一方面更多的是采用了教育人类学"田野调查"的研究方法，将研究者置身于被研究者的文化—社会生活情境之中，从社会—文化—历史的广阔人文背景中考察广西壮汉双语教育的现实状况及存在问题，力图将主位与客位、中心与边缘、教育与社会、历史与现状等因素有机结合起来，从而为少数民族双语教育研究提供一个综合性的研究视角。虽努力尝试，但仍有许多缺憾和不足。学术研究犹如一项"智力长跑"，我只是刚刚走上这条跑道的初始阶段，今后还有很长的路需要"上下求索"。

特别感谢香港圆玄学院提供的研究经费资助，使我得以有机会第一次独立主持自己深感兴趣的少数民族教育研究课题，将教育学术研究与少数民族社会发展紧密联系起来。我将永存这份对馈赠者的感恩之心——"联校论文奖"是青年学者成才的"推进器"和"催化剂"，我相信这份奖项不仅对于我，而且对所有获奖的广大青年学子的成长而言都具有沉甸甸的意义。它的学术效益和社会效益将随着时间的推移而日益彰显。

我要深深感谢我的调查对象——那些真诚质朴的壮族人民，他们对本民族语言文化的深厚感情和融入现代社会的强烈愿望是激发我完成这篇论文的最大动力。我还要感谢所有支持和帮助过我的老师和朋友，特别是我的论文指导老师王远新教授，以及中央民族大教育学院的滕星教授和苏德毕力格教授，还有在论文写作中令我受益良多的学妹邱静静硕士。

中央民族大学　李素梅

荣誉至上，很荣幸。我的拙文《中国乡土教材的百年嬗变及其文化功能考察》能够获得"联校教育社科医学研究论文奖计划"十五周年优秀研究成果一等奖，能够在众多竞争中获此殊荣，这是学术界前辈和同人对我的最有分量的鼓励。它集合了一个人的辛劳、智慧以及公众的认可。肩负荣誉，我甚感荣幸与欣慰。学术竞赛是展现学术能力的舞台，个人不但要具备良好的学术能力，也要学会把它充分展现出来，选择一个能够充分体现自己的学术专长与研究风格的论题至关重要。选择乡土教材来研究，正是基于此种考虑。责任源于乡土的感性，研究乡土教材则归于乡土文化的理性。

心存感恩，很高兴。几年前，先生"存有教无类之心，求琢土成玉之果"，蒙先生不弃，收弟子于门下，精心栽培，总算修成"正果"。先生慧眼指点迷津，于是我便义无反顾地踏上了"乡土"，开始了艰难的耕耘，遵循"一分耕耘，一分收获"的古语，带着浓郁的乡土情感，研读经典，深入传统，追根寻源，当我花费了两年的时间完成这篇拙文之后，才发觉自己在学术道路上经历着一次真正"破茧成蝶"的艰辛历程。在这个过程中，我感受着"乡土"芳香的气息，体味着"乡土"背后深厚的文化底蕴，编织着这份独特的"乡土"情结，在这个过程中，我曾经为自己所取得的些许成果开心过，也曾经面对研究难以推进时退缩过，甚至因对将来的茫然不知所措而失落和后悔过。然而，先生是我事业之旅最艰难的夜航的塔灯。

无以回报，很感激。文章千古事，得失寸心知。面对我的亲人，我负债而行。古语说"父母在，不远游"，可就是在我年迈母亲日见力衰的时候，我却挥泪远行。在论文写作到最困苦、也是最沮丧的某一天，母亲离我而去，那一刻让我刻骨铭心。丈夫为我撑起一个快乐的家庭，每当研究陷入困境，都是丈夫的幽默、睿智、包容化解我的所有不悦，让我卸下包袱，充满信心，毫无顾虑地前行。然而当我获此殊荣，他却永远无法与我共享这喜悦之情。我知道我拖欠了亲人一笔感情债务，我无法回报，只能以一种感恩的心情在灵魂深处念想和祝福。或许，我的文字和奖杯会化作无边的月华，成为长眠中亲人们的风景。

人生最大的幸运是能感受到自己的幸运，心中对那些爱你或你爱的人常怀感激。获奖本身似乎已经并不重要，但获奖为我有机会让自己去幸福地回味和体会这个过程的每一个细节，为我能有机会向这个世界上所有给予我爱和关怀的人提供了一个感恩的平台。感谢对我来讲并非单纯的程序化的表达，它更是真实的内心体认，感谢导师，感谢评委，感谢朋友，感谢亲人，感谢联校论文奖慷慨无私捐赠资助经费的"香港圆玄学院"，感谢你们的默默提掖和无声支持！相信有你们的支持我在学术研究的道路上会走得更加坚定！

东北师范大学　林　丹

"联校论文奖计划"伴随和见证了我的成长和进步。发自内心地，我要感激著名爱国慈善机构香港圆玄学院对我的热情资助。如今已是一名大学教师的我，心中一直铭记着自己的重大责任和神圣使命。我想，这也是我对于"联校论文奖计划"曾给予我的支持和鼓励发出的最强有力的致谢。

第一，在教学方面，力争做到"教书"与"育人"不脱节。一名教师之所以能够打动学生，主要是通过他精彩的课堂教学。当下大学生的主要问题，已经不单纯是知识和能力的问题，或者在一定程度上说，已经不是知识和能力的问题，而是人生观和价值观的问题。对于大学生来说，这也是其真正获得成长和发展的最核心标志。所以，在教学过程中，我一直希望以课堂教学为载体，讲授专业知识的同时，通过恰当的实例暗示给学生正确的人生观和价值观，力求解脱他们于人生的困扰、纷乱和窘境。这种潜移默化的影响和指引，胜过千千万万苦口婆心的道德说教。

第二，在科研方面，力争做到"科研"和"教学"齐步走。记得参加新教师岗前培训时流行着一句话："科研不好的教师，教学再好也好不到哪里去；科研好的教师，教学再糟也糟不到哪里去"。显然，科研非常重要，并且重要到可以作为教学的一个"因变量"。不过我真的需要检讨，"教师的实践"之后，自己刹那间失去了"学生的理论"时代的锋利锐气，更丧失了学术修炼的勤恳跋涉。这一点，是连我自己都万分意外的。不过庆幸的是，至今我仍没有忘记自己当初立下的誓言，并仍愿意为此不懈努力，即便周围充斥着满眼的物质诱惑和功利考核。我深信，"真正的学者是'清苦'的。甘于忍受清贫和苦闷的人才能担此重任。学者的生活是简静淡雅的，需要'凤凰涅槃'，需要'富而有节''贫而知足'，需要波普尔所说的'无知之知'，需要'形寄于尘中，心明于物外'。"愿我也是这只荣耀的'精神不死鸟'。

第三，在学生管理方面，力争做到运用"实践智慧"，树立"信任权威"。作为一名大学教师，除了"教学"和"科研"，事实上，承担一定的学生管理工作，对于深入了解当代大学生、切实对其开展有效教育来说，是非常有利的。不过，在这一过程中，我的体会是，应集中反映且鲜明体现"实践智慧"的"实践之知""实践之美"和"实践之善"。更为重要的，即使当下倡导的是师生平等观，而事实上，必要的"教师权威"是必须存在的。只是，大学教师作为学生的"精神关怀者"和"重要他人"，不能仅凭"权力权威"、而应通过"信任权威"发挥其教师权威力量。这种信任权威是教师具有的一种使学生感到尊敬和信服的精神感召力量。也只有这种力量，才是促发学生成长和成熟的关键力量。

作为一名大学教师，我想，以上三点是我在今后的教学、科研和社会服务过程中应该努力的方向，这也是对于我的博士导师柳海民教授、"联校论文奖计划"秘书处以及香港圆玄学院最好的回报！

东北师范大学 孟宪生

早在 1997 年攻读硕士学位期间，本人就有幸得到了香港圆玄学院的资助，成为"联校教育社科医学研究论文奖计划"较早的受益者，也正是由此培养了自己"立足本土、博采众家之长"的学术研究意识。参加工作以后，即 2008 年自己以青年教师的身份再一次申请了"联校教育社科医学研究论文奖计划"，并获得了立项。更值得庆幸和感恩的是，自己的前期研究成果能够获得"联校论文奖十五周年庆典暨学术研讨会"优秀成果二等奖，这是"论文奖"评委对自己努力的一种肯定，也是自己值得珍惜的一份荣誉。衷心地说，在我的学术成长的过程中，"联校教育社科医学研究论文奖计划"对鼓励自己开展原创性研究、拓展学术视野，以及科研整体能力的提升提供了有力的平台。借于"联校论文奖十五周年庆典暨学术研讨会"召开之际，略谈几点心得，以表谢意。

①关注人的生存境遇，体现人文社会科学精神的重要平台。"联校教育社科医学研究论文奖计划"中的哲学、社会科学部分的立项充分彰显着"研究与应用并重"的宗旨，选题大多反映我国社会经济文化发展过程中的热点和难点问题。而这些问题说到底都是和民生问题相联系，研究实质上是对当下人的生存境遇的理性认识和对人的现代性出路的求索。这样的立题导向不仅遵循了人文社会科学研究的科学性，而且彰显了人文社会科学人文关怀的价值取向，在此基础上产生的理论成果无疑具有明显的实践价值。

②培育开放性的研究视角，鼓励拓展学术视野的重要平台。随着我国对外开放实践的不断深入，中西理论交融的广度和深度也在与日俱增。如何立足本土化的基壤更好地做到"洋为中用"，是中国学子和青年研究者学术道路中不可回避的问题，这直接关系到研究的立场取向和成果效用。"联校教育社科医学研究论文奖计划"所倡导的"不盲从西方理论，应对其做深入的研究，鼓励探讨理论修正与移植、学术发展的本土化及创

新"的基本研究精神，对于青年学者开放性视角的养成、学术视野的拓宽乃至西方理论的科学引介和应用给予了正确的引导。

③重视方法论的运用，倡导科学研究方法的重要平台。王国维曾用"昨夜西风凋碧树。独上高楼，望尽天涯路""衣带渐宽终不悔，为伊消得人憔悴""众里寻他千百度，蓦然回首，那人却在灯火阑珊处"喻古今之成大学问者所必经的三种境界。我认为，要达到第三种境界必须要有正确的方法论做指导。如果没有科学研究方法的支撑，即使"望尽天涯路""消得人憔悴"也难以窥透"灯火阑珊处"的奥秘所在。"联校教育社科医学研究论文奖计划"强调的"研究方法一定要符合科学原则，务求准确、不能牵强附会随意摹仿"的要求，对培养青年学子的科学研究习惯，提高善用科学研究方法的能力发挥了积极的推动作用。特别是其中所推崇的实证研究方法，对青年学子走上学以致用的科学研究之路产生了重要影响。

总之，"联校教育社科医学研究论文奖计划"用多年扎实的实践证明，这里是"引导青年学子成长的学术平台"。作为直接受益者，衷心感谢计划的支持，特别要感谢香港圆玄学院给予的经费资助。同时，也要感谢东北师范大学研究生院在课题研究过程中给予的有力指导和组织保障。今后我将继续秉持"联校论文奖计划"所倡导的科研精神，勤耕于学术研究之路。

东北师范大学教育科学学院 朱永坤

我很荣幸获得"联校论文奖计划"十五周年庆典优秀研究成果奖二等奖，感谢组织这次评奖活动的"联校论文奖计划"秘书处，感谢香港圆玄学院基金会提供的"联校论文奖计划"博士论文资助。

我于 2005 年 9 月至 2008 年 7 月攻读博士学位，就读于东北师范大学教育科学学院教育原理专业，2008 年 7 月毕业留校工作至今已有两年了。我之所以能顺利毕业并留校工作，得益于"联校论文奖计划"对我的博士论文的资助。对于我来说，获得这项资助是对我博士论文研究方向的一种肯定，更是对我研究上的一种激励和鼓舞，使我在学习和研究上不敢有丝毫懈怠。另外，这项资助解决了我研究经费上的困难，使得我不再为经费犯愁而能安下心来搞研究。这些都归功于"联校论文奖计划"对我的支持。在这里，我要说一声"谢谢!"。

有了"联校论文奖计划"对我的支持和帮助，我在自己的专业学习和研究上有了很大的进步，不仅专业成绩优异，而且科研成绩突出。从接受资助的 2007 年到现在的三年里，我公开发表了 9 篇 CSSCI 论文（其中一篇被《新华文摘》全文转载），主持教育部人文社会科学基金项目一项，2009 年获吉林省第六届教育科学优秀成果奖一等奖，2010 获第四届长春市社会科学优秀成果奖论文类三等奖。这些成长过程中所取得的成绩，是"联校论文奖计划"给予我的良好开端，是这项计划给予我的一种动力，我将断续努力，不负基金会和这项计划对我的厚望!

另外，香港圆玄学院基金会和"联校论文奖计划"兴教助学、积极支持教育及科研事业，情系国家、关爱社会的可贵精神，为世人所钦敬，为我们所感动。作为一名高校教师，对基金会和"联校论文奖计划"义举的最好的回报就是做好本职工作，在人才培养和科学研究上做出自己应有的贡献。

再次感谢香港圆玄学院基金会和"联校论文奖计划"资助科研、回报社会、真情奉献的义举!

华侨大学　张向前

初识"联校论文奖计划"是在 2001 年，那时我是华侨大学数量经济学专业一年级研究生，也是一位青年教师。我不知道如何申报课题，华侨大学通知申报"联校论文奖计划"，特别强调指出该项目申请主要针对年轻教师与研究生，并对年龄有上限限制。我抱着尝试的心理，第一次申请"联校论文奖计划"，这也是我第一次申请课题，居然中了! 后来一发不可收拾，又中了第二次"联校论文奖计划"。2005 年我第一次申请的"联校论文奖计划"研究成果获第一届联校优秀成果奖。今年又被告知第二次申请的"联校论文奖计划"研究成果获联校成果一等奖。总结我十多年科学研究历程，"联校论文奖计划"起的作用甚是重大，该计划实施成功经验众多，我在此强调以下几点。

第一，香港圆玄学院等机构及个人无私的资金支持。1994 年以来，香港九龙总商会、香港圆玄学院、吴仲亚教育基金、许李基金、信泰公司况及杜祖贻教授等为"联校论文奖计划"无私地捐赠了研究资助经费，使得"联校论文奖计划"一直持续至今，在大陆产生重要影响。众所周知，1990 年大陆已经有政府科研经费资助研究，但申请难度大，经费少，在鼓励相关学者，特别是年轻的学子参与课题研究、独立承担课题研究方面，最缺的就是经费支持，香港圆玄学院等单位及个人无私捐赠使年轻人有了更多机会主持相关项目研究。

第二，自主选题。我第一次申请联校课题时，"联校论文奖计划"并未设立课题指南，这恰恰有利于年轻的学子根据自己兴趣选题。兴趣是最好的导师，我当时选择做《人力资源与区域经济发展研究——以福建为例》，最后研究成果成为了我硕士学位论文主要组成部分。在此基础上成功申请了国家社会科学基金项目《入世大陆与台湾、香港、澳门地区人才战略与中华区域经济发展研究》，研究成果获第一届联校优秀成果奖，又获得原国家人事部授予第五届全国人事人才科研优秀成果一等奖等荣誉，这对我的科学研究生涯是巨大的鼓励。我第二次申请时，"联校论文奖计划"已经设立课题指南，这些指南经过专家遴选，代表相关学科的研究方向，有利于青年学子选择题目时少走弯路。同时联校仍鼓励自主选题，我申报了《闽台经济合作与海峡两岸经济区发展研究》，这个项目的研究成果获第二届联校优秀成果一等奖，相关成果还获中共福建省委宣传部授予优秀论文特等奖 1 项、一等奖 1 项等多项荣誉。在此基础上，我又成功申报了教育部人文社会科学基金项目。可以说，"联校论文奖计划"是我科学研究的起点，到今天为止我申请成功 2 项国家社会科学基金课题、10 余项省部级课题均是在"联校论文奖计划"基础上申请成功，饮水思源，没有"联校论文奖计划"支持，就没有我今天科学研究取得的初步成果。

第三，鼓励导师制。"联校论文奖计划"允许年轻学子可以根据自身情况选择导师，我于 2001 年第一次申请课题时，不知如何申请课题、完成课题，导师制帮助我成长。我选择了硕士生导师叶民强教授作为课题导师，"联校论文奖计划"还对导师给予经费支持，鼓励导师积极指导工作，这在国内相关课题申请领域不多见。如今我的导师叶民强教授已经仙逝，但导师对我的鼓励与倾诚指导永远铭记在我心中！

第四，注重成果评价。"联校论文奖计划"对成果的评价分为两个阶段：第一阶段是课题中期检查及结题工作，第二阶段对论文成果进行评奖。我本人显然是这种制度的获益者，前面已经提到，我两次获联校成果奖，并且在此基础上，又获得多项政府奖励，"锦上添花"莫过如此。这一切归结于"联校论文奖计划"组织者、策划者及实施者，是他们的精心谋划、无私奉献等不一而足的高贵品质促成今天"联校论文奖计划"繁荣局面，促进一届又一届年轻学子的茁壮成长！

最后衷心感谢香港圆玄学院、杜祖贻教授等单位与个人的资助，感谢"联校论文奖计划"秘书处辛勤工作，感谢华侨大学科研处陈鸿儒教授、陈巧玲老师等长期以来的无私鼓励、支持与帮助，没有你们就没有我的今天，"滴水之恩"，尚且须涌泉相报，何况如此大恩，我一定会更加刻苦学习，努力工作，竭尽全力为学校、为社会、为国家做出自己应有的贡献，谢谢你们！

华侨大学　陈慰星

获奖照例要先感谢"联校教育社科医学研究论文奖计划"，这是我必须表达的一个由衷的心意。但致谢本身，除了个人感受的抒发，更重要的是借此表达我对"论文奖计划"所倡导理念的学术敬意。

这是我进行"论文奖计划"研究的真实感受——自己所进行的台商投资纠纷解决机制的研究，实际上属于一种相当小众而且边缘化的研究：一方面台商投资研究往往被裹挟在两岸大交流的背景下，台商视角的个性化的表达往往被更为宏大的政治话语体系所左右，使得进行某一类型化的研究多少在传统学术研究视域中显得单一且琐细；另一方面，纠纷机制的问题，似乎在研究起点上就有点"唯恐天下不乱"的立场"问题"，使得一些正统的课题资助计划视这种学术路径为异数而往往较难获得支持。但"论文奖计划"所提倡的"学术发展的本土化及创新"，却使得这样的一个跨界的学术研究选题的特色有机会得以凸显——在我的理解中，小众话题和边缘思考，往往可能就是一座学术的富矿而乏人问津。正是这样的一个理念，使得课题得以被选中并获得资助，令边缘性的研究有了一个很好的起点，这是我应当向"论文奖计划"首先致意的地方。

我还要向"论文奖计划"的学术姿态致意。论文奖计划倡导"不盲从西方理论，鼓励探讨理论修正与移植"和引导申报者采用科学方法开展研究，将定性研究与定量研究适当地结合的科学态度，极大地冲击了我既有的步趋于西方学术范式和定性研究范式，令我转向了更具有现实针对性和计量意义的人文科学道路。循此路径，笔耕不辍的穷经皓首变成了马不停蹄的田野调查，卷帙浩繁的资料检索变成了问卷访谈的数据实证，我个人还为此下定决心，自费前往台湾地区进行了一定的访谈调研和资料数据收集，为论文最终的客观写成打下了坚实的基础。

值得一提的是，上述的文字虽只能是向已经被组织化的"论文奖计划"致意，但饮水思源，我更应当致意的是那些创设奖励计划的各位老师们——即使我们未曾谋面，但透过奖励计划理念的浸润，你们的学术洞见和思想前瞻早已跃然纸上，如晤面前。

同样还应当深深感谢的是支持我论文写作过程中的每一个人：感谢华侨大学张禹东副校长、科研处陈鸿儒处长、陈巧玲科长对课题从申请到结项每个环节的悉心指导；感谢西南政法大学常怡老教授、田平安教授对论文的大力辅导，感谢厦门大学法学院齐树洁教授对论文的鼓励；感谢华侨大学法学院钟伟丽书记、王敏远院长以及戴仲川副院长为课题研究创造的条件；感谢泉州市司法局郑建辉局长、柯秀丽副局长为赴台调研和台商访谈提供的不厌其烦地联系与便利。

最后仅借王湾《次北固山下》来表达论文题外的深深寄望。

> 客路青山外，行舟绿水前。
>
> 潮平两岸阔，风正一帆悬。
>
> 海日生残夜，江春入旧年。
>
> 乡书何处达，归雁洛阳边。

广州大学 栾俪云

"联校教育社科医学研究论文奖计划"专门资助40岁以下的相关院系的硕士、博士研究生、博士后及青年教师。作为广州大学青年教师，我有幸获得2005年至2006年"联校教育社科医学研究论文奖计划"的一级项目。

这是我工作后得到的第一笔科研经费，对科研工作的启动起了决定性作用。俗话说"万事开头难"，"联校教育社科医学研究论文奖计划"帮助青年教师度过刚参加工作"开头难"的时期，它有效"助燃"了青年学者们的科研热情。正是 2005 年的"联校教育社科医学研究论文奖计划"，使我懂得课题申报和课题撰写的规范，为今后课题申报打下良好基础，在 2008 年，本人获得广州市社科规划课题一项，2010 年获得广东省教育科学规划课题一项，后期的"锦上添花"源于最初的"雪中送炭"；正是因为"联校教育社科医学研究论文奖计划"激励和保障青年教师的科研工作，使我的研究能力有了较大幅度提升，除主持三项省市级课题外，还参与多项教育部及国家课题研究，发表论文十余篇，取得了优异的科研成绩；正是因为"联校教育社科医学研究论文奖计划"，让我一直谨记教书育人的天职，让我在教学岗位上一样出色，成为深受学生欢迎的年轻教师。

　　感谢"联校教育社科医学研究论文奖计划"，资助引导青年学子成长；感谢广州大学给予良好的学术氛围；感谢导师们悉心的关怀和精心的指导；感谢评奖委员会给予如此的殊荣！

　　获奖是对过去工作的肯定，是对学者的鼓励和鞭策；但获奖更是一种责任和期待，是不断实现理论创新、打造精品和服务人民的责任。

广州大学　　雷晓云

　　非常荣幸拙作《西学东渐——中国教育现代化的实况与分析：以小学课程变迁为例》获得"联校哲社医研究论文奖计划"十五周年优秀研究成果奖二等奖。

　　本研究从选题、立项到研究完成始终得到张人杰先生的关心、鼓励和支持，在此特别感谢张先生长期以来对我的关爱。自 20 世纪 90 年代，我在广州师范学院科研处工作时，从张先生处就知道"联校教育与社会科学应用研究论文奖计划"，知道该计划的宗旨和要求，对能参与该项计划的同事很是佩服和羡慕，但觉得那计划离自己很远，自己的学术水平无力承担该计划的工作。2006 年，看到当时的选题意向，我自己也没有申报的信心，是张先生鼓励我试一试，并对我的申报给予了很多切实的指导。待立项后，张先生也一直关注并督促课题的进展。张先生的鼓励、关心和督促有时候是一种言语提醒，但更多的时候是用他的行为在示范，通过他自己的执着、认真的学术探究行为在示范。张先生的学术行为及其蕴含的学术精神是一种鼓励和鞭策我完成本课题研究的力量，更是我今后不断学习的榜样。

本研究得到了香港圆玄学院的资助，由衷感谢香港园玄学院给予的机会。以前对香港圆玄学院不熟悉，但得到论文奖资助后，在从事该项计划的过程中，香港圆玄学院变得熟悉、亲切起来。从网上的一些资料获悉，香港圆玄学院一直关注大陆的教育事业，并以切实行动兴学育才，"联校教育社会科学医学研究论文奖计划"资助只是圆玄学院的资助项目之一，其他还有捐资希望小学、资助贫困学子等。透过圆玄学院的这些切实的兴学育才行为，使我对"圆、玄、学"三字的意蕴也有了更深刻的体悟。"圆"即圆融广大，"玄"乃众妙无穷，"学"指修齐之道，"圆、玄、学"既意味着学的博大精深、奥妙无穷，更意味学需要执着与坚持。本研究从 2006 年 6 月开始到 2008 年年底，在忙碌的教学工作和日常生活的间隙中，历经 2 年多的时间，立项、收集分析资料到最后完稿，纷乱的思绪、庞杂的史料经常让自己有力不从心的感觉，深感自己学识与功底的浅薄，深感深刻为学的不易。本研究的进行过程成为自己学术生涯的重要构成。通过本研究，我积淀了研究经验，开阔了研究视野，提高了学术研究能力。

在具体的研究过程中，本人对学问的"圆、玄"有了更真实的认识，对为学之道有了更真切的体验。研究的过程变成一个自己感悟"圆、玄"的求学过程。这一过程给予自己的更大的收获是发现了自身的不足。这一方面体现为本研究的不足，更体现为本人的不足。但承蒙"联校哲社医研究论文奖计划"主办单位、专家的错爱，让本研究能享有"联校哲社医研究论文奖计划"十五周年优秀研究成果奖二等奖之殊荣。这一奖励对我是一种激励和鞭策。我将以此为自己学术生涯的新起点，在今后的日子里，更努力地、更执着地探索，更好地践行"圆、玄、学"之精神。

国家开放大学(原中央广播电视大学)黄传慧

第一次知道"联校论文奖计划"是从导师口中得知的，那时我正在北京师范大学读研究生，已经进入论文开题后的写作阶段。导师觉得我的选题不错，建议我申请"联校论文奖计划"的资助，她说她的博士论文就是"联校论文奖计划"资助完成的。因为，根据以往的经验，学术资助的范围一般很小，再一个就是我自身也没什么成就，没有申请资助的资本，觉得申请下来可能很困难，于是便退缩作罢。

工作之后的第二年，看到单位科研处发了 2007—2008 年度"联校教育社会医学研究论文奖计划"的申报通知，我才知道我们学校也在"联校论文奖计划"的资助名单里。想起导师说过的话，心里产生了申报的想法。正好，因为刚从普通高校毕业到电大这一全新的工作环境中，我发现其实电大有很多值得普通高校或其他教育机构学习的经验，特别是在社会教育资源整合方面。由于我当时从事的工作，我正好掌握大量的一手材料，可以较方便地进行梳理和研究。于是便想以《开放教育资源整合与共享的研究与实践》为题进行研究申请。

回家后，我把这一想法告诉了爱人，没想到他也是由"联校论文奖计划"资助完成博士论文的，所以他鼓励我积极申请，并打消了我原来对申请困难的种种猜测。

按照"联校论文奖计划"的申请要求，我认真撰写了申请报告，并请校领导李林曙教授作了指导，在单位科研处陈守刚老师的帮助下递交了申请报告。没想到，第一次研究课题申请就顺利通过了，这个消息着实让我兴奋了一段时间。

兴奋之后，是考虑怎么完成这个研究题目。

工作之后做研究，困难可想而知：首先，时间上没有读书期间那么充裕了；其次，将工作经验转化成研究成果，需要跳出工作，站得角度更高一些。因此，一开始着手搭写作框架就显得非常困难。经过多次的反复修改，终于定下了论文的基本写作框架，进入正式的写作阶段。

万事开头难，进入正式写作后的连续几个月，几乎没有进度。加之赶上单位人事调整，身上的担子一下子重了，整整半年多的时间没有顾上论文的事。一晃一年过去了，到了论文提交时间，没办法只得提交了延期半年的申请报告。"联校论文奖计划"秘书处的张玉婷老师对此非常理解，同意了我的延期申请。

延期不是懈怠的理由。延期后，我强迫自己每天挤时间进行一点论文写作，即使只写几行，也要每天写一点。这么坚持的方法确实有效果，一开始，每天的进度只有几行、几段，慢慢地进度越来越快，最快的时候达到了一天6 000余字。滴水穿石，我终于如期完成了论文的写作，看着装订好的厚厚的一本论文，心里是无比的充实。

"有付出就有收获"，论文完成后，我所在的部门年终考核的时候专门给了我一定的奖励，根据论文成果析出的一篇文章还发表在全国中文核心期刊《开放教育研究》杂志上。近期，又得知我的研究成果被"联校论文奖十五周年庆典暨学术研讨会"评为优秀研究成果。

所有成就的取得源于"联校论文奖计划"，从我的导师、爱人到我自己，无不受到她的垂爱和资助，可以说她是不拘一格助学子，不问出身、不问学术成就，只看你的研究申请是否有价值。在此，衷心感谢对"联校论文奖计划"全额资助经费的香港圆玄学院。希望"联校论文奖计划"能够在将来资助到更多的学子！

上海交通大学医学院　徐健

尊敬的"联校论文奖计划"组委会及各校负责人：

非常高兴在"联校论文奖计划"十五周年之际获得医学类二等奖。

感谢"联校论文奖计划"组委会、秘书处、各位评委和各大学的负责人为我们广大科研人员提供这样的机会，正是由于各位老师的努力与协调，才为我们广大参赛者提供公平、和谐的参赛环境，营造良好的学术氛围，这让每一位参与者和获奖者都受益匪浅。

对于本次"联校论文奖计划"，还需要特别感谢我的指导老师颜崇淮教授、上海交通大学医学院负责人张劲松教授和我的研究生导师沈晓明教授，我的获奖与你们的指点是分不开的。我在2005年从上海交通大学医学院毕业获得儿科学博士学位后，一直从事环境与儿童健康的流行病学和动物研究。在科研创新的过程中我有过迷茫，有过失望，但是我一直不懈追求；在科研实践的道路上我有过失败，也有过挫折，然而我从不轻言放弃。我在指导老师的指点下，在不断的挫折和摸索中寻找有创新意义的方向。在无数次的文献检索查新、科研方案修改、建立动物模型和进行各种形态学、分子生物学和行为学实验后，最终完成了我的论文《出生前后铅暴露对幼鼠海马mGluRs及细胞信号传导机制影响的研究》。目前已发表相关英文论著 3 篇，我们的研究结果也获得国际同行的关注和认可。这次获奖，是对我以前工作的肯定，也是对我今后工作的鼓励。

没有过于激动的话要说，没有过于激昂的情要抒，就让这静静的时刻去述说一切吧！"路漫漫其修远兮，吾将上下而求索。"我想这次获奖只是一个起点，"天道酬勤"，只要刻苦钻研，今后的路会越走越宽！

华中科技大学同济医学院 刘翠霞

我是华中科技大学同济医学院 2009 届硕士毕业生，导师张静教授为少儿与妇幼保健学系副主任，主要研究方向是儿童健康促进。在导师精心安排、培养和指导下，我顺利地完成了研究生阶段的理论学习、科学研究、儿科临床和儿童保健实践，现在在江苏省镇江市妇幼保健院从事儿童保健工作。

我的研究论文能获得"联校教育社会科学医学研究论文奖计划"的二等奖，我感到非常高兴，这是"联校论文奖计划"课题项目组对我所完成工作的肯定。在此我要感谢"教育社科医学研究联校论文奖计划"提供的机会，感谢香港园玄学院基金会的慷慨资助。衷心地感谢我的导师张静教授悉心指导和帮助，感谢我校论文奖负责人王增珍教授的无私支持，感谢西安交通大学医学院潘建平教授在课题实施中无私的帮助，感谢武汉市直机关育才幼儿园、武汉市奇星幼儿园和武汉市红苹果幼儿园在研究中的大力支持，感谢该项目所有参与人员和被调查对象的帮助。这次获奖虽然是直接给我的一份礼物，但是"心存感恩，励精图治，开创未来"是我最想说的话。

获奖并不意味着达到了目标就可以停滞不前，它只是人生旅途中的一种助推器。我会正确看待这种奖励和荣誉，不会因为一时取得好的成绩而骄傲。"联校论文奖计划"能够给参与的大学中相关硕士研究生、博士研究生、博士后及青年教师申报资格，且可不受选题指南限制而自行设计研究课题，这是对我们青年研究队伍的馈赠。这种支持与鼓励给了我们更大的动力和求学上进的渴望，激励我们的学习斗志，激发我们认识到要通过自己的主观努力去创造辉煌。我是一名来自农村的孩子，家庭没有给予我厚实的财富，却给了我艰苦奋斗的精神、克服困难的决心和积极向上的勇气。在我内心深处一直有一个信念：要靠自己的刻苦、努力、勤奋、向上，去创造美好的未来。

回想我走过的路，一路上有很多人给予我无私的关心和帮助，让我勇敢地去面对和克服困难，持之以恒、不断地从知识的海洋中吸取营养，带着感恩的心，踏踏实实一步一个脚印去迎接未来的挑战，时刻提醒自己去树立远大志向，努力真正做到多层次、全方位地发展自己，去创造美好的未来，以此回报父母、回报导师、回报学校、回报帮助过我的人、回报祖国和社会。我将把这份"感恩励志"通过"联校论文奖计划"传递下去。

人生有涯而恩情无边，此时此刻充盈在我心中的是无尽的感激。我将用我未来的时光和实际行动积极为社会造福。

华中科技大学同济医学院　宋晓琴

我是华中科技大学同济医学院的博士研究生。我很荣幸获得"联校教育社科医学研究论文奖计划"二等奖学金，在此，我想对"教育及社会科学应用研究论文奖计划"项目表达我的感激之情。

首先，我很感谢香港圆玄学院为研究生和青年教师设立的科研资助制度。对于我们广大研究生来说，这是给我们提供了一个新的科学研究渠道，也是对我们在学习上的一种肯定，更是对我们学习上的一种激励和鼓舞，使我们能利用贵单位提供的基金资助来完成自己科研思想的探索。向关心、支持我们学习的各位领导和老师表示衷心的感谢。是你们的关心与支持，给了我们自强不息的勇气，放飞了我们追求理想的希望之翼，荡起了我们奋发拼搏的激情，奔放了我们年轻的生命。衷心地谢谢你们。

我在申请的课题《初中生问题行为影响因素及综合干预措施研究》中，先调查了初一年级学生综合问题行为的现况，并通过多因素 logistic 回归分析得出问题行为的主要影响因素。其次，应用神经递质缺乏症状量表，初步验证了神经递质缺乏与学生问题行为相关的假设，利用典型相关分析得出神经递质缺乏与问题行为关联的方程式，证实了不同神经递质缺乏导致不同问题行为的观点。最后，通过构建的问题行为综合干预模式，有效地减低了学生问题行为的发生，证实了该模式在今后大范围实施的可行性。

　　此时此刻，我捧着手中沉甸甸的经费和荣誉证书，心里感慨万千。我想这每一个证书的背后都是各位研究生和青年教师思索创新，是用自己的勤奋努力和导师们孜孜不倦的指导换来的。在人生旅途中，获奖只是一种助推器，而不是最根本的动力器。我们要如何前进？答案就掌握在我们自己的手中。所以，获奖并不是我们最终的目标，而是我们前进路途中的一股动力。荣誉好比是圆形的跑道，既是终点，又是起点。不管曾经取得怎样的成绩，都只代表着过去。不能因为一时取得好的成绩而骄傲，也不能因为成绩一时不理想而气馁。学习就如逆水行舟，不进则退。只有不断地努力，不骄不躁，认真对待，不轻言放弃，看淡得失，才能取得更优异的成绩，才能创造更美好的未来。

　　樱花易损，灿烂永恒！时光飞逝，梦想长存！最后，我再一次向香港圆玄学院及杜祖贻教授、北京师范大学顾明远教授、北京大学汪永铨教授、华东师范大学瞿葆奎教授及东北师范大学黄启昌教授等表示衷心的感谢！祝愿所有关心和支持我们的老师们身体健康、工作顺利！我将把这份感谢与感恩化作行动，将自己的全部智慧与力量奉献给科研工作，勤奋敬业，激情逐梦，在未来的道路上执着前行，努力做到更好！

附　录

附录一　历届受助青年学子名录（按年度、学校）

联校教育社科医学研究论文奖计划历年受助者名录（1994—2017 年）

获助年度	所在院校	受助者	申报论文题目	人员类别	导师
1994—1995	北京大学	官风华	中国高等教育拨款机制探析	青年教师	闵维方
1994—1995	北京大学	陈洪捷	西学东渐与中国教育概念的变化——清季中国对德国教育的认识及对西方专业教育观念的接受	博士生	汪永铨
1994—1995	北京大学	李文利	高级中等教育的个体社会化研究	硕士生	闵维方
1994—1995	北京大学	姚志华	中国高等院校校办产业研究	硕士生	陈良焜
1994—1995	北京大学	李　枫	院校合并对提高规模效益的作用——宝鸡文理学院个案研究	硕士生	闵维方
1994—1995	北京师范大学	肖　甦	小学儿童的发展性教学与达维多夫的学习活动理论	青年教师	王义高
1994—1995	北京师范大学	褚宏启	杜威教育思想引论	青年教师	吴式颖
1994—1995	北京师范大学	徐　辉	超越外来教育的困境——试论外来教育理论的规范化和本土化	博士生	顾明远
1994—1995	北京师范大学	毛亚庆	论科学主义教育和人本主义教育的方法论及其特点	博士生	孙喜亭
1994—1995	北京师范大学	张斌贤	社会转型与教育变革——美国进步主义教育运动研究	博士生	吴式颖
1994—1995	北京师范大学	黄　崴	走向新启蒙——中西主体性教育思想历史走向探微	博士生	孙喜亭

获助年度	所在院校	受助者	申报论文题目	人员类别	导师
1994—1995	北京师范大学	俞国良	学习不良儿童社会性发展及其与家庭资源关系的研究	博士生	林崇德
1994—1995	北京师范大学	赵继政	美国德育流派之考察与评析	硕士生	王义高
1994—1995	北京师范大学	王保星	"第二次世界大战"后美国职业教育理论与实践发展的历史研究	硕士生	吴式颖
1994—1995	北京师范大学	孙剑坪	教学过程中学生学习的自我监控能力的定义及结构问题初探	硕士生	裴娣娜
1994—1995	北京师范大学	杜育红	西蒙管理思想及其对教育管理的影响——兼评美国教育管理研究理论化运动	硕士生	安文铸
1994—1995	北京师范大学	刘建永	论国外高校财产权的理论与实践及其对我国的借鉴意义	硕士生	李守福
1994—1995	北京师范大学	常永才	诺尔斯成人教学管理模式及其可移植性研究	硕士生	司荫贞
1994—1995	北京师范大学	王　静	中日初中后职业教育区域发展模式比较研究	硕士生	司荫贞
1994—1995	东北师范大学	梁茂信	美国吸引外来人才的政策与效用分析	青年教师	丁则民
1994—1995	东北师范大学	黄大慧	日本现代化模式的抉择与启示	青年教师	姜孝若
1994—1995	东北师范大学	朱自强	借鉴的价值和取向：西方儿童文学理论与中国儿童文学研究	青年教师	孙中田
1994—1995	东北师范大学	饶从满	日本职业训练制度研究——兼谈对构建科学的中国职工培训制度的意见和建议	青年教师	梁忠义
1994—1995	东北师范大学	罗冬阳	从制度看 1840 年前中国未能成功实现稳定经济增长的原因（1500—1840）	青年教师	李　洵
1994—1995	东北师范大学	戴超武	美国 1965 年移民法对亚洲移民及亚裔集团的影响	博士生	丁则民

获助年度	所在院校	受助者	申报论文题目	人员类别	导师
1994—1995	东北师范大学	郭立明	美国高科技产业开发区的起源与初步发展——"硅谷"与"128公路"区之比较	博士生	丁则民
1994—1995	东北师范大学	张　伟	现代诗学	博士生	孙中田
1994—1995	东北师范大学	王　健	甲午战争赔款及近代中日不同民族命运的研究	硕士生	郎维成
1994—1995	东北师范大学	罗海丰	国内外创造力理论研究及开发策略	硕士生	富维岳
1994—1995	东北师范大学	刘　芳	西方宏观金融调控模式及其对我国的启示	硕士生	张之光
1994—1995	东北师范大学	任素平	西方市场经济模式与我国经济体制改革	硕士生	于俊文
1994—1995	东北师范大学	徐连东	西方产业结构理论与我国产业结构的调整	硕士生	韩明希
1994—1995	东北师范大学	丁　康	美、日大学评价比较研究——兼谈对中国大学评价的启示	硕士生	梁忠义
1994—1995	东北师范大学	韩　宇	美国中西部城市的衰落及其对策——兼议中国"东北现象"	硕士生	王　旭
1994—1995	东北师范大学	张宝贵	步入尘嚣的缪斯——文化狂欢中的行为写作模式批判	硕士生	刘　雨
1994—1995	东北师范大学	张向东	论文体解构——先锋文本的文体启示	硕士生	金振邦
1994—1995	东北师范大学	余　新	"第二次世界大战"后美国联邦高等教育立法的研究——从立法效用看	硕士生	孙启林
1994—1995	广州师范学院	邓云洲	西方教育改革理论的比较与移植	青年教师	
1994—1995	广州师范学院	戴健林	社会心理学本土化运动兴起的文化考察及关于儿童法律概念的实证研究	青年教师	

续表

获助年度	所在院校	受助者	申报论文题目	人员类别	导师
1994—1995	广州师范学院	陈卫旗	社会科学研究的国际化和本土化——西方社会科学理论的移植和应用方法	青年教师	
1994—1995	广州师范学院	周　峰	罗素教育思想研究	青年教师	王锭城
1994—1995	广州师范学院	王松花	罗杰斯"当事人中心疗法"（Client-centered Therapy）的理论及应用研究	青年教师	王锭城
1994—1995	华东师范大学	胡惠闵	东西方学校文化与学校管理的比较研究	青年教师	郑登云
1994—1995	华东师范大学	唐　莹	跨越教育理论与实践的鸿沟——关于教师及其行动理论的思考	青年教师	瞿葆奎
1994—1995	华东师范大学	黄向阳	课程价值及其辩护	博士生	瞿葆奎
1994—1995	华东师范大学	徐玉珍	课程审议——教师参与学校课程决策的一个参考框架	博士生	瞿葆奎
1994—1995	华东师范大学	郑金洲	美国批判教育学之批判——吉鲁的批判教育观述评	博士生	瞿葆奎
1994—1995	华东师范大学	范国睿	西方教育界生态理论与中国教育人口生态问题	博士生	瞿葆奎
1994—1995	华东师范大学	夏正江	现代西方人本主义教育理论之探究	硕士生	叶　澜
1994—1995	华东师范大学	任长松	课程的反思与重建：尝试性的框架	硕士生	瞿葆奎
1994—1995	上海第二医学院	陈志强	医科大学医学人才的培养——临床医学重点学科建设与人才培养	青年教师	唐金凤
1994—1995	上海第二医学院	黄　红	国外心理测验方法的引进与应用	青年教师	陶素喋
1994—1995	上海第二医学院	颜崇淮	小儿铅接触的原因比较研究	博士生	吴圣楣

续表

获助年度	所在院校	受助者	申报论文题目	人员类别	导师
1994—1995	上海第二医学院	朱冬生	学前儿童阅读能力与文字特性之关系	博士生	郭　迪
1994—1995	上海第二医学院	戚秋芬	产妇不同阶段母乳的脂肪酸成分比较研究	硕士生	吴圣楣
1994—1995	上海第二医学院	赵　晶	中西方小儿缺锌原因的比较研究	硕士生	洪昭颜
1994—1995	上海第二医学院	孟　苈	含中链脂肪酸的脂肪乳剂在疾病新生儿中的应用	硕士生	吴圣楣
1994—1995	上海第二医学院	张　琪	婴儿气质的研究	硕士生	许积德
1995—1996	北京大学	丁小浩	中国高等院校规模效益研究	青年教师	闵维方
1995—1996	北京大学	陈晓宇	中国高等教育的成本分担及其公平性探析	教师	闵维方
1995—1996	北京大学	陆跃锋	中国高等学校教师职业与流动研究	博士生	闵维方
1995—1996	北京大学	徐玮斌	中国中部和西南部农村地区初等和中等教育个人投资收益实证研究	硕士生	陈良焜
1995—1996	北京大学	张贵龙	中美研究型大学同工业企业关系的比较研究	硕士生	陈学飞
1995—1996	北京大学	王学文	美国大学董事会制度及其对中国高等教育管理改革的借鉴意义	硕士生	陈学飞
1995—1996	北京大学	董树华	中国女性人力资本投资及政策研究	硕士生	丁小浩
1995—1996	北京大学	苏贤贵	十九世纪西方科学与宗教之争及其在中国的回响	青年教师	孙小礼
1995—1996	北京大学	彭　锋	"意向性"理论及其移植于中国美学研究中的意义与问题	硕士生	叶　朗
1995—1996	北京师范大学	申继亮	元认知理论与中小学教学改革	青年教师	林崇德
1995—1996	北京师范大学	李家永	中国、印度学龄儿童失学问题的比较研究	青年教师	曲恒昌

获助年度	所在院校	受助者	申报论文题目	人员类别	导师
1995—1996	北京师范大学	吴志功	美国教育管理培训研究	青年教师	顾明远
1995—1996	北京师范大学	霍力岩	蒙台梭利教育法研究	青年教师	顾明远
1995—1996	北京师范大学	于建福	孔子与亚里士多德中庸教育哲学之比较研究	博士生	黄　济
1995—1996	北京师范大学	石中英	教育学的文化性格	博士生	黄　济
1995—1996	北京师范大学	周宗奎	儿童社会能力的发展与干预——理论的综合与建构	博士生	林崇德
1995—1996	北京师范大学	吴国珍	美国现代课程研究的探索	博士生	吴式颖
1995—1996	北京师范大学	王卫东	现代过程中的教育价值观——西方之鉴与本土之路	博士生	孙喜亭
1995—1996	北京师范大学	杨　珂	中西方地理教学体系比较研究	硕士生	张兰生
1995—1996	北京师范大学	方　明	泰罗科学管理思想及其对我国管理和教育管理的意义	硕士生	安文铸
1995—1996	北京师范大学	宋忠赤	联合国儿童基金会的资助与我国农村受援地区基础教育发展	硕士生	吴忠魁
1995—1996	北京师范大学	谢　瑗	职业技术教育推向市场的理论与实践	硕士生	靳希斌
1995—1996	北京师范大学	沈雪松	城市成人非正规教育的初步研究	硕士生	王义高
1995—1996	北京师范大学	赵　岩	产学合作的基本问题及对策分析	硕士生	陈孝彬
1995—1996	北京师范大学	曾晓洁	"择校制度"与美国基础教育改革	硕士生	王义高
1995—1996	东北师范大学	陈秀武	内发型发展论与中国现代化的综合模式思索	青年教师	郎维成
1995—1996	东北师范大学	王相敏	自然失业率假说对我国经济政策选择的借鉴意义	青年教师	韩昭希
1995—1996	东北师范大学	王曼莹	西方市场营销理论与中国企业的发展	青年教师	金喜在
1995—1996	东北师范大学	甄艳	国外治理通货膨胀的方法及对我国借鉴的意义	青年教师	张之光

获助年度	所在院校	受助者	申报论文题目	人员类别	导师
1995—1996	东北师范大学	支大林	西方通货膨胀理论和中国通货膨胀的成因和对策研究	青年教师	于俊文
1995—1996	东北师范大学	马欣川	西方心理学发展的轨迹对建构我国心理学的启示	青年教师	张嘉伟
1995—1996	东北师范大学	逄增玉	文化普遍主义与二十世纪中国文化中的"现代化"主题结构	博士生	孙中田
1995—1996	东北师范大学	尹康庄	中国现代文学与象征主义	博士生	孙中田
1995—1996	东北师范大学	刘力臻	论开放型经济的内部平衡的协调发展——兼论西方两个平衡理论的形成轨迹及借鉴意义	博士生	韩昭希
1995—1996	东北师范大学	李　旭	高科技风险投资国际比较研究	硕士生	齐晓安
1995—1996	东北师范大学	王树生	西方发达国家教育立法与中国教育法制化研究	硕士生	柳海民
1995—1996	东北师范大学	张　爽	国内外合作学习理论研究院与开发策略	硕士生	马云鹏
1995—1996	东北师范大学	康静梅	失败情境、学业成绩与归因对无力感产生的影响——无力感理论在我国初中生学业情境中的验证研究	硕士生	周国韬
1995—1996	东北师范大学	陈　欣	德国、法国和日本高等教育界的比较研究	硕士生	梁忠义
1995—1996	东北师范大学	孙　勇	论马斯洛的心理学理论在我国青年德育工作中的应用	硕士生	陈庆本
1995—1996	东北师范大学	顾文静	西方不确定理论与中国经济增长中的通货膨胀	硕士生	支大林
1995—1996	东北师范大学	赵　艳	借鉴西方分税制理论：深化我国财政体制改革	硕士生	张之光
1995—1996	东北师范大学	郑蕾芸	货币在我国经济增长中的作用	硕士生	韩明希

续表

获助年度	所在院校	受助者	申报论文题目	人员类别	导师
1995—1996	广州师范学院	周燕	西方学前教育理论在中国的移植与应用	青年教师	张人杰 王锭城
1995—1996	广州师范学院	黄甫全	二十世纪西方课程理论的流播与大陆中小学课程的现代化	青年教师	
1995—1996	广州师范学院	丁笑炯	课堂纪律的磋商与策略——师生互动的民俗学方法论研究	博士生	张人杰 施良方
1995—1996	广州师范学院	李江凌	实用主义价值观与市场经济的统一性及对我们的启示	青年教师	梁琼芳 张朝昇
1995—1996	广州师范学院	康永久	杜威教育民主思想与中国教育民主思潮	青年教师	黄国漳 王锭城
1995—1996	华东师范大学	马和民	当前中国城乡社会流动与教育之关系	青年教师	陈桂生
1995—1996	华东师范大学	王伦信	标准化考试的引入和初步发展	青年教师	陈培青
1995—1996	华东师范大学	钱民辉	试论教育变革的理论研究体系	博士生	张人杰
1995—1996	华东师范大学	谭晓玉	教育与法律关系的法理学思考	博士生	瞿葆奎
1995—1996	华东师范大学	刘桂林	中国近代职业教育思想研究	博士生	陈培青
1995—1996	华东师范大学	李春玲	论新时期我国中央对基础教育的宏观调控	硕士生	叶澜
1995—1996	华东师范大学	冯建军	关于教育科学问题的探讨——布雷岑卡教育科学观述评	硕士生	陈桂生
1995—1996	华东师范大学	张明	两种幼儿园教育方案对幼儿行为和发展影响的比较研究——人类发展生态学在幼儿教育中的应用研究	硕士生	朱家雄
1995—1996	华东师范大学	周兴国	关于"实践教育学"理论研究的问题	硕士生	陈桂生

续表

获助年度	所在院校	受助者	申报论文题目	人员类别	导师
1995—1996	华东师范大学	晋荣东	历史的辩证——走向李大钊哲学的重建	博士生	丁祯彦
1995—1996	华东师范大学	郁振华	中国现代哲学对形上智慧的沉思	博士生	杨国荣
1995—1996	上海第二医学院	蔺世平	儿科医学人才培养方式和途径的分析研究	青年教师	陈树宝
1995—1996	上海第二医学院	杜玉华	中西方母乳喂养的比较	青年教师	顾菊美
1995—1996	上海第二医学院	盛晓阳	中西方儿童锌代谢的比较	青年教师	洪昭毅
1995—1996	上海第二医学院	吴　虹	学前儿童入学准备的跨学科研究	青年教师	金星明
1995—1996	上海第二医学院	李庆生	中国与瑞典新生儿免疫球蛋白分泌细胞数量的研究	博士生	吴圣楣
1995—1996	上海第二医学院	戴定威	早产儿和足月儿母乳中游离和构成蛋白质的氨基酸含量动态比较	博士生	吴圣楣
1995—1996	上海第二医学院	刘晓青	中国人 PTPS 缺陷症的基因突变研究	硕士生	许积德
1995—1996	上海第二医学院	何振娟	中西方小儿反复呼吸道感染与缺锌关系的比较	硕士生	洪昭毅
1995—1996	中国人民大学	李茂森	实现道德自律的根据和条件	博士生	罗国杰
1995—1996	中国人民大学	刘敬鲁	海德格尔的人学思想	博士生	钟宇人
1995—1996	中国人民大学	蒋劲松	从自然之镜到信念之网——R.罗蒂哲学述评	博士生	刘大椿
1996—1997	北京大学	李文利	中外高等教育拨款方式比较与中国高等学校拨款制度改革趋势	青年教师	魏　新
1996—1997	北京大学	李曼丽	高等教育中的通识教育研究	博士生	汪永铨
1996—1997	北京大学	马建国	中日私立高等教育之比较研究	硕士生	喻岳青
1996—1997	北京大学	李德平	中美大学人文教育比较研究	硕士生	陈学飞
1996—1997	北京大学	杨开炳	中美大学本科理科课程设置比较研究	硕士生	陈学飞

获助年度	所在院校	受助者	申报论文题目	人员类别	导师
1996—1997	北京大学	崔艳红	访谈分析：对大学生学习态度变化过程的研究	硕士生	陈向明
1996—1997	北京大学	蒋　凯	中美高等教育交流的历史变迁	硕士生	陈学飞
1996—1997	北京大学	董晖萍	中国教育个人投资收益率研究	硕士生	魏　新
1996—1997	北京大学	何光彩	私立高等学校法人地位研究	硕士生	喻岳青
1996—1997	北京师范大学	施晓光	美国实用主义高等教育思想研究	博士生	顾明远
1996—1997	北京师范大学	刘慧珍	大学之素质及其改革的价值坐标	博士生	黄　济
1996—1997	北京师范大学	杨孔炽	江户时代日本教育研究	博士生	吴式颖
1996—1997	北京师范大学	刘儒德	用多媒体仿真性情境培养小学生解决实际数学问题的能力	青年教师	陈　琦
1996—1997	北京师范大学	刘远新	教育收益率理论与方法研究	硕士生	王善迈
1996—1997	北京师范大学	李　敏	利用计算机提高学生的问题解决能力	硕士生	陈　琦
1996—1997	北京师范大学	刘英健	小学数学活动课程研究	硕士生	向玉琴
1996—1997	北京师范大学	王永红	论美国社区学院促进成人教育发展的机制	硕士生	司荫贞
1996—1997	北京师范大学	贺春兰	论学校教师的间接激励	硕士生	谢维和
1996—1997	北京师范大学	周　俊	小组合作学习的理论与实验研究及其对我国课堂教学组织形式改革的启示	硕士生	裴娣娜
1996—1997	北京师范大学	张　巍	杜威道德教育思想研究	硕士生	胡厚福
1996—1997	北京师范大学	赵　亮	美国培养博士生的经验的研究	硕士生	李春生

获助年度	所在院校	受助者	申报论文题目	人员类别	导师
1996—1997	北京师范大学	熊　红	十九世纪英国科学教育运动简析	硕士生	吴式颖
1996—1997	东北师范大学	白景坤	美日企业文化理论与我国企业文化建设	硕士生	孙启明
1996—1997	东北师范大学	刘景章	西方寻租理论与我国转轨时期寻租行为研究	硕士生	张之光
1996—1997	东北师范大学	温文治	冷战后东盟国家安全战略的转变与中国的对策	硕士生	李　晔
1996—1997	东北师范大学	张民军	诺斯制度理论对我国经济体制改革的借鉴与启示	硕士生	马世力
1996—1997	东北师范大学	郭又新	美国知识产权制度的确立及对经济发展的作用——兼论中国知识产权制度的发展与实践	硕士生	逢增玉
1996—1997	东北师范大学	李红强	在荆榛中穿行的女性文本	硕士生	逢增玉
1996—1997	东北师范大学	张　培	人文教育的时代内涵及其现实意义	硕士生	袁桂林
1996—1997	东北师范大学	苏　畅	初中离异单亲家庭与完整家庭学生自我概念心理健康、学业成绩的比较研究	硕士生	周国韬
1996—1997	东北师范大学	彭玉琨	论教育平等——国外教育平等理论的历史研究与中国实现教育平等的探索	硕士生	柳海民
1996—1997	东北师范大学	高明辉	"第二次世界大战"后美国主流教师观的演进研究——兼谈对我国师范教育的启示	硕士生	王长纯
1996—1997	东北师范大学	张向东	西方形式理论与中国现代小说的文体发展	硕士生	孙中田
1996—1997	东北师范大学	袁　鹏	美国大平原地区开发模式及其对中国西北地区开发的借鉴意义	博士生	丁则民
1996—1997	东北师范大学	饶从满	现代化过程中的日本道德教育	博士生	梁忠义

获助年度	所在院校	受助者	申报论文题目	人员类别	导师
1996—1997	东北师范大学	李红霞	我国大学生社会技能发展状况及其与美国大学生的比较研究	青年教师	张嘉伟
1996—1997	东北师范大学	王　志	日本国营企业私营化对当今中国推行国有企业体制改革的启示	青年教师	宋绍英
1996—1997	广州师范学院	彭顺生	论西方现实主义外交理论的演变及其影响	青年教师	赵春晨 雷雨田
1996—1997	广州师范学院	董　标	后现代主义学校批评	青年教师	张人杰
1996—1997	广州师范学院	彭　斌	泰罗的科学管理理论及对我国的借鉴意义	青年教师	雷以常 张世雄
1996—1997	华东师范大学	孙中欣	学业失败的社会学研究	博士生	张人杰
1996—1997	华东师范大学	李剑萍	中国近代师范教育的中国化问题	博士生	孙培青
1996—1997	华东师范大学	涂艳国	教育与人的自由发展引论	博士生	瞿葆奎
1996—1997	华东师范大学	翁　璇	当代我国中小学师生关系的文化探讨	硕士生	叶　澜
1996—1997	华东师范大学	高时庆	近现代英国三大教育法研究	硕士生	单中惠
1996—1997	华东师范大学	袁文辉	教育行动研究的特性及其启示	硕士生	瞿葆奎
1996—1997	华东师范大学	卜玉华	皮亚杰理论运用于早期教育的三种方案的比较研究	硕士生	朱家雄
1996—1997	华东师范大学	谈儒强	民国中学会考制度研究	硕士生	杜成宪
1996—1997	华东师范大学	顾红亮	实用主义在中国与张东荪	博士生	陈卫平
1996—1997	华东师范大学	傅小凡	晚明自我观研究	博士生	杨国荣
1996—1997	上海第二医学院	沈理笑	学习困难儿童的感觉统合训练	青年教师	金明星
1996—1997	上海第二医学院	薛敏波	早期干预对中西 0—12 月婴儿体格生长速度影响的比较研究	青年教师	洪昭毅
1996—1997	上海第二医学院	章依文	婴幼儿夜惊的原因之一：边缘型维生素 B_1 缺乏症	青年教师	许积德

获助年度	所在院校	受助者	申报论文题目	人员类别	导师
1996—1997	上海第二医学院	张劲松	中西方儿童不同气质与学习成绩和多动症的关系研究	青年教师	洪昭毅
1996—1997	上海第二医学院	何稼敏	孕母铅暴露与新生儿血铅水平相关性研究及中西方比较	博士生	吴圣楣
1996—1997	上海第二医学院	翁梅倩	小于胎龄儿脑发育的研究	硕士生	张伟利
1996—1997	中国人民大学	吴向红	技术产业化中的利益主体与政府干预	博士生	刘大椿
1996—1997	中国人民大学	彭永捷	朱(子)陆(象山)哲学比较研究	博士生	张立文
1996—1997	中国人民大学	冯小平	论人的价值	博士生	李德顺
1996—1997	中国人民大学	张　荣	人类的命运——奥古斯丁宗教哲学中的人类学思想	博士生	苗力田
1996—1997	中国人民大学	魏德东	佛教唯识哲学要义	博士生	方立天
1996—1997	中国人民大学	刘海波	中日科技发展比较——以科技政策、技术引进和研究发展为中心	博士生	黄顺基
1997—1998	北京大学	陈洪捷	蔡元培对德国大学观的接受及其文化背景	博士生	汪永铨
1997—1998	北京大学	谢亚玲	中国贫困地区农村中小学渗透职业技术教育因素对入学率和巩固率的影响	青年教师	魏　新
1997—1998	北京大学	何光彩	英国博士生培养模式研究	硕士生	陈学飞
1997—1998	北京大学	蒋　凯	终身教育理论及其新发展	硕士生	陈学飞
1997—1998	北京大学	邱黎强	中国城镇(学生)家庭教育支出和教育支出负担率研究	硕士生	魏　新
1997—1998	北京大学	丁延庆	北京大学 90—92 届与 94—96 届毕业生的对比研究	硕士生	魏　新
1997—1998	北京大学	李春燕	美国博士生培养的基本理念及培养目标研究	硕士生	陈学飞
1997—1998	北京大学	王　洁	中国农村初中职业技术教育研究	硕士生	魏　新
1997—1998	北京大学	陈　刚	阿多诺美学对现代艺术的分析	博士生	叶　朗

续表

获助年度	所在院校	受助者	申报论文题目	人员类别	导师
1997—1998	北京大学	高中理	西学输入与严复早期思想	博士生	汤一介
1997—1998	北京大学	詹宇国	柏格森生命哲学及其现代意义	博士生	赵敦华
1997—1998	北京师范大学	寇彧	价值取向与品德影响源研究	青年教师	林崇德
1997—1998	北京师范大学	朱红文	人文科学、社会科学与自然科学的方法论比较研究	青年教师	齐振海
1997—1998	北京师范大学	王绽蕊	发展中国家扫盲教育资源配置问题的分析研究——以印度为例	硕士生	曲恒昌
1997—1998	北京师范大学	申素平	论政府与高等学校的关系	硕士生	劳凯声
1997—1998	北京师范大学	王永利	英国现代学徒制初探	硕士生	王义高
1997—1998	北京师范大学	许丹	阿尔特巴赫的第三世界国家高等教育研究初探	硕士生	吴忠魁
1997—1998	北京师范大学	詹鑫	欧美国家高等教育价值观的演变及其影响—兼谈我国的高等教育价值观	硕士生	邢克超
1997—1998	北京师范大学	陈如平	效益与民主——19世纪末至20世纪50年代美国现代教育管理思想的历史研究	博士生	吴式颖
1997—1998	北京师范大学	陶沙	独生子女适应大学生活的特点、影响因素与干预研究	博士生	董奇
1997—1998	北京师范大学	汪冰	教育质量保证与管理系统的国际研究	博士生	顾明远
1997—1998	东北师范大学	邹诗鹏	当代西方生态人文思潮对我国可持续发展战略的启示	青年教师	刘成惠
1997—1998	东北师范大学	韩秋红	论自我意义的中国觉醒	青年教师	刘成惠
1997—1998	东北师范大学	刘瑛华	发展中国家参与区域经济一体化的理论与实践研究	博士生	袁树人

获助年度	所在院校	受助者	申报论文题目	人员类别	导师
1997—1998	东北师范大学	李月娥	美国社区改良运动及其对我国的借鉴意义	硕士生	王 旭
1997—1998	东北师范大学	刘 琨	中西方音乐教育的比较及启示	硕士生	尹爱青
1997—1998	东北师范大学	王学军	关于中国外贸发展战略转换的若干思考	硕士生	冯绍武
1997—1998	东北师范大学	杨玉涛	美国学校公民教育历史演进论——兼谈对我国学校公民教育的启示	硕士生	孙启林
1997—1998	东北师范大学	都丽萍	"第二次世界大战"后日本职业教育模式的研究——兼谈对我国职业教育发展的启示	硕士生	梁忠义
1997—1998	东北师范大学	韩小威	西方国家宏观经济政策与我国宏观经济调控	硕士生	金喜在
1997—1998	东北师范大学	王世华	我国人文教育和科学教育结合的探索—兼谈西方人义教育和科学体育发展的启示	硕士生	柳海民
1997—1998	东北师范大学	戚红国	西方法制理论对中国社会主义市场经济法制建设的启示	硕士生	李阁楠
1997—1998	东北师范大学	卢剑鸿	西方企业家人力资本理论与我国国有企业股份制改革	硕士生	支大林
1997—1998	东北师范大学	孟宪生	当前我国再就业问题的成因、难点及中西相关对策研究	硕士生	汪继福
1997—1998	东北师范大学	文 爽	西方"外部经济"理论与中国区域经济发展	硕士生	张之光
1997—1998	东北师范大学	周凌霄	西方跨国公司理论与中国企业国际化	硕士生	张之光
1997—1998	东北师范大学	刘炳福	西方国家参与模式与我国国有控股公司的构建	硕士生	孙启明
1997—1998	东北师范大学	孙彩平	当代中西情感性德育模式比较研究	硕士生	袁桂林

获助年度	所在院校	受助者	申报论文题目	人员类别	导师
1997—1998	广州师范学院	王卫东	西方国家实施环境教育的举措及对中国大陆地区的借鉴	青年教师	张人杰
1997—1998	广州师范学院	冯冬雯	西方综合课程理论在中国的移植与应用：我国普通高中文科综合课程体系的构建	青年教师	张人杰
1997—1998	广州师范学院	林清才	教育科学应用研究　新儒家教育思想初探	青年教师	张人杰
1997—1998	广州师范学院	周　燕	从心理健康标准看西方心理健康及教育理论在中国的移植与应用	青年教师	张人杰
1997—1998	广州师范学院	彭顺生	马基雅维里政治学在中国的传播、研究及影响	青年教师	赵春晨
1997—1998	华东师范大学	曹素芬	中学教师职业态度量表的编制与使用	硕士生	王孝玲
1997—1998	华东师范大学	于忠海	素质教育的前提性探讨——素质观辨析	硕士生	叶　澜
1997—1998	华东师范大学	于洪卿	关于九十年代上海基础教育课程编制理论的探讨	硕士生	叶　澜
1997—1998	华东师范大学	陶志琼	试论教师德性	博士生	叶　澜
1997—1998	华东师范大学	蒋士会	课程变革导论——兼议教师参与	博士生	瞿葆奎
1997—1998	华东师范大学	熊川武	论反思性教学	博士生	瞿葆奎
1997—1998	华东师范大学	李德显	小学班级秩序的社会学研究	博士生	叶　澜
1997—1998	华东师范大学	黄小燕	民国时期（1912—1949）中国语文教育现代化进程研究	博士生	陈培青
1997—1998	华东师范大学	周　艳	教师专业社会化研究	博士生	施良方 陆有铨
1997—1998	华东师范大学	王建军	"把课程还给教师"说——论课程发展与教师	硕士生	施良方 陈桂生

续表

获助年度	所在院校	受助者	申报论文题目	人员类别	导师
1997—1998	华东师范大学	崔　允	参与教学的教育学意蕴	青年教师	施良方
1997—1998	华东师范大学	王　君	项目反应理论（IRT）及其在标准参照（CRT）上的应用	硕士生	王孝玲
1997—1998	华东师范大学	周志军	柏格森哲学在中国	博士生	陈卫平
1997—1998	华东师范大学	汪传发	形而上学如何可能：冯友兰对维也纳学派拒拆形而上学的回应	博士生	杨国荣
1997—1998	清华大学	高亮华	西方人文主义技术哲学研究	青年教师	曾国屏
1997—1998	清华大学	付　革	中国计算机互联网络发展状况及相关问题研究	硕士生	寇世琪
1997—1998	清华大学	栗　娜	吸引留学人员回国创办高新技术产业的研究	硕士生	曾晓萱
1997—1998	上海第二医学院	张劲松	上海市 0—12 岁儿童气质研究	青年教师	许积德
1997—1998	上海第二医学院	黄　红	中西方儿童血脂水平和膳食结构的比较	青年教师	洪昭毅
1997—1998	上海第二医学院	吴　红	ADHD 儿童的个性特点及心理治疗	青年教师	金星明
1997—1998	上海第二医学院	章依文	锌卟啉在儿童铅中毒筛查中的应用价值	教师	许积德
1997—1998	上海第二医学院	赵　晶	儿童腹泻与缺锌关系的探讨	青年教师	洪昭毅
1997—1998	上海第二医学院	沈理笑	弱智儿童康复训练的中西方比较	青年教师	金星明
1997—1998	上海第二医学院	薛敏波	上海和日本儿童体格生长发育的比较研究	青年教师	许积德
1997—1998	上海第二医学院	周　伟	比塞米松对胸缺氧缺血迟发性细胞死亡的作用	博士生	吴圣楣
1997—1998	上海第二医学院	盛晓阳	白血病患儿体内铜锌代谢的动态观察	博士生	洪昭毅

获助年度	所在院校	受助者	申报论文题目	人员类别	导师
1998—1999	北京大学	阎凤桥	中国高等学校资源配置办学效益分析	青年教师	闵维方
1998—1999	北京大学	雷　静	高等教育国际化的诸因素及其特征	硕士生	陈学飞
1998—1999	北京大学	鄢　波	中国民办高等教育的宏观状况	硕士生	丁小浩
1998—1999	北京大学	阴　悦	试读、退学，为什么？——对北京大学有不及格科目本科生的调查分析	硕士生	丁小浩
1998—1999	北京大学	潘天舒	我国高等教育公平性问题的实证研究	硕士生	丁小浩
1998—1999	北京大学	王　洁	高等教育成本补偿政策对低收入家庭大学生的影响	硕士生	丁小浩
1998—1999	北京大学	朱　红	农村地区初中渗透职业技术教育因素对入学率和毕业生家庭收入影响的案例分析	硕士生	魏　新
1998—1999	北京大学	李春燕	美国博士生培养模式研究	硕士生	陈学飞
1998—1999	北京大学	丁延庆	中国教育资本增量及其对经济增长的贡献(1982—1997)	硕士生	丁小浩
1998—1999	北京大学	宋　鑫	美、日、印三国大学生资助制度的比较研究及对我国的启示	硕士生	陈学飞
1998—1999	北京师范大学	朱旭东	西方早期民族主义思想和教育的现代化研究	青年教师	
1998—1999	北京师范大学	项贤明	比较教育学的文化逻辑	博士后	顾明远
1998—1999	北京师范大学	郑晓鸿	成本补偿与中国高等教育的公平和效率	博士生	靳希斌
1998—1999	北京师范大学	余　凯	大学普通教育的理论与实践：一个哲学的视角	博士生	王英杰
1998—1999	北京师范大学	丁邦平	国际科学教育理论研究	博士生	顾明远
1998—1999	北京师范大学	郭　华	教学认识的社会性研究	博士生	裴娣娜

续表

获助年度	所在院校	受助者	申报论文题目	人员类别	导师
1998—1999	北京师范大学	綦春霞	教学课程理论探索	博士生	顾明远
1998—1999	北京师范大学	尹　力	义务教育阶段儿童受教育权利研究	博士生	劳凯声
1998—1999	北京师范大学	杜育红	中国地区间教育发展差异的经济分析	博士生	王善迈
1998—1999	北京师范大学	李战鹰	美国学券制理论争议探析	硕士生	曲恒昌
1998—1999	北京师范大学	卢海弘	美国"重建学校"模式剖析	硕士生	王义高
1998—1999	北京师范大学	孟雅君	精英教育与国家发展——法国大学解析	硕士生	邢克超
1998—1999	北京师范大学	王　芳	教学中学生创造性人格及其培养的研究	硕士生	裴娣娜
1998—1999	东北师范大学	冯　昆	西方现代化理论与现代中国文化重构的回顾及前瞻	青年教师	阎志才
1998—1999	东北师范大学	韩秋红	西方社会批判理论与当代中国社会发展之沉思	青年教师	刘成惠
1998—1999	东北师范大学	郑美群	熊彼得的创新理论与企业管理组织创新	青年教师	金喜在
1998—1999	东北师范大学	刘　雨	巴赫金对话理论与中国现代小说对话性研究	博士生	孙中田
1998—1999	东北师范大学	朱世武	西方反垄断法理论对我国反垄断立法定位研究的启示	硕士生	宋彦军
1998—1999	东北师范大学	李洪波	当代西方道德教育理论中的理性因素与中国转型期的德育改革	硕士生	袁桂林
1998—1999	东北师范大学	刘　鹏	西方新增长理论与中国国家创新体系的构建	硕士生	万兴亚
1998—1999	东北师范大学	关凤利	货币市场和资本市场发展过程的中外对比分析	硕士生	齐晓安

获助年度	所在院校	受助者	申报论文题目	人员类别	导师
1998—1999	东北师范大学	张凤超	现代公司治理理论及对我国国有控股企业治理结构改革的借鉴意义	硕士生	支大林
1998—1999	东北师范大学	刘健	危机与反思——从东南亚金融危机看中国资本项目管理	硕士生	支大林
1998—1999	东北师范大学	张彬	合理有效的美国高等教育财政及其对我国的启示	硕士生	梁忠义
1998—1999	东北师范大学	仲光友	当代复合相互依存国际关系中的中国对外政策新思维	硕士生	李阁楠
1998—1999	东北师范大学	陈晓娅	超过现实世界的文化存在	硕士生	逢增玉
1998—1999	东北师范大学	林晶	中美产学研结合制的比较研究	硕士生	赵树智
1998—1999	东北师范大学	武艳杰	金融深化与金融风险监管	硕士生	金喜在
1998—1999	东北师范大学	罗晖	试析理查德·韦德的城市化理论及开发——兼议中国西北经济发展战略	硕士生	王旭
1998—1999	东北师范大学	逢淑奎	美国新政时期解决失业的措施、理论及对中国的启示	硕士生	李晖
1998—1999	华东师范大学	丁念金	课程中的独立人格建构	博士生	陆有铨
1998—1999	华东师范大学	张学强	理学教育思想的历史演变及其与佛学关系研究	博士生	孙培青
1998—1999	华东师范大学	杨昌勇	当代西方"新"教育社会学评析	博士生	叶澜
1998—1999	华东师范大学	尹丽	民办高等学校的发展：一个亟待解决的问题	博士生	薛天祥
1998—1999	华东师范大学	朱晓宏	美德可教吗？	硕士生	陈桂生
1998—1999	华东师范大学	彭金碧	关于民办中小学教师问题的定性研究——民办启智学校的个案调查	硕士生	袁振国

续表

获助年度	所在院校	受助者	申报论文题目	人员类别	导师
1998—1999	华东师范大学	徐　佳	论教师成为教学决策者	硕士生	熊川武
1998—1999	华东师范大学	汤林春	中小学校长决策合理性影响因素之研究	硕士生	吴志宏
1998—1999	华东师范大学	施文龙	中学教师的需要现状及中学管理的激励策略研究	硕士生	吴志宏
1998—1999	华东师范大学	许国春	清末师范教育研究	硕士生	金林祥
1998—1999	华东师范大学	李振波	以国际比较的角度看我国当前高等职业技术教育发展中的一些基本问题	硕士生	石伟平
1998—1999	华东师范大学	贡华南	会通与建构——试论军宗三的康德研究及其"道德的形而上学"	硕士生	杨国荣
1998—1999	华东师范大学	任重道	作为道德哲学的社会契约论在近代中国	硕士生	赵修义
1998—1999	华东师范大学	阎虹珏	"对不可言说的言说"——析冯友兰"新理学"的逻辑构架	博士生	杨国荣
1998—1999	华东师范大学	刘晓虹	中国近代哲学：西方思潮与中国近代群己观的演变	博士生	陈卫平
1998—1999	华东师范大学	徐东来	东西方宗教价值论之比较——以佛祖释迦的涅槃为例	博士生	陈卫平
1998—1999	华侨大学	肖洪根	中英旅游高等教育的比较研究	青年教师	郑向敏
1998—1999	华侨大学	庄培章	西方职工股份所有制及其启示	青年教师	何志成
1998—1999	华侨大学	胡　劲	中国大陆（内地）、台湾、香港经济计量连接模型研究	硕士生	吴承业
1998—1999	清华大学	赵红梅	中韩两国发展高技术产业政府行为的比较研究	硕士生	曾晓萱
1998—1999	清华大学	刘海峰	产学研合作的科技资源优化配置研究	硕士生	丁厚德
1998—1999	清华大学	尹丽云	基于因特网的教育在国内外发展及政策研究	硕士生	魏宏森

获助年度	所在院校	受助者	申报论文题目	人员类别	导师
1998—1999	清华大学	赵秀梅	环境保护社会团体与公众参与环境保护的分析与研究	硕士生	范德清
1998—1999	清华大学	沐阳芷	数学哲学中的无穷概念分析	硕士生	李正风
1998—1999	上海第二医学院	吴　红	数字化注意力测试的常模制定	青年教师	许积德
1998—1999	上海第二医学院	赵　晶	纸片法测定血锌浓度的探讨	青年教师	洪昭毅
1998—1999	上海第二医学院	张劲松	儿童多动注意障碍与前庭功能关系的研究	青年教师	许积德
1998—1999	上海第二医学院	薛敏波	中西方孕妇锌营养状况及其与胎儿生长发育关系的比较研究	青年教师	洪昭毅
1998—1999	上海第二医学院	黄　红	学习障碍儿童的神经心理探讨	青年教师	许积德
1998—1999	上海第二医学院	蔺世平	上海地区儿科人力资源现状及人才培养的研究	青年教师	陈树宝
1998—1999	上海第二医学院	李振彪	新生儿能量代谢测定的临床应用及中西方对比分析研究	博士生	吴圣楣
1998—1999	上海第二医学院	盛晓阳	中西方不同饮食结构孕妇及婴幼儿微量元素及维生素营养状况的影响	博士生	洪昭毅
1998—1999	上海第二医学院	吴胜虎	儿童铅中毒易感性相关基因表达类别的中西方比较研究	硕士生	沈晓明
1998—1999	中国人民大学	龙　斌	人的自我论——实践和文化活动中的个人	博士生	郭　湛
1998—1999	中国人民大学	肖　巍	女性主义关怀伦理学研究	博士生	宋希仁
1998—1999	中国人民大学	何曼青	现代企业发展的文化支持	博士生	刘大椿
1998—1999	中国人民大学	宣　方	汉魏两晋禅学研究	博士生	方立天

获助年度	所在院校	受助者	申报论文题目	人员类别	导师
1998—1999	中央广播电视大学	李　平	中国人眼中的米兰·昆德拉	青年教师	陈思和
1998—1999	中央广播电视大学	胡吉成	香港推广普通话面临的问题及其对策	青年教师	谢　孟
1998—1999	中央广播电视大学	王晓民	中外消费者权益法律保护比较研究	青年教师	盛杰民
1998—1999	中央广播电视大学	朱　叶	对行政超载职权的比较研究	青年教师	皮纯协
1998—1999	中央民族大学	王建民	中国人类学民族学的学科发展	青年教师	陈永龄
1998—1999	中央民族大学	阿力肯	突厥如尼文字溯源	青年教师	庄孔韶
1998—1999	中央民族大学	王远新	中国历史比较语言学的实践和贡献	青年教师	瞿霭堂
1998—1999	中央民族大学	董艳	景颇族双语教育现状、历史与前景	博士生	戴庆厦
1998—1999	中央民族大学	雷虹霁	中华民族形成的历史条件——民族形成的历史学研究	博士生	陈连开
1998—1999	中央民族大学	丁月牙	关于凉山彝族—类模式学生汉语水平考察——民族基础教育与高等教育相关研究	硕士生	滕　星
1999—2000	北京大学	丁延庆	教育对经济增长贡献的实证研究	教师	丁小浩
1999—2000	北京大学	刘海波	高校本科教学工作评价政策分析	博士生	丁小浩
1999—2000	北京大学	陈　兵	中美两国高等教育评估模式比较研究	硕士生	陈学飞
1999—2000	北京大学	雷　静	私立高等教育质量控制的国际比较及其对我国民办高等教育的启示	硕士生	陈洪捷
1999—2000	北京大学	安晓朋	"新近"与"疏远"——对某大学师生关系的调查研究	硕士生	马万华
1999—2000	北京大学	刘　强	地区经济发展平衡对教育产生的影响	硕士生	魏　新

续表

获助年度	所在院校	受助者	申报论文题目	人员类别	导师
1999—2000	北京大学	靳　军	中德博士生培养制度比较研究	硕士生	陈洪捷
1999—2000	北京大学	肖　若	高等教育管理模式变革的国际比较及启示	硕士生	陈学飞
1999—2000	北京师范大学	吴建民	图表在说明文理解中的作用	青年教师	孙必隐
1999—2000	北京师范大学	章建跃	中学生数学学科自我监控能力的验证性研究	青年教师	林崇德
1999—2000	北京师范大学	曾晓东	当代经济学思潮对教育的影响	青年教师	曲恒昌
1999—2000	北京师范大学	刘志军	课堂教学质量评价研究	博士生	裴娣娜
1999—2000	北京师范大学	张建伟	基于计算机模拟的科学发现学习——内在条件与学习支持研究	博士生	陈　琦
1999—2000	北京师范大学	王晓华	西方高等教育人文精神重构的历史诠释——纽曼和赫钦斯的高等教育思想研究	博士生	史静寰
1999—2000	北京师范大学	马忠虎	冲突与融合：英国近现代教育发展的文化分析	博士生	顾明远
1999—2000	北京师范大学	阳　晖	自我利益与道德行为动机的关系研究	硕士生	石　林
1999—2000	北京师范大学	朱宁宁	网络化人格测验的初步研究	硕士生	张厚粲
1999—2000	北京师范大学	汪　江	美国大学出版社与研究型大学功能的实现	硕士生	李春生
1999—2000	北京师范大学	占盛丽	大学中的妇女和女性主义教育研究——西方教育领域的女性主义	硕士生	朱旭东
1999—2000	北京师范大学	杨　锦	美国和俄罗斯私立学校现状与特点分析	硕士生	肖　甦
1999—2000	北京师范大学	范　玮	二十世纪五六十年代美国非定向师范教育的研究	硕士生	康　健

获助年度	所在院校	受助者	申报论文题目	人员类别	导师
1999—2000	北京师范大学	韩华球	论现代课堂教学中学生的个别差异及其教学策略	硕士生	裴娣娜
1999—2000	北京师范大学	司洪昌	美国的教育分层及其解释	硕士生	吴忠魁
1999—2000	东北师范大学	张建敏	中国当代女性文学的发展演进	硕士生	刘坤媛
1999—2000	东北师范大学	赵　彤	国家创新体系的运行机制研究及在中国的应用	硕士生	滕福星
1999—2000	东北师范大学	付桂芳	西方的自我调节学习理论与我国主体性教学的实施	硕士生	刘晓明
1999—2000	东北师范大学	张　晶	论青少年可持续发展价值观的培养	硕士生	袁桂林
1999—2000	东北师范大学	张　斌	西方人本主义人格范式理论与我国道德教育的研究	硕士生	张江东
1999—2000	东北师范大学	常　波	西方反思型教师教育思潮及其对中国教师教育的启示	硕士生	梁忠义
1999—2000	东北师范大学	刘　雄	试析让·巴·萨伊的"三位一体公式"及对我国分配制度改革的启示	硕士生	崔　山
1999—2000	东北师范大学	罗恩立	借鉴西方就业理论与实践——探索中国再就业攻坚对策	硕士生	汪继福
1999—2000	东北师范大学	朱中友	道德教育中学生主体性的培养	硕士生	赵宏义
1999—2000	东北师范大学	焦明甲	原型批评的当代研究——新时期写实文本的文体启示	硕士生	金振邦
1999—2000	东北师范大学	金兆怀	西方二元经济结构理论与中国农村剩余劳动转移问题研究	博士生	孙继达
1999—2000	东北师范大学	李艳玲	试论十九世纪美国西部城市发展模式及其特点——兼论对我国西部城市开发的借鉴意义	博士生	王　旭

续表

获助年度	所在院校	受助者	申报论文题目	人员类别	导师
1999—2000	东北师范大学	郑蕾芸	中国汇率政策的博弈分析	青年教师	韩明希
1999—2000	东北师范大学	唐德先	西方现代政治文化理论与中国的政治发展	青年教师	邵德门
1999—2000	广州师范学院	熊 焰	主知主义教育思想对中国大陆教育的影响	青年教师	梁琼芳
1999—2000	华东师范大学	郭美华	熊十力哲学述评——兼论西方哲学对熊十力的影响	博士生	杨国荣
1999—2000	华东师范大学	陈 斌	张东荪：以人格为中心的东西文化精神之比较研究	博士生	杨国荣
1999—2000	华东师范大学	张 航	从严复到胡适——启蒙与传统的交错	硕士生	施炎平
1999—2000	华东师范大学	赫凤霞	现代生物技术及其产业化问题研究	硕士生	盛根玉
1999—2000	华侨大学	胡日东	国际投资模式比较与中国利用外资策略研究	青年教师	龚德恩
1999—2000	华侨大学	林壮青	供给型制度变迁与目标制度效率分析	青年教师	何志成
1999—2000	华侨大学	汪傅才	母子公司法律责任的比较研究	青年教师	庄善裕
1999—2000	清华大学	荚 兰	美国大学和企业的合作研究	硕士生	曾国屏
1999—2000	清华大学	张京京	美国国家创新系统中的国家科学基金会研究	硕士生	曾国屏
1999—2000	清华大学	李 艳	MIT 校长与创造性人才培养——兼论清华校长与创造性教育	硕士生	胡显章
1999—2000	清华大学	孙喜杰	敏捷制造及其经济影响	硕士生	曾国屏
1999—2000	清华大学	黄镕坚	信息技术的社会缘起、流变及其对社会文化的塑造	硕士生	李正风
1999—2000	上海第二医学院	赵 晶	儿童障碍评价方法的比较研究	青年教师	金星明
1999—2000	上海第二医学院	沈理笑	学业困难学生抗焦虑治疗	青年教师	许积德

续表

获助年度	所在院校	受助者	申报论文题目	人员类别	导师
1999—2000	上海第二医学院	薛敏波	关于"生长痛"的病因研究	青年教师	洪昭毅
1999—2000	上海第二医学院	章依文	口腔按摩对婴儿辅食添加的促进作用	青年教师	金星明
1999—2000	上海第二医学院	贲晓明	Leptin 在新生儿发育成熟中作用的研究	博士生	吴圣楣
1999—2000	中国人民大学	刘陆鹏	可能与现实：发展的制度分析	博士生	肖　前
1999—2000	中国人民大学	高兆明	制度公正论——当代中国社会变革时期道德失范研究	博士生	宋希仁
1999—2000	中国人民大学	聂敏里	纯化知识——亚里士多德知识学说研究	博士生	苗力田
1999—2000	中国人民大学	孟建伟	论科学的人文价值	博士生	刘大椿
1999—2000	中央广播电视大学	郭青春	试论欧美新闻理论对中国新闻学发展的影响	青年教师	王援朝
1999—2000	中央广播电视大学	程　陵	论远程教育中文学类课程如何合理使用媒体和技术手段	青年教师	王援朝
1999—2000	中央广播电视大学	赵菊强	以海瑞的个人遭遇看明朝监察制度的弊端	青年教师	王援朝
1999—2000	中央广播电视大学	叶志宏	社会经济环境与知识产权保护立法的发展	青年教师	杨振山
1999—2000	中央民族大学	王晓莉	凉山彝族灵魂信仰与彝族社会	青年教师	
1999—2000	中央民族大学	李鸿宾	唐朝后期的朔方军与西北防边格局的转换——以德、顺、宪三朝为例	青年教师	陈连开
1999—2000	中央民族大学	苏发祥	论藏族传统寺院教育中的净辩论及其对现代教育的启发	青年教师	扎　巴廻　乃
1999—2000	中央民族大学	黄平文	文化差异与壮汉双语教学	硕士生	张公瑾

续表

获助年度	所在院校	受助者	申报论文题目	人员类别	导师
1999—2000	中央民族大学	周　泓	民国新疆：俄英经济渗透与民国经济开发的并行	硕士生	白振声
1999—2000	中央民族大学	张俊豪	试论民族高等教育的定位	硕士生	滕　星 哈经雄
2000—2001	北京大学	杨艳玲	成长的烦恼——北京大学本科新生入学适应研究	博士生	喻岳青
2000—2001	北京大学	金顶兵	论大学组织的分化与整合	博士生	闵维方 阎凤桥
2000—2001	北京大学	李文利	中国城镇居民对高等教育的私人需求研究	博士生	闵维方
2000—2001	北京大学	赵国栋	论现代教育技术对大学教育过程的影响	博士生	喻岳青
2000—2001	北京大学	白　燕	美国高等教育国际化研究	硕士生	陈学飞
2000—2001	北京大学	林小英	女教师的性别角色观念对女生社会化的影响	硕士生	陈向明
2000—2001	北京大学	魏秦歌	大学自治——大学自主权问题探析	硕士生	阎凤桥
2000—2001	北京大学	周　涛	北京市属高校拨款模式的实证研究	硕士生	魏　新
2000—2001	北京大学	陈霜叶	高等教育中介组织在中国的存在形式及生成条件研究	硕士生	陈向明
2000—2001	北京大学	杨　钋	中国高等教育学费用因素的实证分析	硕士生	丁小浩
2000—2001	北京大学	刘永吉	改革开放以来我国公派留学政策的历史演变	硕士生	陈学飞
2000—2001	北京师范大学	曾　琦	小学生课堂参与的类型及其发展特点的研究	青年教师	董　奇
2000—2001	北京师范大学	宁本涛	民办教育的产权制度与运行机制研究	博士生	靳希斌
2000—2001	北京师范大学	李海霞	贫困地区义务教育需求与供给分析——以贵州省开阳等县为例	博士生	曲恒昌

288

续表

获助年度	所在院校	受助者	申报论文题目	人员类别	导师
2000—2001	北京师范大学	高德胜	知性德育及其超载——现代德育困境研究	博士生	李守福
2000—2001	北京师范大学	王升	发展性教学主体参与研究	博士生	裴娣娜
2000—2001	北京师范大学	向蓓莉	自由主义视野中的杜威及其教育思想	博士生	史静寰
2000—2001	北京师范大学	刘心林	近二十年幼儿语言教育的演进	博士生	陈帼眉
2000—2001	北京师范大学	覃旭华	当代高中学生职业兴趣的研究	硕士生	张厚粲
2000—2001	北京师范大学	栾辉	汉语发展性阅读障碍的亚类型：一个深层阅读障碍的个案研究	硕士生	舒华
2000—2001	北京师范大学	李剑鲁	基于问题式的网络学习环境的研究	硕士生	陈琦
2000—2001	北京师范大学	刘金菊	服务型大学：美国大学发展的未来走向	硕士生	李春生
2000—2001	北京师范大学	曾有娣	超常实验班学生的加速学习经验与适应情况	硕士生	李彩云
2000—2001	北京师范大学	黄晓红	当今高等教育国际化：政府、国际机构、大学的比较观点	硕士生	朱旭东
2000—2001	北京师范大学	郭红霞	科学教育的整合化——美国基础教育阶段科学课程演变过程研究（20世纪60年代至今）	硕士生	康健
2000—2001	北京师范大学	朱慧莉	在反思型教师教育理念下构建中国幼师继续教育	硕士生	霍力岩
2000—2001	东北师范大学	盖笑松	国外校园反欺侮经验研究及我国校园反欺侮政策的制定	青年教师	方富熹
2000—2001	东北师范大学	孟宪生	增长极理论在西部大开发战略实施中的应用研究	青年教师	汪继福
2000—2001	东北师范大学	周仕东	当代西方跨学科理科课程理念与中国理科课程改革	青年教师	郑长新

续表

获助年度	所在院校	受助者	申报论文题目	人员类别	导师
2000—2001	东北师范大学	刘研	"小人物"形象的心理机制与大国民族文化心态——兼收并蓄论中国文学中的人文精神	青年教师	张恩普
2000—2001	东北师范大学	刘欣	唤醒儿童心中的缪斯——二十世纪外国音乐教学体系之心理依据的分析	青年教师	尹爱青
2000—2001	东北师范大学	贺朝霞	制度创新与儒家传统的现代转化——对韦伯中国儒家伦理研究的认识	博士生	阎志才
2000—2001	东北师范大学	王大超	中美反贫困理论与实践的经济学比较	博士生	金喜在
2000—2001	东北师范大学	朱世武	西方取得时效制度对我国取得时效立法研究的启示	博士生	宋彦军
2000—2001	东北师范大学	孙群郎	美国的大都市区化与中大都市区化发展前瞻	博士生	丁则民
2000—2001	东北师范大学	王景泽	明末清初满族共同体的形成及其影响——以八旗为切入点	博士生	赵　毅刘厚生
2000—2001	东北师范大学	谢进锐	关于 CIPP 评价模式在我国数学课程中的实施研究	硕士生	马云鹏
2000—2001	东北师范大学	索丰	吉林省少数民族教育问题研究	硕士生	孙启林
2000—2001	东北师范大学	李乐莹	明朝以来，中朝边界交涉及其对中朝关系的影响	硕士生	刘厚生
2000—2001	东北师范大学	张义龙	"制度—技术互动"理论与经济增长方式的转变——运用西方经济理论浅析我国经济发展的战略选择	硕士生	刘　荣
2000—2001	东北师范大学	潘洋	加拿大个人所得税制度对中国社会改革的借鉴意义	硕士生	赵轶峰
2000—2001	东北师范大学	巩在暖	西方课程统整理论探析及其对我国课程改革的启示	硕士生	孙启林
2000—2001	东北师范大学	张雪琴	西方现代图式理论对语文阅读教学的启示	硕士生	张向葵

获助年度	所在院校	受助者	申报论文题目	人员类别	导师
2000—2001	东北师范大学	杨　琳	文献信息资源共享——从世界到中国	硕士生	杨沛超
2000—2001	东北师范大学	娄巧萍	西方金融发展理论与我国金融自由化的政策选择	硕士生	刘力臻
2000—2001	东北师范大学	杨丽茹	文艺符号学理论与张艺谋电影中人物的情感特征	硕士生	刘建军
2000—2001	东北师范大学	修雪枫	现代性社会理论与新时期文学思潮	硕士生	戚廷贵
2000—2001	东北师范大学	唐　均	此女只应天上有——关于纯美形象的原型批评和哲学诠释	硕士生	吴宇帆
2000—2001	东北师范大学	胡绪明	现代西方企业管理文化理论与中国国有企业职工主体性的培养	硕士生	刘成惠
2000—2001	华东师范大学	周　瑾	李鸿章与中国教育早期现代化	博士生	金林祥
2000—2001	华东师范大学	卜玉华	课程理论的出发点之研究	博士生	叶　澜
2000—2001	华东师范大学	庞守兴	中国当代农村教育改革发展史研究	博士生	金林祥
2000—2001	华东师范大学	吴刚平	校本课程开发研究	博士生	陆有铨 施良方
2000—2001	华东师范大学	蒋纯焦	当代中国高等教育变迁的区域差异	硕士生	杜成宪
2000—2001	华东师范大学	刘勤勇	中国高等教育投资体制改革论	硕士生	唐安国
2000—2001	华东师范大学	孟　洁	上海普教系统新教师入职培训实践研究	硕士生	谢安邦
2000—2001	华东师范大学	姚晓春	论教育政策的限度	硕士生	袁振国
2000—2001	华东师范大学	毛翼鹏	张东荪的"多元认识论"研究	博士生	陈卫平
2000—2001	华东师范大学	李春勇	二十世纪中国逻辑问题史研究	博士生	陈卫平

获助年度	所在院校	受助者	申报论文题目	人员类别	导师
2000—2001	华东师范大学	陆伟飞	宽容精神与自由制度	硕士生	崔宜明
2000—2001	华东师范大学	杜冉	方东美对柏格森生命哲学的汲取与改造	硕士生	高瑞泉
2000—2001	华侨大学	肖春玲	西方股票期权理论的演化及其对中国企业激励机制选择的创新研究	青年教师	何志成
2000—2001	华侨大学	陈钦兰	入世后中国旅行社业联合经营发展的问题与对策研究	青年教师	郑向敏
2000—2001	华侨大学	张向前	福建省经济发展与人力资源开发及管理研究	青年教师	叶民强
2000—2001	华侨大学	李斌	资本结构、企业价值与企业治理研究	青年教师	龚德恩
2000—2001	华侨大学	刘卫红	美国存款保险制度的演变及其对我国金融监管的启示	青年教师	张禹东
2000—2001	华侨大学	李晓洁	雅俗的互动与提升——论通俗小说创作的文化心态与艺术探求	青年教师	王建设
2000—2001	上海第二医学院	尤汉宁	就业制度改革对医生学风的影响	青年教师	康金凤
2000—2001	上海第二医学院	沈理笑	电脑心理测试仪常模的建立	青年教师	许积德
2000—2001	上海第二医学院	吴虹	数字化注意力测验的临床应用	青年教师	许积德
2000—2001	上海第二医学院	盛晓阳	巨大儿生长发育追踪研究	教师	洪昭毅
2000—2001	上海第二医学院	单延春	缺乏影响免疫功能的机制研究	博士生	洪昭毅
2000—2001	上海第二医学院	刘怡晟	S-腺苷甲硫胺酸等对 TPN 所致肝内胆汁瘀积的研究	博士生	吴圣楣
2000—2001	上海第二医学院	江帆	中西方儿童睡眠状况及其影响因素的比较	硕士生	沈晓明

续表

获助年度	所在院校	受助者	申报论文题目	人员类别	导师
2000—2001	中央民族大学	丁　宏	中亚五国民族宗教现状及对新疆地区的影响	青年教师	胡振华
2000—2001	中央民族大学	钟进文	甘青地区独有民族语言文化的区域特征研究	青年教师	陈其光
2000—2001	中央民族大学	常永才	新环境中的心理适应及其指导——对北京高校少数民族大学生的研究	博士生	哈经雄
2000—2001	中央民族大学	吴明海	继承与创新——英国新教育运动的历史研究	博士生	吴式颖
2000—2001	中央民族大学	黄中祥	哈萨克语词汇与文化研究	博士生	胡振华
2000—2001	中央民族大学	肖亮中	车轴村权力过程与认同范围变迁研究	硕士生	庄孔韶
2001—2002	北京大学	令狐岩萍	改革开放以来中国大学教师出国留学对教师职业发展的作用研究	博士生	陈学飞
2001—2002	北京大学	马早明	中等职业教育·专业层次高等职业教育·大学本科教育相互沟通·建立立交桥问题研究	博士生	喻岳青
2001—2002	北京大学	刘东风	中国近现代教育立法述评	博士生	喻岳青
2001—2002	北京大学	林　杰	论科学主义教育思潮	博士生	喻岳青
2001—2002	北京大学	杨亚辉	国家助学贷款——北京三所高校案例分析	硕士生	陈向明
2001—2002	北京大学	张春月	转专业真的那么难吗？——对北大本科生转专业的动机和相关制度分析	硕士生	陈学飞
2001—2002	北京大学	哈　巍	高等教育机会均等与学生资助——北京大学个案研究	硕士生	丁小浩
2001—2002	北京大学	蔡磊珂	澳大利亚高等教育成本分担政策浅析	硕士生	丁小浩
2001—2002	北京大学	于　莹	北京大学本科生心理历史问题研究	硕士生	陈向明

续表

获助年度	所在院校	受助者	申报论文题目	人员类别	导师
2001—2002	北京大学	朱瑞雪	参与式教育教师培训理论综述	硕士生	陈向明
2001—2002	北京大学	张永平	弹性学制的特点及其对高校师资建设要求	硕士生	陈向明
2001—2002	北京大学	周宏滔	虚拟现实技术在现代教学中的应用	硕士生	李树芳
2001—2002	北京大学	张莉娟	新东方为什么这么牛——学生眼中的北京新东方学校	硕士生	陈向明
2001—2002	北京大学	陈彬莉	中国大学生权利基本内容探析	硕士生	陈学飞
2001—2002	北京大学	王文玲	在均衡中求发展——北京市义务教育资源配置分析	硕士生	丁小浩
2001—2002	北京大学	罗云	作为"边缘人"的存在——北京大学走读生生存状态研究	硕士生	陈学飞
2001—2002	北京大学	周萱	劳动力市场分割——关于中国的实证研究	硕士生	丁小浩
2001—2002	北京师范大学	韩雪	20世纪80年代以来的美国中小学社会科学课程	硕士生	李家永
2001—2002	北京师范大学	李庆丰	"后普九"阶段农村义务教育机会均等研究	硕士生	谢维和
2001—2002	北京师范大学	刘忠学	剑桥大学组织结构与行为研究	硕士生	曲恒昌
2001—2002	北京师范大学	熊春文	传统与变革——大学教学模式的一种社会学研究	硕士生	周作宇
2001—2002	北京师范大学	杜钢	美国多元文化教育若干问题研究	硕士生	朱旭东
2001—2002	北京师范大学	陈超	从精英之塔到大众之厦：美国多元化高教体系的建构及其嬗变	硕士生	项贤明
2001—2002	北京师范大学	刘翠航	美国教师资格认证制度研究	硕士生	李春生
2001—2002	北京师范大学	王中会	中小学生的学习风格、学业自我概念、自我概念与学业成绩的关系	硕士生	许燕

获助年度	所在院校	受助者	申报论文题目	人员类别	导师
2001—2002	北京师范大学	王　辉	学校教育惩戒的合法性研究	博士生	劳凯声
2001—2002	北京师范大学	楚红丽	中国公立高等学校收费制度改革研究——准公共产业部门、政府与市场视角	博士生	靳希斌
2001—2002	北京师范大学	蔡永红	教师职务绩效——结构及其影响因素研究	博士生	林崇德
2001—2002	北京师范大学	赵　海	小学生创造力发展及其影响因素的研究	博士生	金盛华
2001—2002	北京师范大学	韩在柱	汉语口语产生中信息的表征与加工——来自失语症患者的证据	博士生	舒　华
2001—2002	北京师范大学	刘英健	中美小学科学教材的比较研究	青年教师	向玉琴
2001—2002	东北师范大学	高福顺	东北古代民族发展特征探析	青年教师	刘厚生
2001—2002	东北师范大学	李德山	夫余族考略	青年教师	刘厚生
2001—2002	东北师范大学	杨秀玉	国际教师发展理论探析——兼论对我国教师教育的启示	青年教师	孙启林
2001—2002	东北师范大学	赵英玲	论英汉直接抱怨语	青年教师	杨　忠
2001—2002	东北师范大学	宋海春	西方的法治精神与中国的法治之路	青年教师	刘　彤
2001—2002	东北师范大学	郭凤志	中国特色大众文化研究	青年教师	张树军
2001—2002	东北师范大学	赵玉田	明代地方灾荒的社会控制	青年教师	赵　毅
2001—2002	东北师范大学	刘　鹏	中国农民弱势处境的制度经济学研究	博士生	金喜在
2001—2002	东北师范大学	张乃和	经济全球化的起源与15—17世纪中英海外贸易比较研究	博士生	朱　寰

续表

获助年度	所在院校	受助者	申报论文题目	人员类别	导师
2001—2002	东北师范大学	马治国	网络课程评价研究——西方课程评价理论在网络课程领域的尝试	博士生	王逢贤
2001—2002	东北师范大学	赵雪霞	诺丁斯关心理论的道德教育初探	硕士生	孙启林
2001—2002	东北师范大学	刘　宇	我国初中综合课程实施现状与策略研究	硕士生	马云鹏
2001—2002	东北师范大学	王海芸	国外技术跨越式发展理论及其在我国的应用研究	硕士生	滕福星
2001—2002	东北师范大学	金文哲	转型期中国第三部门发展动力机制问题研究	硕士生	柏维春
2001—2002	东北师范大学	李百玲	现代西方城市社区理论在我国大中城市社区建设与管理的可借鉴价值	硕士生	韩秋红
2001—2002	东北师范大学	刘国军	西方社区理论在中国社区实践中的应用研究	硕士生	赵恒武
2001—2002	东北师范大学	张勇安	全球化与技术转让：美国对华商业技术转让政策与中国对策研究	硕士生	于　群
2001—2002	东北师范大学	何　研	民国以来东北民间宗教问题研究	硕士生	程舒伟
2001—2002	东北师范大学	高　飞	西方马克思主义生态理论与我国可持续发展研究	硕士生	吕永华
2001—2002	东北师范大学	刘　娜	不同的评价方式对成就目标、自我效能、焦虑及学习成绩的影响	硕士生	周国韬
2001—2002	东北师范大学	李　燕	国际区域货币合作模式研究	硕士生	刘力臻
2001—2002	东北师范大学	吕　洋	弗洛伊德"性欲理论"与陈染"欲望的书写"比较研究——兼论中国新时期当代女性文学/新时期以来中国女性文学	硕士生	刘坤缓
2001—2002	华东师范大学	张远增	高等教育评价方法研究	博士生	陈玉琨

获助年度	所在院校	受助者	申报论文题目	人员类别	导师
2001—2002	华东师范大学	潘艺林	论高等教育的批判功能	博士生	陆有铨
2001—2002	华东师范大学	刘济良	论我国青少年的价值观教育	博士生	金一鸣
2001—2002	华东师范大学	张　蓉	中国近代民众教育思潮研究	博士生	金林祥
2001—2002	华东师范大学	睢依凡	大学校长的教育理念与治校	博士生	薛天祥
2001—2002	华东师范大学	侯怀银	20 世纪上半叶中国教育发展问题的反思	博士生	叶　澜
2001—2002	华东师范大学	王伦信	清末民国时期中学教育研究	博士生	陈培青
2001—2002	华东师范大学	包小红	师生会话有效性分析	硕士生	熊川武
2001—2002	华东师范大学	邓小泉	唐代人才科举与政治关系的综合研究	硕士生	杜成宪
2001—2002	华东师范大学	周　军	学生权利问题之研究	硕士生	袁振国
2001—2002	华东师范大学	赵捧莲	清末民初美育思想研究	硕士生	王韦光
2001—2002	华东师范大学	何丽君	高校教师教学有效性研究	硕士生	唐玉光
2001—2002	华侨大学	肖春玲	西方股票期权理论的演化及其对中国企业激励机制选择的创新研究	青年教师	何志成
2001—2002	华侨大学	陈钦兰	入世后中国旅行社业联合经营发展的问题与对策研究	青年教师	郑向敏
2001—2002	华侨大学	张向前	福建省经济发展与人力资源开发及管理研究	青年教师	叶民强
2001—2002	华侨大学	李　斌	资本结构、企业价值与企业治理研究	青年教师	龚德恩

获助年度	所在院校	受助者	申报论文题目	人员类别	导师
2001—2002	华侨大学	刘卫红	美国存款保险制度的演变及其对我国金融监管的启示	青年教师	张禹东
2001—2002	华侨大学	李晓洁	雅俗的互动与提升——论通俗小说创作的文化心态与艺术探求	青年教师	王建设
2001—2002	上海第二医学院	杨 炯	加快学术建设，促进重点学科发展	青年教师	蒋惠芬
2001—2002	上海第二医学院	顾松涛	加紧人才引进是医院可持续发展的战略措施	青年教师	杜耀进
2001—2002	上海第二医学院	陈志强	医学研究生培养方式的研究	青年教师	康金凤
2001—2002	上海第二医学院	盛晓阳	儿童骨骼强度差异及原因分析	青年教师	洪昭毅
2001—2002	上海第二医学院	赵 晶	公众对口吃认识的研究	青年教师	金星明
2001—2002	上海第二医学院	沈理笑	不同智商水平学习困难儿童气质的研究	青年教师	许积德
2001—2002	上海第二医学院	钱继红	上海地区母乳中淀粉酚酶活性的动态研究	青年教师	黄锦玲
2001—2002	上海第二医学院	薛敏波	早期干预对早产儿智能发育影响的追踪研究	青年教师	洪昭毅
2001—2002	上海第二医学院	章依文	2—3岁儿语障碍的流行病学研究	青年教师	金星明
2001—2002	上海第二医学院	张凤华	注意缺陷多动障碍患儿的脑电生理变化及其干预措施的研究	博士生	洪昭毅
2001—2002	上海第二医学院	单延春	青少年吸烟行为及其相关因素的中西方比较	博士生	洪昭毅
2001—2002	中央民族大学	杨桂萍	中国伊斯兰教派问题研究	青年教师	佟德富
2001—2002	中央民族大学	萨茹拉	西部开发过程的推动人力资本的支撑	青年教师	施正一

获助年度	所在院校	受助者	申报论文题目	人员类别	导师
2001—2002	中央民族大学	王　军	中国少数民族高等教育的人类学研究	博士生	哈经雄
2001—2002	中央民族大学	张有春	甘肃省山丹县民俗教育对学校教育补充之研究	博士生	庄孔韶
2001—2002	中央民族大学	关辛秋	朝鲜族双语现象成因论	博士生	戴庆厦
2001—2002	中央民族大学	梁　芳	计算机的数学哲学反思	博士生	林厦水
2001—2002	中央民族大学	杨筑慧	中国佤族生育文化研究	博士生	邵献书
2001—2002	中央民族大学	王　华	内蒙古科尔沁地区萨满教舞和安代歌舞的考察研究	硕士生	田联滔
2001—2002	中央民族大学	胡玉萍	社区文化与学校教育	硕士生	滕　星
2001—2002	中央民族大学	马　茜	多民族地区教育的地域性阐释	硕士生	滕　星
2002—2003	北京大学	尚俊杰	香港资讯科技教育应用研究	青年教师	汪　琼
2002—2003	北京大学	吴筱萌	中国高等院校网络远距离学生支持服务研究	青年教师	汪　琼
2002—2003	北京大学	濮岚澜	话语运动议题结构	博士生	陈学飞
2002—2003	北京大学	林小英	改革开放以来我国民办高等教育制度与政策分析	博士生	陈学飞
2002—2003	北京大学	张建新	SARS对高校影响的问卷调查报告	博士生	陈学飞
2002—2003	北京大学	李春萍	学术职业——关于中国大学教师的研究	博士生	陈学飞
2002—2003	北京大学	陈高伟	包含虚拟成员的在线交互情景设计	硕士生	高利明
2002—2003	北京大学	陈　飞	网络课程自适应系统的研究与实现	硕士生	李树芳
2002—2003	北京大学	陈　越	中国高校"学生发展"辅导机构专业化发展方向的探索	硕士生	田　玲 文东茅

续表

获助年度	所在院校	受助者	申报论文题目	人员类别	导师
2002—2003	北京大学	李　莹	关于研究型大学本科培养模式的探讨——以北京大学元培计划为个案研究	硕士生	陈向明
2002—2003	北京大学	刘湘燕	走向德谟克利特之井	硕士生	陈学飞
2002—2003	北京大学	刘晓蔓	教育选择：美国的经验与中国的实际	硕士生	王　蓉 陈晓宇
2002—2003	北京大学	郭丛斌	博士生对博士生导师制度的模糊数学评价	硕士生	丁小浩
2002—2003	北京大学	焦园媛	学术交流在研究生培养中的作用	硕士生	缪　蓉
2002—2003	北京大学	施　枫	Agent 技术在网上协作学习中的运用	硕士生	高利明 汪　琼
2002—2003	北京大学	张　铮	信息技术与课程整合的概念内涵研究	硕士生	高利明 汪　琼
2002—2003	北京大学	李　皓	远程教育的经济学	硕士生	郭文华 汪　琼
2002—2003	北京大学	刘雨昕	学习对象元数据标准的研究	硕士生	高利明 汪　琼
2002—2003	北京大学	揭忠应	网络环境下的成人学习者研究	硕士生	高利明 田　玲
2002—2003	北京大学	杨　非	从课程开发和网络教学发展趋势看教学设计自动化	硕士生	高利明 汪　琼
2002—2003	北京大学	李湘萍	中国农村义务教育经费的投入和使用：现代、问题与改革——来自安徽农村的调查	硕士生	丁小浩 阎凤桥
2002—2003	北京大学	杨临明	1952 年全国院系调整后北大得失考	硕士生	阎凤桥 文东茅
2002—2003	北京大学	卓晓辉	对韩国高等教育大众化模式探讨	硕士生	阎凤桥 文东茅
2002—2003	北京大学	周明洁	协作学习、游戏、狂欢——网络学习中的同伴交往研究	硕士生	陈洪捷 文东茅

获助年度	所在院校	受助者	申报论文题目	人员类别	导师
2002—2003	北京大学	张蔚萌	大学教师的知识观调查	硕士生	马万华
2002—2003	北京大学	辛春颖	从"做课"看学校情景中教师的专业成长	硕士生	刘云杉 阎凤桥
2002—2003	北京大学	杨 石 廖华汶 夏 晨	助学贷款信用风险、防范机制设计	硕士生	阎凤桥 文东茅
2002—2003	北京大学	徐慧璇	历史、数学学科教学观念比较	硕士生	马万华 陈洪捷
2002—2003	北京师范大学	康 瑜	美国研究型大学组织结构和功能的研究	硕士生	李春生
2002—2003	北京师范大学	李敏谊	多元智力课程开发与多元智力课程评价一体化探析——西方三种课程方案的比较研究	硕士生	霍力岩
2002—2003	北京师范大学	卫 宏	我国城乡高等教育机会均等的实证研究	硕士生	杨玉恩
2002—2003	北京师范大学	蒋 衡	当代美、英中小学教师角色研究——制度分析的视角	硕士生	朱旭东
2002—2003	北京师范大学	刘洪沛	学校环境中智力落后儿童同伴关系的研究	硕士生	韦小满
2002—2003	北京师范大学	李会容	中学生物理实验思维能力的发展研究	硕士生	李春密
2002—2003	北京师范大学	陈启刚	中小学教师职业问题与对策研究	硕士生	吴志功
2002—2003	北京师范大学	王亚芳	儿童网络伤害与保护研究	硕士生	劳凯声
2002—2003	北京师范大学	孙贵聪	英国大学管理中的管理主义	硕士生	曾晓东
2002—2003	北京师范大学	袁 坤	大学生职业兴趣与思维风格的关系	硕士生	张厚粲

续表

获助年度	所在院校	受助者	申报论文题目	人员类别	导师
2002—2003	北京师范大学	王 芳	中小学教师职业枯竭及其与社会支持的关系	硕士生	许 燕
2002—2003	北京师范大学	李 虹	分享阅读有效性及其影响因素的实验研究	硕士生	伍新春
2002—2003	北京师范大学	张东娇	最后的图腾——高考主义与高中教育双重性格的分析	青年教师	顾明远
2002—2003	北京师范大学	胡定荣	课程改革的文化研究	博士生	裴娣娜
2002—2003	北京师范大学	谷贤林	美国研究型大学管理研究	博士生	王英杰
2002—2003	北京师范大学	朱新梅	国家治道与大学知识生产——中国大学的政治学研究	博士生	劳凯声
2002—2003	北京师范大学	李现平	比较教育学身份危机之研究	博士生	顾明远
2002—2003	北京师范大学	周 玲	教育投资项目管理研究——以世界银行在中国基础教育贷款项目为例	博士生	靳希斌
2002—2003	北京师范大学	郝美玲	汉语儿童词素意识的发展	博士生	舒 华
2002—2003	东北师范大学	陈秀宏	科学考试与当代中国公务员考试	青年教师	任 爽
2002—2003	东北师范大学	刘 颖	儒家传统理论与现代道德体系的建构	青年教师	阎治才
2002—2003	东北师范大学	王 建	口述史学与伪满洲国史研究有机结合的现实意义	硕士生	吕永华
2002—2003	东北师范大学	净建敏	中小学课程资源及其开发对策	硕士生	马云鹏
2002—2003	东北师范大学	马延伟	新课程与学校文化——一所学校的个案调查	硕士生	马云鹏
2002—2003	东北师范大学	孙 帅	中国近代教会大学与入世后国外来华办学	硕士生	曲铁华

获助年度	所在院校	受助者	申报论文题目	人员类别	导师
2002—2003	东北师范大学	祝志男	发挥思教与心理咨询的整合优势，完整中国特色的德育体系	硕士生	吴敏先
2002—2003	东北师范大学	马　妮	从东北婚礼风俗的视角看传统文明与现代文明的融合	硕士生	韩秋红
2002—2003	东北师范大学	王英伟	从自我同一性理论探析转型期我国青年政治社会化问题	硕士生	刘　强
2002—2003	东北师范大学	陈爱梅	农村教育"农民化"	硕士生	韩秋红
2002—2003	东北师范大学	张春浩	试论中国朝鲜族教育与民族认同意义的形成	硕士生	孙启林
2002—2003	东北师范大学	田景红	辽宁省少数民族教育的问题研究——满族、朝鲜族、蒙古族、回族教育比较	硕士生	孙启林
2002—2003	东北师范大学	祝晓波	改革开放从东北三省农业收入变化分析及增收对策	硕士生	支大林
2002—2003	东北师范大学	王利军	解读生态社会主义对我国可持续发展的战略启示	硕士生	张森林
2002—2003	东北师范大学	王晓松	新制度经济学视野中的中国技术进步	硕士生	张富国
2002—2003	东北师范大学	刘庆国	促进我国农村经济发展的新途径——开发农村人力资源	硕士生	栾雪飞
2002—2003	东北师范大学	段　研	试论沦陷时期东北思想文化的变迁	硕士生	程舒伟
2002—2003	东北师范大学	谢　菲	近代中国东北的外来宗教与传统文化	硕士生	梁茂信
2002—2003	东北师范大学	顾丽华	黑龙江将军的设置与沿革	硕士生	刘厚生
2002—2003	东北师范大学	戴克良	书房—文馆—内三院的历史演变及作用	硕士生	刘厚生
2002—2003	东北师范大学	康秀云	国外青少年思想政治教育走向及对我们的启示	青年教师	田克勤

续表

获助年度	所在院校	受助者	申报论文题目	人员类别	导师
2002—2003	东北师范大学	尹奎杰	利益平衡论——社会主义法治的价值与我国立法过程中的利益平衡	青年教师	王才松
2002—2003	东北师范大学	倪　娜	当代中国大学德育中的民族性和现代性问题	青年教师	张森林
2002—2003	华侨大学	吴东弓	材料与表现——中西绘画材料技法观比较	青年教师	江　松
2002—2003	华侨大学	兰仁迅	监护人责任若干问题研究	青年教师	邹立刚
2002—2003	华侨大学	黄碧芬	西方国家德育模式对我国德育工作的借鉴和启示	青年教师	金　宁
2002—2003	华侨大学	马拥军	生活哲学的教育要点	青年教师	张禹东
2002—2003	华侨大学	杨树青	以藏文化促进西部与东南沿港及港澳台的市场互动	青年教师	曾　路
2002—2003	华侨大学	谢朝武	基于软系统思维范式的饭店非结构化问题分析模式研究	硕士生	郑向敏
2002—2003	上海第二医学院	吴　虹	发育迟缓儿童的早期干预	青年教师	金星明
2002—2003	上海第二医学院	沈理笑	巨大儿的气质特点和智能发育的研究	青年教师	许积德
2002—2003	上海第二医学院	张澄宇	医院管理人员资源状况和专业化开发部的研究	青年教师	丁佩项
2002—2003	上海第二医学院	杨　炯	影响学生临床实习效果的因素分析	青年教师	康金凤
2002—2003	上海第二医学院	徐　健	中美两国学龄儿童睡眠状况及对其生长发育影响的研究	博士生	沈晓明
2002—2003	上海第二医学院	高　宇	中美新生儿脐带血汞水平及其影响因素的比较分析	博士生	沈晓明
2002—2003	上海第二医学院	江　帆	中国东部地区儿童睡眠状况及其影响因素的比较分析	博士生	金星明
2003—2004	北京大学	李文利	中国城镇居民高等教育需求及其影响因素研究	青年教师	丁小浩

获助年度	所在院校	受助者	申报论文题目	人员类别	导师
2003—2004	北京大学	茶世俊	高等教育资源配置中的政府与市场——中国若干高等教育政策的个案研究	博士生	陈学飞
2003—2004	北京大学	李锋亮	中国城镇居民受教育程度与就业状况的关系研究	博士生	闵维方
2003—2004	北京大学	邢志杰	大学异地办学的理论探索和实践研究	博士生	闫凤桥
2003—2004	北京大学	王志明	教育给了我们什么——农村教育"脱轨者"的流向和生存状况调查	硕士生	陈学飞
2003—2004	北京大学	汪　韬	从大陆教育实践看通识教育的本土化	硕士生	文东茅
2003—2004	北京大学	马福元	浅谈如何引导伊斯兰文化教育与社会主义社会相适应	博士生	张志刚
2003—2004	北京大学	宫　睿	康德的想象力理论	博士生	靳希平
2003—2004	北京师范大学	阎光才	理解与解释	青年教师	王英杰
2003—2004	北京师范大学	张家勇	城乡义务教育协同发展战略研究	博士生	王英杰
2003—2004	北京师范大学	和　震	美国大学自治制度的形成与发展	博士生	张斌贤
2003—2004	北京师范大学	盛　冰	社会资本与学校变革	博士生	劳凯声
2003—2004	北京师范大学	涂元玲	论多元文化视野中教师应该具备的素养	硕士生	石中英
2003—2004	北京师范大学	武向荣	中国过度教育研究	博士生	赖德胜
2003—2004	北京师范大学	范如涌	世界银行参与中国教育项目的管理模式及机制研究	博士生	安宝生
2003—2004	北京师范大学	龚　波	大学知识筛选机制及教学权力研究	硕士生	周作宇

续表

获助年度	所在院校	受助者	申报论文题目	人员类别	导师
2003—2004	北京师范大学	韩在柱	汉语词汇的口语阅读机制——来自阅读障碍患者的证据	青年教师	舒华
2003—2004	北京师范大学	蒋奖	罪犯反社会人格障碍及其影响因素	博士生	许燕
2003—2004	北京师范大学	王磊	解决同伴冲突的技能训练对冲突情境下小学生合作的影响	硕士生	寇彧
2003—2004	东北师范大学	秦玉友	中国基础教育发展地区差异问题分析及其均衡发展策略研究	青年教师	袁桂林马云鹏
2003—2004	东北师范大学	王燕	我国学习型社会的构建研究	硕士生	滕福星
2003—2004	东北师范大学	马玉宾	学生档案袋评价的教师适应性研究	硕士生	熊梅
2003—2004	东北师范大学	刘冰	社会分层视野下的择校与教育公平	硕士生	于伟
2003—2004	东北师范大学	沈英	印度旁遮普邦省与中国吉林省松原市少数民族女童教育比较研究	硕士生	孙启林
2003—2004	东北师范大学	范铁中	全球化进程中文化冲突的理性审视	硕士生	刘彤
2003—2004	广州大学	徐奇堂	教会学校与广东近代教育	青年教师	何大进
2003—2004	广州大学	罗明星	道德教育协调性研究	青年教师	于莉莉
2003—2004	华东师范大学	蒋纯焦	当代中国高等教育区域差异变迁	博士生	杜成宪
2003—2004	华东师范大学	彭泽平	新中国基础教育课程改革研究	博士生	陆有铨
2003—2004	华东师范大学	邓友超	论教育的理解性	博士生	熊川武
2003—2004	华东师范大学	潘苏东	从分科走向综合——我国初中阶段科学课程设置问题研究	博士生	金一鸣
2003—2004	华东师范大学	丁金泉	我国义务教育均衡问题研究	博士生	袁振国

获助年度	所在院校	受助者	申报论文题目	人员类别	导师
2003—2004	华东师范大学	南 钢	上海家庭教育的近代转型研究	博士生	杜成宪
2003—2004	华东师范大学	杨建华	中国近代教育期刊与近代教育研究——以上海为例	博士生	金林祥
2003—2004	华东师范大学	李洪卫	良知与正义——政治哲学的重构及其对"全球化"的考量	博士生	高瑞泉
2003—2004	华侨大学	苏朝晖	新时期高等学校治理结构与运行机制研究	青年教师	胡日东
2003—2004	华侨大学	瞿群臻	中国城镇经济弱势群体的人力资源开发	青年教师	叶民强
2003—2004	清华大学	匡 辉	社会科学发展的若干问题研究——结合中国高校的考察	博士生	曾国屏
2003—2004	上海第二医学院	沈理笑	高中生艾滋病/性病同伴教育的效果评价	医生	
2003—2004	华中科技大学同济医学院	曾岳峰	戒毒患者的家属心理健康与操守时间的关系研究	硕士生	王增珍
2003—2004	中国人民大学	郭清香	民国时期耶儒伦理比较研究	博士生	焦国成
2003—2004	中国人民大学	马建波	科学与宗教	青年教师	李秋零
2003—2004	中央民族大学	巴战龙	社区发展与裕固族学校教育的文化选择	硕士生	滕 星
2003—2004	中央民族大学	彭亚华	西部贫困地区女童失学与辍学问题研究	硕士生	滕 星
2004—2005	北京大学	郭丛斌	中国劳动力市场分割的代际效应及教育的作用	博士生	丁小浩
2004—2005	北京大学	何 征	教育评估市场的博弈均衡：对评估机构和高校间博弈的分析	硕士生	王 蓉
2004—2005	北京大学	胡 刘	资本批判：马克思历史哲学的理论视域	博士生	丰子义

续表

获助年度	所在院校	受助者	申报论文题目	人员类别	导师
2004—2005	北京大学	江凤娟	非实时 CMC 网络协作学习环境的构建问题研究——某网络学院课程论坛案例研究	硕士生	高利明
2004—2005	北京大学	金红梅	缩小中国研究生教育地区发展差距的政策研究	博士生	陈学飞
2004—2005	北京大学	刘云杉	谁能跨入精英教育的门槛？——以 1977 年至 1998 年间北京大学的招生为例	青年教师	陈向明
2004—2005	北京大学	彭　锋	从自我与他人关系看全球化进程中的文化冲突与文化欣赏	青年教师	叶　朗
2004—2005	北京大学	赵国栋	利用信息通信技术提高研究的效率	青年教师	高利明
2004—2005	北京师范大学	寇　彧	青少年的亲社会行为概念体系，社会信息加工特点，评价工具和培养模式研究	青年教师	林崇德
2004—2005	北京师范大学	李阳琇	美国大学后终身制评估政策研究	博士生	李守福
2004—2005	北京师范大学	李子江	美国大学学术自由思想与制度的历史演变	博士生	张斌贤
2004—2005	北京师范大学	施雨丹	日本国立大学法人化研究	博士生	李守福
2004—2005	北京师范大学	王绽蕊	美国高校董事会制度研究	博士生	王英杰
2004—2005	北京师范大学	杨海燕	香港与内地中小学校长管理制度的比较研究	博士生	储宏启
2004—2005	北京师范大学	杨心悦	北京市大学生职业价值观研究	硕士生	张莉莉
2004—2005	北京师范大学	姚　云	美国教育法制的制度及精神	青年教师	谢安邦
2004—2005	北京师范大学	衣新发	小学学习不良儿童在问题解决中策略获得	硕士生	林崇德

获助年度	所在院校	受助者	申报论文题目	人员类别	导师
2004—2005	北京师范大学	余雅风	教育民营化的法律环境研究	青年教师	劳凯声
2004—2005	东北师范大学	车雪莲	少数民族地区三语教育——以吉林省延边地区为个案研究	硕士生	孙启林
2004—2005	东北师范大学	吕丽艳	中国农村教师发展现状调查及对策研究	博士生	袁桂林
2004—2005	东北师范大学	曲正伟	振兴东北老工业基地中提升人力资本的教育对策研究	青年教师	杨颖秀
2004—2005	东北师范大学	索 丰	转型期农村教育重要问题的国际比较研究	博士生	孙启林
2004—2005	东北师范大学	唐丽芳	课程变革中的学校文化	博士生	马云鹏
2004—2005	东北师范大学	王 军	当代老龄文化的人性观研究	硕士生	闫治才
2004—2005	东北师范大学	周小虎	美国教育政策的利益集团问题研究	博士生	孙启林
2004—2005	广州大学	董玉整	当代大学生亚健康问题调查研究	青年教师	张人杰
2004—2005	广州大学	何 薇	珠江三角洲疍民及其歌谣研究	青年教师	何大进
2004—2005	华东师范大学	华 桦	小学生角色形成研究	硕士生	马和民
2004—2005	华东师范大学	李 屏	教育视野中的中国传统游戏研究	博士生	杜成宪
2004—2005	华东师范大学	林存华	人种志与教师的教育研究	博士生	郑金洲
2004—2005	华东师范大学	刘梁剑	对王船山的形而上学阐明	博士生	杨国荣
2004—2005	华东师范大学	王有英	清前期社会教化研究	博士生	黄书光
2004—2005	华东师范大学	闫引堂	他们为什么追星—— 一项关于我国青年追星现象的社会学研究	博士生	蒋鸣和

续表

获助年度	所在院校	受助者	申报论文题目	人员类别	导师
2004—2005	华东师范大学	岳欣云	教师研究的反思与再探究	博士生	叶　澜
2004—2005	华东师范大学	周海玲	制度下的教师文化	博士生	金一鸣
2004—2005	华侨大学	郭　健	荣格心理学与道教内丹学比较研究	青年教师	黄海德
2004—2005	华侨大学	徐小飞	中国地区人力状况与培养条件差异的分析及对策	青年教师	龚德恩
2004—2005	华侨大学	张业圳	解决"三农"问题的重要途径——发展农村教育	博士生	胡日东
2004—2005	清华大学	黄欣荣	复杂性方法论的哲学探索	博士生	吴　彤
2004—2005	清华大学	王　巍	生物技术的伦理问题研究	青年教师	曾国屏
2004—2005	上海第二医学院	胡涵锦	国际医学教育标准和国外医学人文教育：深化我国医学人文教育的理论思考及实践构架	青年教师	卢良梅
2004—2005	华中科技大学同济医学院	王怀记	家属的心理行为与吸毒人员脱毒后操守时间的关系研究	硕士生	王增珍
2004—2005	中国人民大学	刘劲杨	当代复杂性问题的困惑及其哲学反思	博士生	刘大椿
2004—2005	中央广播电视大学	吴丽娟	论西方"活法"理论	青年教师	
2004—2005	中央民族大学	杨　眉	西部民族地区中等职业教育的供需分析——湖北省恩施土家族苗族自治州来凤县个案研究	硕士生	滕　星
2004—2005	中央民族大学	张　虹	基础教育中的民汉合校研究——以新疆实验中学为个案	硕士生	董　艳
2005—2006	北京大学	洪小莹	教育、工作流动和收入：基于中国城镇居民样本的一项实证研究	硕士生	李文利

310

获助年度	所在院校	受助者	申报论文题目	人员类别	导师
2005—2006	北京大学	刘彦伟	中国高等教育学生资助政策的效率考察	硕士生	李文利
2005—2006	北京大学	缪 蓉	新课标下的数学课堂教学分析	青年教师	
2005—2006	北京大学	施晓光	19世纪美国"大学化运动"研究	青年教师	顾明远
2005—2006	北京大学	吴 峰	网络环境中社会型学习共同体的构建研究	青年教师	
2005—2006	北京大学	吴晓蕾	基于社交网络的青少年网络交往行为研究	硕士生	郭文革
2005—2006	北京大学	仰海峰	马克思主义哲学范式的新探索	青年教师	张一兵
2005—2006	北京大学	岳昌君	中国各省区市教育发展指数的比较分析	青年教师	丁小浩
2005—2006	北京师范大学	敖俊梅	文化变迁中的少数民族女性自我定位与教育——以东北达斡尔族为个案研究	博士生	郑新蓉
2005—2006	北京师范大学	鲍传友	中国城乡义务教育差距的政策分析	博士生	袁振国
2005—2006	北京师范大学	楚江亭	社会建构论视野中的科学课程性质研究	青年教师	
2005—2006	北京师范大学	李敏谊	美国幼儿教育课程模式研究	博士生	顾明远
2005—2006	北京师范大学	李巧针	美国研究型大学校长权力的研究	博士生	王英杰
2005—2006	北京师范大学	孟兵丽	当前英国大学收费改革之因素分析	硕士生	肖 甦
2005—2006	北京师范大学	孟大虎	专业选择、专业性人力资本与大学生就业	博士生	赖德胜
2005—2006	北京师范大学	汤杰琴	非营利组织在中国中西部基础教育援助中的角色	硕士生	项贤明
2005—2006	北京师范大学	万作芳	谁是好学生——关于学校评优标准的社会学研究	博士生	石中英

续表

获助年度	所在院校	受助者	申报论文题目	人员类别	导师
2005—2006	北京师范大学	王淑娟	美国公立院校的州问责制	博士生	李守福
2005—2006	北京师范大学	于月芳	中小学校长与教师沟通认知差异测量研究	硕士生	吴　岩
2005—2006	北京师范大学	周　玲	小学健康教育课程目标体系构建研究	硕士生	齐建国
2005—2006	东北师范大学	邓　涛	学习型组织与教师专业发展——一种国际比较的视野	青年教师	孙启林
2005—2006	东北师范大学	牛利华	新课改视域下的小学教师生存状态研究	博士生	王逢贤
2005—2006	东北师范大学	乔莉莉	转型期俄罗斯高等教育私营化改革及其对我国的启示	硕士生	张德伟
2005—2006	东北师范大学	孙艳霞	教育政策道德性研究——当代中国义务教育城乡差距的视角	博士生	袁桂林
2005—2006	东北师范大学	唐德先	孔子伦理政治哲学及其对现代政治教育的借鉴价值	青年教师	邵德门
2005—2006	东北师范大学	谢　翌	行走在转型性变革路上——中学校本变革过程个案研究	博士生	马云鹏
2005—2006	东北师范大学	许丽英	中国中西部农村教育资源配置问题与优化对策研究——制度分析的视角	博士生	袁桂林
2005—2006	东北师范大学	朱成科	基础教育改革的路径分析与实践策略——以复杂性教育理论为分析框架的本土化研究	博士生	柳海民
2005—2006	广州大学	栾俪云	中国分地区教师工资水平比较研究	青年教师	于莉莉
2005—2006	广州大学	罗忆源	对广州市番禺区农民工社区教育的调查报告	青年教师	于莉莉
2005—2006	广州大学	徐霞辉	广东近代女子教育与女性自我意识的觉醒	青年教师	何大进

续表

获助年度	所在院校	受助者	申报论文题目	人员类别	导师
2005—2006	华东师范大学	成云雷	先秦儒家圣人观——变革时期的理想人格与社会秩序建构	博士生	陈卫平
2005—2006	华东师范大学	丁道勇	课程目标在教科书中的具体化——以《品德与社会》为例	硕士生	黄向阳
2005—2006	华东师范大学	廖军和	晚清、民国时期科学教育思想研究(1840—1949)	硕士生	金忠明
2005—2006	华东师范大学	刘　燕	小组合作在课堂教学中的应用研究	硕士生	杨小微
2005—2006	华东师范大学	司洪昌	一个村落社区中的教育变迁	博士生	丁　钢
2005—2006	华东师范大学	王世伟	教科书设计方法探寻：多学科的视角	硕士生	黄向阳
2005—2006	华东师范大学	徐　阳	中国农村留守儿童教育问题研究	博士生	袁振国
2005—2006	华东师范大学	朱茹华	从教育分流意向看我国农村初中教育分流现状——以中原地区两所农村初中的调查为例	硕士生	吴遵民
2005—2006	华东师范大学	祝　薇	论早期现代新儒家的宗教观	博士生	高瑞泉
2005—2006	华侨大学	陈燕武	转轨时期城乡居民消费比较研究及政策建议	青年教师	吴承业
2005—2006	华侨大学	饶志明	东南亚华商管理模式的文化与制度研究	青年教师	郑丕谔
2005—2006	华侨大学	衣长军	高等学校实施海外华文办学的国际教育贸易战略研究	青年教师	胡日东
2005—2006	清华大学	雷　毅	人工物产业化的本质与机制探讨	青年教师	
2005—2006	清华大学	王　娜	知识的语境性研究——基于三种视角的考察	博士生	吴　彤
2005—2006	清华大学	张成岗	技术与现代性：从割裂到融通	青年教师	林德宏
2005—2006	上海交通大学医学院	刘　晓	汉语婴幼儿语言发育研究	医生	金星明

续表

获助年度	所在院校	受助者	申报论文题目	人员类别	导师
2005—2006	上海交通大学医学院	吴胜虎	出生前后汞暴露对婴幼儿发育影响的前瞻性研究	医生	沈晓明
2005—2006	中国科技大学同济医学院	周素华	武汉市医疗服务人员健康状况及其影响因素的研究	硕士生	王增珍
2005—2006	中国人民大学	许涤非	分析理性、民族素质和中华传统文化	青年教师	刘壮虎
2005—2006	中国人民大学	张　旭	文明冲突中的"文明—国家"	青年教师	
2005—2006	中央民族大学	方莉萍	初中数学新教材知识结构研究——北京市初中数学新教材教育人类学的田野工作和文本撰述	硕士生	滕　星
2005—2006	中央民族大学	王　婧	教育学研究领域中的两性差异比较研究——女研究者的"玻璃天花板"有多高	硕士生	滕　星
2006—2007	北京大学	侯锦芳	以学习活动为中心的教学设计及其支持系统研究	硕士生	汪　琼
2006—2007	北京大学	贾积有	90年代以来德国教育技术应用研究	青年教师	高利明
2006—2007	北京大学	李　莹	我国城镇青年就业分析——给予生存分析的实证研究	博士生	丁小浩
2006—2007	北京大学	刘钧燕	农村义务教育经费保障机制改革对农村中小学教师工作绩效的影响分析	硕士生	王　蓉
2006—2007	北京大学	田　玲	大学通识教育的原意、变种及当前流行模式和成效研究	青年教师	
2006—2007	北京大学	涂端午	高等教育政策文本系统的演变	博士生	陈学飞
2006—2007	北京大学	魏　巍	性别工资差异研究	硕士生	岳昌君
2006—2007	北京大学	薛海平	中国城镇学生教育补习研究	博士生	丁小浩
2006—2007	北京师范大学	邓敏娜	社会变迁中"流动儿童"的自我认同与学校教育	硕士生	石中英

获助年度	所在院校	受助者	申报论文题目	人员类别	导师
2006—2007	北京师范大学	耿益群	美国研究性大学学术职业的制度环境研究	博士生	王英杰
2006—2007	北京师范大学	李　娟	近代科学教育传入中国遭遇的文化抵制研究	博士生	王炳照
2006—2007	北京师范大学	彭欣光	美国的学术奖励机制研究	硕士生	阎光才
2006—2007	北京师范大学	生兆欣	流变与断裂——作为话语实践的20世纪中国比较教育研究	博士生	项贤明
2006—2007	北京师范大学	苏　静	儒家仁爱伦理观与诺丁斯关怀伦理观之比较与被关怀者品质教育研究	博士生	檀传宝
2006—2007	北京师范大学	覃云云	美国公立多校园大学系统的管理研究	硕士生	王英杰
2006—2007	北京师范大学	王玉衡	美国大学教学学术运动之研究	博士生	李守福
2006—2007	北京师范大学	杨明全	教育叙事的知识论基础	青年教师	丛立新
2006—2007	北京师范大学	余清臣	师生交往的微观政治图景	博士生	石中英
2006—2007	北京师范大学	赵树贤	家庭资本在初中生家庭社会经济地位与学业成绩之间的中介作用研究	博士生	高洪源
2006—2007	北京师范大学	周　琴	择校的价值基础及其悖论	博士生	李守福
2006—2007	东北师范大学	贺素华	继承与发展：教育与少数民族传统文化的嬗变——以新疆哈萨克族草原文化为例	硕士生	柳海民
2006—2007	东北师范大学	李　晶	关于长春地区幼儿民间游戏应用的个案研究	硕士生	许　鸿
2006—2007	东北师范大学	刘　冰	中国高等学校学生权利救济研究	博士生	杨颖秀

续表

获助年度	所在院校	受助者	申报论文题目	人员类别	导师
2006—2007	东北师范大学	马振彪	吉林延边朝鲜族人口发展现状及民族教育对策调查研究	硕士生	洪 俊
2006—2007	东北师范大学	石迎春	小学校本课程开发的个案研究	硕士生	马云鹏
2006—2007	东北师范大学	王 燕	我国科技体制改革与自主创新问题研究	博士生	滕福星
2006—2007	东北师范大学	杨宏丽	全球化语境中无文字民族文化传承的人类学考察——黑龙江省鄂伦春族的个案研究	博士生	陈旭远
2006—2007	东北师范大学	曾水兵	义务教育阶段择校问题研究	博士生	王逢贤
2006—2007	广州大学	陈金菊	国外教师专业标准在中国的移植与应用	硕士生	周 燕
2006—2007	广州大学	雷晓云	西学东渐——中国教育现代化历程的实况与分析：以中学文科课程的变迁为例	青年教师	
2006—2007	广州大学	刘 波	中英失业保障制度比较研究	青年教师	于莉莉
2006—2007	广州大学	王 琳	城市社区治理效能测评创新体系研究	青年教师	于莉莉
2006—2007	华东师范大学	鲍永玲	阳明学致良知论和伽达默尔实践哲学之互证	博士生	潘德荣
2006—2007	华东师范大学	陈永杰	贺麟的后理智直觉与冯契的理性直觉比较研究	博士生	高瑞泉
2006—2007	华东师范大学	邓 璐	城市社区教育的变迁与发展——对上海市S街道的社区分析	硕士生	吴遵民
2006—2007	华东师范大学	何 芳	学校规则、日常规则与学生的社会适应——一所初中学校社会化功能的有效性分析	硕士生	马和民
2006—2007	华东师范大学	李世宏	知识、传承与教化——对中国尊师风俗的解读	博士生	杜成宪

获助年度	所在院校	受助者	申报论文题目	人员类别	导师
2006—2007	华东师范大学	刘世清	市场背景下教育政策伦理问题研究	博士生	袁振国
2006—2007	华东师范大学	孙戊星	美国五十年来教育研究方法的内容分析——以《教育研究评论》为例	硕士生	陶保平
2006—2007	华东师范大学	王　琴	学校教育保持民族文化传统问题研究	博士生	袁振国
2006—2007	华东师范大学	张济洲	文化视野中的村落、学校与国家——一个地方社区教育变迁的历史人类学考察(1904—2000)	博士生	黄书光
2006—2007	华侨大学	韩　愈	传媒与华文教育	青年教师	陈鸿儒
2006—2007	华侨大学	汤兆云	我国出生性别比失衡问题及其对策	青年教师	
2006—2007	华侨大学	王焕芝	新时期华侨华人文化与华侨高等教育	青年教师	蔡振翔
2006—2007	华侨大学	薛秀军	中西管理哲学研究路向比较及公共问题域勘定	青年教师	杨　楹
2006—2007	华侨大学	朱东芹	闽南文化在菲华社会的传承与嬗变	青年教师	蔡振翔
2006—2007	清华大学	李春景	基于创新系统视角的香港产业结构高级化研究	博士生	曾国屏
2006—2007	清华大学	刘小玲	基础研究组织的运行论	博士生	曾国屏
2006—2007	清华大学	卢卫红	人类学视野中的科学观及其对科学哲学的影响	博士生	刘　兵
2006—2007	上海交通大学医学院	张风华	轻度—中度精神发育迟滞儿童的共患病研究	青年教师	张劲松
2006—2007	上海交通大学医学院	张劲松	儿童冲动性自我调控的错误事件相关电位研究	青年教师	
2006—2007	华中科技大学同济医学院	何　倩	吸毒人员戒毒成功心理潜质调查分析与测评工具的研究	博士生	王增珍

续表

获助年度	所在院校	受助者	申报论文题目	人员类别	导师
2006—2007	华中科技大学同济医学院	严亚琼	以劳教戒毒为基础、干预干警为导向的预防复吸的综合模式研究	博士生	王增珍
2006—2007	中国人民大学	张文良	"批判佛教"的批判——以"本觉"思想为中心	青年教师	
2006—2007	中国人民大学	周濂	现代政治的正当性基础：从认可、信念到共识	青年教师	石元康
2006—2007	中央广播电视大学	古小华	中国服务性政府构建之研究：新公共管理的视角	青年教师	杨凤春
2006—2007	中央广播电视大学	张玲	社会分众形态与广告发展研究	青年教师	刘立宾
2006—2007	中央民族大学	丛亮	中等职业学校品牌策划研究	硕士生	胡淑云
2006—2007	中央民族大学	江凤娟	西部民族地区农村中小学现代远程教育的发展问题及对策研究	青年教师	王军
2006—2007	中央民族大学	张霜	跨文化环境中不同少数民族学生学业成就差异的归因研究	博士生	滕星
2007—2008	北京大学	陈汉聪	中国大陆地区教育政策执行的案例分析与理论构建	博士生	陈学飞
2007—2008	北京大学	范皑皑	高等教育毕业生过度教育研究	博士生	丁小浩
2007—2008	北京大学	黄琳	独生子女与非独生子女的教育机会与教育收益的比较研究	硕士生	文东茅
2007—2008	北京大学	李陆鸣	课堂录像在线评论系统及其在教师教育中的应用研究	硕士生	汪琼
2007—2008	北京大学	李四龙	天台智者的"秘教"思想	青年教师	
2007—2008	北京大学	沈文钦	自由教育：源流、观念结构及其现代个案	博士生	陈洪捷
2007—2008	北京大学	王轶	内涵、外延知识及认知推理的描述逻辑研究	博士生	刘壮虎
2007—2008	北京大学	朱光明	表扬与批评现象研究	博士生	陈向明

获助年度	所在院校	受助者	申报论文题目	人员类别	导师
2007—2008	北京师范大学	毕　玉	家庭教养环境对贫困儿童情绪和行为的影响	硕士生	王建平
2007—2008	北京师范大学	洪秀敏	国外教师入职培训新模式：特点、经验与启示	青年教师	庞丽娟
2007—2008	北京师范大学	李　敏	游戏与学习——教育生活的游戏品格	博士生	檀传宝
2007—2008	北京师范大学	宋雁慧	初中校园暴力及其防治研究——以北京市薄弱初中为例	博士生	劳凯声
2007—2008	北京师范大学	苏文亮	大学生网络成瘾的行为改变机制及其动机干预	博士生	方晓义
2007—2008	北京师范大学	孙春梅	转型期俄罗斯非国立高校的发展与运营策略研究	硕士生	肖　甦
2007—2008	北京师范大学	田小红	我国比较教育学的学术生态研究	博士生	项贤明
2007—2008	北京师范大学	王报平	美国公立高校教师职业权利法律保障研究	博士生	王英杰
2007—2008	北京师范大学	王兴华	青少年个人认识论发展的中美比较	硕士生	申继亮
2007—2008	北京师范大学	叶菊艳	美国大学学术"近亲繁殖"防范制度研究	硕士生	阎光才
2007—2008	北京师范大学	于书娟	21世纪80年代以来西方的大学史研究——基于《大学史》杂志的分析	博士生	张斌贤
2007—2008	北京师范大学	余保华	我国义务教育阶段课堂教学公平研究	博士生	裴娣娜
2007—2008	东北师范大学	范铁中	构建社会主义和谐社会进程中的利益协调问题研究	博士生	赵连章
2007—2008	东北师范大学	孔　锴	美国自由主义变迁中的公民教育研究	博士生	孙启林
2007—2008	东北师范大学	梁红梅	农村义务教育阶段教学质量监控体系研究	青年教师	袁桂林

获助年度	所在院校	受助者	申报论文题目	人员类别	导师
2007—2008	东北师范大学	孟宪生	发展中国家融入全球化模式差异对就业影响的比较研究	青年教师	唐德先
2007—2008	东北师范大学	邱广军	近代中国东北基督教研究	博士生	高乐才
2007—2008	东北师范大学	王海英	发展性评估与学校改进个案研究	博士生	邬志辉
2007—2008	东北师范大学	于　杨	治理理论视阈下现代美国大学共同治理理念与实践比较研究	博士生	张贵新
2007—2008	东北师范大学	张力跃	职业教育与农村劳动力流动研究	博士生	于　伟
2007—2008	东北师范大学	朱永坤	教育政策公平性研究——基于义务教育公平问题的分析	博士生	曲铁华
2007—2008	广州大学	李小军	地方政府与非赢利性组织互动机制研究：以广东为例	青年教师	刘雪明
2007—2008	广州大学	李志雄	教师专业化中的教师角色冲突问题研究——以广东省高要市为例	硕士生	张人杰
2007—2008	广州大学	冉　杰	欧美哲学在事实和价值关系问题上的几种不同立场及其对法学的意义	青年教师	于莉莉
2007—2008	广州大学	吴开俊	教育民营化与我国部分公立高校"转制"问题研究	博士生	何大进
2007—2008	广州大学	余文蕙	影响儿童媒介接近权的社会因素分析	硕士生	周　燕
2007—2008	华东师范大学	安莉霞	后现代视野中的上帝多元性研究	硕士生	张晓林
2007—2008	华东师范大学	陈立文	卢梭的难题？人类的困境？——卢梭与中国近代政治引论	博士生	高瑞泉
2007—2008	华东师范大学	姜丽静	文化、教育与性别——一项女高师女大学生的生活史研究	博士生	丁　钢
2007—2008	华东师范大学	刘义国	跨区域流动教师的身份认同——基于上海和广州公办中学的研究	博士生	吴　刚

获助年度	所在院校	受助者	申报论文题目	人员类别	导师
2007—2008	华东师范大学	沈俊强	国际教育组织与中国教育互动关系的研究	博士生	霍益萍
2007—2008	华东师范大学	孙元涛	中国教育学的当代境遇与发展空间	博士生	叶 澜
2007—2008	华东师范大学	王 凯	教学作为德性实践：当代价值多元背景下的教学伦理研究	博士生	杨小微
2007—2008	华东师范大学	王 晴	当前西方宗教对我国文化生活及教育的影响	硕士生	李政涛
2007—2008	华东师范大学	杨大伟	凯洛夫《教育学》在中国和苏联命运之研究	博士生	杜成宪
2007—2008	华侨大学	陈恒汉	东南亚英汉语言变体的跨文化研究	青年教师	
2007—2008	华侨大学	彭立群	挑战与希望——当代中国公共领域的探索之路	青年教师	
2007—2008	华侨大学	许金顶	宗教与社会发展——福安天主教与社区变迁研究	青年教师	张禹东
2007—2008	华侨大学	许培源	WTO—GATS 规范与跨国高等教育的质量控制	青年教师	
2007—2008	华侨大学	张向前	闽台经济合作与海峡西岸经济区发展研究	青年教师	
2007—2008	华侨大学	张秀武	我国产业集群与自主创新问题研究	博士生	胡日东
2007—2008	清华大学	高靖生	当代科学哲学中的科学理解论	博士后	曾国屏
2007—2008	清华大学	苏俊斌	关于 AVS 标准化过程中社会动因好磋商机制的 STS 研究	博士生	曹南燕
2007—2008	上海交通大学医学院	王俊丽	关于共轭亚油酸对儿童肥胖症的预防和临床应用的研究	硕士生	黄 红
2007—2008	上海交通大学医学院	徐 健	出生前后铅暴露对幼鼠海马 mGl-uRs 及细胞信号传导机制影响的研究	青年教师	颜崇淮

续表

获助年度	所在院校	受助者	申报论文题目	人员类别	导师
2007—2008	华中科技大学同济医学院	冯　燕	吸毒患者脱毒后预防复吸的关键因子干预措施的研究	硕士生	王增珍
2007—2008	华中科技大学同济医学院	时俊新	道路交通事故致颅脑损伤预后预测模型研究	博士生	王增珍
2007—2008	华中科技大学同济医学院	邢艳菲	武汉市特殊家庭组织与儿童身心发展及教育	硕士生	王礼桂
2007—2008	中国人民大学	巴文泽	先秦儒家与西化的新儒学的比较	博士生	姜日天
2007—2008	中国人民大学	韩孝成	论中国科技与政治关系	青年教师	王鸿生
2007—2008	中国人民大学	杨巧蓉	国家与公民社会新型关系研究	博士生	马俊峰
2007—2008	中央广播电视大学	陈　建	分布式学习共同体中的社会资本研究与实践	青年教师	张少刚
2007—2008	中央广播电视大学	黄传慧	开放教育资源整合与共享机制的研究与实践	硕士生	李林曙
2007—2008	中央民族大学	巴战龙	人类学视野中的学校教育与地方知识——中国西北一个乡村社区的现代性历程	博士生	滕　星
2007—2008	中央民族大学	金清苗	"裕固族乡土教材"开发研究	硕士生	吴明海
2007—2008	中央民族大学	李素梅	乡土教材的文化功能：对中国乡土教材百年嬗变的文化功能考察	博士生	滕　星
2008—2009	北京大学	张广斌	全球化背景下博士学位课程研究：发达国家的视角	博士后	陈洪捷
2008—2009	北京大学	刀福东	预算约束、逆向选择与中国大学生医疗保险需求研究	博士生	丁小浩
2008—2009	北京大学	鲍　威	扩招后中国高校学生学习行为特征的分析	青年教师	

获助年度	所在院校	受助者	申报论文题目	人员类别	导师
2008—2009	北京大学	孙毓泽	教育投资中的风险偏好研究	博士生	丁小浩
2008—2009	北京大学	张　捷	基于开源软件的网络教学环境研究	硕士生	赵国栋
2008—2009	北京大学	李　炜	大学毕业生专业与职业匹配研究	硕士生	岳昌君
2008—2009	北京大学	郗　戈	现代性的矛盾与超越——当代视域中的马克思现代性思想	博士生	丰子义
2008—2009	北京大学	王晓红	马克思晚年笔记的重大哲学意义初探——晚年笔记相互关系的整体研究	博士生	王　东
2008—2009	北京师范大学	蔡海龙	高等学校公共性的规制研究	博士生	劳凯声
2008—2009	北京师范大学	乐先莲	当代西方教育与国家关系思想研究——基于国家利益观的视角	博士生	朱旭东
2008—2009	北京师范大学	成　刚	省域义务教育财政公平研究	青年教师	杜育红
2008—2009	北京师范大学	孔令帅	战后美国高等教育入学机会均等中政府作用研究	博士生	马健生
2008—2009	北京师范大学	李凡卓	媒介批评之路：文化批评取向的媒介素养教育研究	博士生	檀传宝
2008—2009	北京师范大学	陆若然	从困境到契机：学校教育中的价值观冲突研究	硕士生	石中英
2008—2009	北京师范大学	林　伟	美国修正派高等教育史学理论研究	硕士生	张斌贤
2008—2009	北京师范大学	陈翀蔚	农民工的社会网络与其对流动儿童教育行为的影响研究：以北京市农民工为例	硕士生	郑新蓉
2008—2009	北京师范大学	陈玲丽	中国人真是集体主义的吗？——从关系群体和利益冲突来解析中国人的集体主义	博士生	金盛华
2008—2009	北京师范大学	郭　鑫	校园建筑防震的法律规定及实施——日本、美国和我国的比较研究	博士生	洪成文

续表

获助年度	所在院校	受助者	申报论文题目	人员类别	导师
2008—2009	北京师范大学	张　晶	效价和唤醒度对情绪半球不对称的影响：来自事件相关电位的证据	硕士生	周仁来
2008—2009	北京师范大学	李晓巍	文化、归因与情绪——日常生活情境中情绪体验的结构、特点及来源探究	博士生	邹　泓
2008—2009	北京师范大学	臧日霞	英国大学治理结构研究	博士生	王晓辉
2008—2009	东北师范大学	林　丹	改革开放以来中国基础教育改革方法论研究	博士生	柳海民
2008—2009	东北师范大学	冯晓杭	跨文化情境下社会比较对儿童自我意识情绪的影响研究	博士生	张向葵
2008—2009	东北师范大学	张　欧	教育问责制度国际比较研究	硕士生	陈　欣
2008—2009	东北师范大学	王永锋	建构性学习中学生有效参与问题研究	博士生	何克抗
2008—2009	东北师范大学	邱丽艳	九十年代以来澳大利亚的公民教育研究	博士生	饶丛满
2008—2009	东北师范大学	周世厚	美国利益集团政治与联邦高等教育政策制定	博士生	孙启林
2008—2009	东北师范大学	王喜娟	美国高中教育普及化模式及影响因素分析	博士生	张德伟
2008—2009	东北师范大学	刘国军	"教师教育"研究生培养模式研究	青年教师	刘文达
2008—2009	东北师范大学	张等文	中国发展协商民主的模式分析和路径选择	硕士生	赵连章
2008—2009	广州大学	何　澜	当代广州外侨聚落的形成规律与社会功能	青年教师	何大进
2008—2009	广州大学	杨　芳	国家助学贷款政策在经济发展地区执行效果研究	青年教师	刘雪明

获助年度	所在院校	受助者	申报论文题目	人员类别	导师
2008—2009	广州大学	徐　凌	经济学、生态学视角下的中国行政价值观建构研究	青年教师	任剑涛
2008—2009	广州大学	肖胜勇	只认不写材料的脑成像研究	硕士生	翟洪昌
2008—2009	广州大学	周　旋	健全惩治和预防腐败体系问题研究	硕士生	董世明
2008—2009	华东师范大学	吕星宇	伦理学视角下的教育过程公平研究	博士生	熊川武
2008—2009	华东师范大学	董美英	家庭背景对高等教育入学机会均等的影响：对某重点大学学生来源的实证研究	博士生	于述胜
2008—2009	华东师范大学	李树峰	促进教育公平的教育决策机制公信力研究	博士生	范国睿
2008—2009	华东师范大学	张爱勤	西方教育智慧的跨文化传播：孟宪承教育思想研究	博士生	杜成宪
2008—2009	华东师范大学	伍红林	大学与中小学合作教育研究中不同主体间关系之研究	博士生	叶　澜
2008—2009	华东师范大学	李先军	论学校道德教育中的表扬——兼论学校道德教育评价	博士生	陆有铨
2008—2009	华东师范大学	许发梅	中小学教师城乡分布的动态均衡研究	硕士生	周　彬
2008—2009	华东师范大学	蔡志栋	章太炎哲学思想研究——以现代性反省为中心	博士生	高瑞泉
2008—2009	华东师范大学	龙抒抒	希伯来圣经中的民族主义色彩	硕士生	张晓林
2008—2009	华东师范大学	冯　洁	功利主义在戊戌时期的中国	博士生	高瑞泉
2008—2009	华侨大学	钟大荣	从中华文化到华人文化——华侨华人生存衍变的文化哲学研究	博士生	张禹东
2008　2009	华侨大学	高伟生	人力资本、地区贸易结构与经济增长——基于东、中、西部经济数据的研究	硕士生	赵昕东

续表

获助年度	所在院校	受助者	申报论文题目	人员类别	导师
2008—2009	华侨大学	苏桅芳	外商直接投资与我国自主创新能力培育研究	博士生	胡日东
2008—2009	华侨大学	潘文军	我国基于食品安全的物流保障机制研究	青年教师	胡日东
2008—2009	华侨大学	曹文宏	民生政治观：对现实民生问题的政治学研究	青年教师	吴苑华
2008—2009	清华大学	刘宽红	杜威实用社会知识论的批判转向及其对中国近代思想的影响	博士后	曾国屏
2008—2009	清华大学	李红林	公民科学素质测量中米勒体系应用的若干问题研究	博士生	曾国屏
2008—2009	清华大学	何华青	新实验主义研究	博士生	吴　彤
2008—2009	上海交通大医学院	薛敏波	中国婴幼儿进食行为及其对体格发育的影响	青年教师	盛晓阳
2008—2009	上海交通大学医学院	余晓丹	锌指蛋白对缺锌仔鼠杏仁核情绪行为基因调控研究	青年教师	颜崇淮
2008—2009	华中科技大学同济医学院	刘翠霞	武汉市城区学龄前儿童忽视现况及影响因素研究	硕士生	张　静
2008—2009	华中科技大学同济医学院	龙　云	以艺术疗法为主的预防戒毒后复吸的综合干预模式研究	硕士生	王增珍
2008—2009	华中科技大学同济医学院	李　莹	职业高中生毒品预防教育综合干预研究	硕士生	王增珍
2008—2009	中国人民大学	谭清华	马克思的公共性思想研究	博士生	郭　湛
2008—2009	中国人民大学	温海明	西方思想对 20 世纪儒学的影响研究	教师	张志伟
2008—2009	中国人民大学	王金柱	生态文明的技术选择	博士生	欧阳志远
2008—2009	中央广播电视大学	马　明	我国义务教育投资体制的公益性分析	青年教师	邢永富

获助年度	所在院校	受助者	申报论文题目	人员类别	导师
2008—2009	中央广播电视大学	姚来燕	中美教育行政执法比较研究	青年教师	叶志宏
2008—2009	中央民族大学	李红婷	社会转型中的农村幼儿教育选择研究——以湘南大金村为例	博士生	滕　星
2008—2009	中央民族大学	代　影	美国印第安人教育发展研究	硕士生	吴明海
2009—2010	北京大学	杨　钋	大学生资助对学业发展和毕业后选择的影响	青年教师	丁小浩
2009—2010	北京大学	张存群	基于博士生学术生产力的博士培养质量评价体系研究	博士生	陈洪捷
2009—2010	北京大学	贺武华	师生关系紧张的现状与和谐师生关系的构建研究	博士后	
2009—2010	北京大学	王红艳	新手教师在学校实践共同体中的学习	博士生	陈向明
2009—2010	北京大学	边国英	知识历险与身份转换：社会科学博士生专业社会化过程研究	博士生	陈洪捷
2009—2010	北京大学	周　森	我国幼儿家长对学前教育的入园需求分析	硕士生	王　蓉
2009—2010	北京大学	李华伟	儒家伦理借基督教重生？——豫西李村基督徒自我观与世俗伦理的再造	博士生	孙尚扬
2009—2010	北京大学	李红文	我国医疗卫生资源分配之公平正义的初步研究	博士生	丛亚丽陈少峰
2009—2010	北京师范大学	冯婉桢	以权利为基础的教师专业伦理的边界研究	博士生	檀传宝
2009—2010	北京师范大学	滕　珺	游走在"自由主义"与"保守主义"之间——联合国教科文组织教育政策的话语演变	博士生	顾明远
2009—2010	北京师范大学	熊万曦	美国研究型大学评议会制度研究	博士生	王英杰
2009—2010	北京师范大学	蔡金花	农村义务教育教师聘任关系的法律调整	博士后	劳凯声

获助年度	所在院校	受助者	申报论文题目	人员类别	导师
2009—2010	北京师范大学	饶燕婷	基于学生参与的高等教育质量保障机制研究——国际比较的视角	博士生	马健生
2009—2010	北京师范大学	刘军仪	挑战与回应：美国科研诚信建设研究	博士生	王晓辉
2009—2010	北京师范大学	胡耀宗	地方高等教育公共财政及其省域差异研究	博士生	靳希斌
2009—2010	北京师范大学	王哲先	教育政策的文化分析	博士生	刘复兴
2009—2010	北京师范大学	林臻	脱颖而出的奥秘——初中生非正式群体领袖的生成研究	硕士生	郭华
2009—2010	北京师范大学	贾建国	我国城乡教师流动制度研究——制度变迁理论的视角	博士生	袁桂林
2009—2010	北京师范大学	孙龙存	卓越与创新：国家竞争力引领的美国联邦教育政策流变——从《国防教育法》到《美国竞争法》	博士生	项贤明
2009—2010	北京师范大学	班建武	学校德育实效性问题的研究——概念、指标及问题诊断	博士后	申继亮
2009—2010	北京师范大学	刘亚茵	箱庭疗法对儿童创伤后应激反应治疗效果的探索性研究	硕士生	张日昇
2009—2010	东北师范大学	刘焕君	农村义务教育教师政策研究	博士生	洪俊
2009—2010	东北师范大学	袁媛	热闹而寂寞的乡村教化——基于新中国成立后石村社会教育历史人类学考察的研究	博士生	曲铁华
2009—2010	东北师范大学	王佳	大学教师发展（FD）制度比较研究	硕士生	陈欣
2009—2010	东北师范大学	魏薇	交往教学视域下课堂教学公平的理论探索和现实考察——基于长春市几所中小学的研究	博士生	陈旭远
2009—2010	东北师范大学	简婕	学习环境数字化对学习结果改善的实证研究	博士生	解月光

续表

获助年度	所在院校	受助者	申报论文题目	人员类别	导师
2009—2010	东北师范大学	张晓莉	教育公平视域下美国弱势群体的补偿教育研究	硕士生	孙启林
2009—2010	东北师范大学	张立忠	课堂教学视域下的教师实践性知识研究	博士生	熊　梅
2009—2010	东北师范大学	刘　瑞	科学哲学中的科学教育思想研究	博士生	郑长龙
2009—2010	东北师范大学	曲　波	当代中国社会学的理论特质——基于中美社会学本土化的比较研究	青年教师	胡海波
2009—2010	广州大学	刘媛珍	跨文化视野中的高校思想政治教育革新研究	硕士生	于莉莉
2009—2010	广州大学	邹磊磊	性别差异视野下的道德教育研究	硕士生	罗明星
2009—2010	广州大学	邝敏仪	新公共管理：社会组织的角色与作用	硕士生	白景坤
2009—2010	广州大学	李　智	公共行政研究：范式或科学研究纲领？	青年教师	卢汉桥
2009—2010	广州大学	罗贤珊	初中思想品德课程视角下的健全人格教育研究	硕士生	张双喜
2009—2010	华东师范大学	赵红霞	平等化与分殊化：初中生学业成就差异的校内影响机制分析及模型建构	博士生	马和民
2009—2010	华东师范大学	孙翠香	学校变革主体动力研究	博士生	范国睿
2009—2010	华东师范大学	赵　鑫	教师感情修养研究	博士生	熊川武
2009—2010	华东师范大学	毛齐明	教师有效学习的机制研究——基于"社会—文化活动"理论的视角	博士生	杨小微
2009—2010	华东师范大学	崔青松	新中国成立后农民子女教育消费变迁实证研究——以教育公平为视角	博士生	金林祥
2009—2010	华东师范大学	高迎爽	法国高等教育质量保障历史研究——基于政府层面的分析	博士生	王保星

续表

获助年度	所在院校	受助者	申报论文题目	人员类别	导师
2009—2010	华东师范大学	唐开福	学校场域中流动儿童的社会融合研究——以上海市长宁区 K 小学为例	硕士生	李政涛
2009—2010	华东师范大学	胡 岩	批评与重建——新儒学与现代性哲学	博士生	高瑞泉
2009—2010	华东师范大学	方金奇	至情生存与至真存在——《庄子》内篇之"情"研究	青年教师	顾红亮
2009—2010	华东师范大学	张杰克	梁启超《新民说》"竞争"观念的诠释	硕士生	顾红亮
2009—2010	华侨大学	侯志阳	城市老年人社会分层与居家养老服务研究	青年教师	王丽霞
2009—2010	华侨大学	陈慰星	台商大陆投资纠纷解决机制研究	青年教师	常 怡
2009—2010	华侨大学	罗建平	科学消费观：应对消费主义冲击的必然选择	青年教师	张禹东
2009—2010	华侨大学	陈 格	泉州侨乡与海外华侨华人互动关系研究	硕士生	蔡振翔
2009—2010	华侨大学	耿 鹏	中国潜在产出与产出缺口的估计方法与应用研究	硕士生	赵昕东
2009—2010	清华大学	张姝艳	科学实践哲学视野下中国传统医学的地方性知识问题研究	博士生	吴 彤
2009—2010	清华大学	王程韡	追赶国家的政策学习：以中国国家技术标准战略为例	博士生	曾国屏
2009—2010	清华大学	苏 丽	现象学—诠释学视野中的科学哲学	硕士生	蒋劲松
2009—2010	中国人民大学	谢青松	傣族传统道德研究	博士生	夏伟东
2009—2010	中国人民大学	赵艳婷	贺麟新儒者人格说研究	博士生	宋志明
2009—2010	中国人民大学	倪伟波	中国现代化过程中科技观的演变	博士生	王鸿生

获助年度	所在院校	受助者	申报论文题目	人员类别	导师
2009—2010	中央广播电视大学	陈守刚	DBR 与远程学习的个性化设计	青年教师	孙福万
2009—2010	中央广播电视大学	张 遐	教师教育网络课程设计与开发的案例研究——基于 web 2.0 技术的研究	青年教师	孙福万
2009—2010	中央民族大学	海 路	壮汉双语教育现状调查与对策研究	博士后	王远新
2009—2010	中央民族大学	蔡春虹	民族地区农村中学教师生存状态研究——以澜沧县 NF 乡为例	硕士生	滕 星
2009—2010	上海交通大学医学院	任 芳	儿童焦虑敏感性及其认知功能研究	青年教师	张劲松
2009—2010	上海交通大学医学院	周凤娟	学龄前儿童中文看图叙事能力的研究	硕士生	章依文
2009—2010	上海交通大学医学院	吴美琴	中国胎儿期汞暴露水平调查	硕士生	颜崇淮
2009—2010	华中科技大学同济医学院	郑 雷	建筑工人伤害发生情况、影响因素及预防干预的效果评价	博士生	王增珍
2009—2010	华中科技大学同济医学院	宋晓琴	初中生问题行为影响因素及综合干预措施研究	博士生	王增珍
2009—2010	华中科技大学同济医学院	孔金旺	武汉市危险行为青少年的心理影响因素及干预	硕士生	王礼桂
2010—2011	北京大学	刘 妍	基于研究的政策制定——教育研究对教育政策的影响	博士生	陈学飞
2010—2011	北京大学	荣 鑫	消费社会语境中的意识形态问题	博士生	丰子义
2010—2011	北京大学	石卫林	高职院校学生学习竞争力变化的影响机理研究	博士生	阎凤桥
2010—2011	北京大学	徐铁英	专业博士生教育的知识类型及其与专业实践的关系	博士生	陈洪捷

获助年度	所在院校	受助者	申报论文题目	人员类别	导师
2010—2011	北京大学	杨　帆	学校话语系统对教师实践的建构作用研究	博士生	刘云杉
2010—2011	北京大学	杨　希	研究生质量提升与奖助学金配置研究	硕士生	李文利
2010—2011	北京大学	张　霜	教育公平视野中的民族地区义务教育财政投入体制研究	博士后	王　蓉
2010—2011	北京大学	张　曦	当代契约主义与社会合作的可能性研究	博士生	徐向东
2010—2011	北京师范大学	李育球	主体与政治：当代西方批判教育学思潮的流变与纷争	博士生	朱旭东
2010—2011	北京师范大学	娄　雨	价值秩序与价值教育——基于舍勒价值现象学的教育哲学研究	硕士生	石中英
2010—2011	北京师范大学	卢　珂	学生流动对学生发展影响的实证研究	博士生	杜育红
2010—2011	北京师范大学	罗　爽	中国公立高等学校法人制度研究	博士生	劳凯声
2010—2011	北京师范大学	孟照海	我国普及高中阶段教育的保障机制研究	博士后	项贤明
2010—2011	北京师范大学	乔　鹤	联合国儿童基金会的国际教育援助与合作研究	博士生	顾明远
2010—2011	北京师范大学	唐　菲	初中生自我调节的环境影响因素与作用机制的研究	硕士生	傅　纳
2010—2011	北京师范大学	于　颖	顾明远先生教育思想研究	博士后	曲恒昌
2010—2011	北京师范大学	张庆鹏	青少年亲社会行为机制研究级测评工具的开发	博士生	寇　彧
2010—2011	北京师范大学	张　晓	城市、农村与流动儿童的羞怯—焦虑行为与学习动机、学业成绩的关系	青年教师	许　燕
2010—2011	北京师范大学	赵　茜	促进县域教育均衡的校长流动机制研究	青年教师	褚宏启

续表

获助年度	所在院校	受助者	申报论文题目	人员类别	导师
2010—2011	北京师范大学	赵　伟	俄罗斯《联邦教育法》的嬗变与教育改革关系研究：1992—2008 年	博士生	肖　甦
2010—2011	北京师范大学	赵兴龙	利用现代教育技术促进农村地区学校内涵发展的实践研究	博士生	何克抗
2010—2011	东北师范大学	卜庆刚	以道德情感为中心取向的小学校本德育教材编制研究	博士生	柳海民
2010—2011	东北师范大学	邓　凡	教育政策执行的网络模式研究	博士生	杨颖秀
2010—2011	东北师范大学	胡永保	中国乡村治理的协商民主视角分析	硕士生	杨　弘
2010—2011	东北师范大学	刘径言	合作学习视域下的教师课程领导实证研究	博士生	吕立杰
2010—2011	东北师范大学	刘　志	大学生就业决策的动态变化规律及干预研究	青年教师	张向葵
2010—2011	东北师范大学	孙雪荧	美国农村教师培养计划研究	硕士生	孙启林
2010—2011	东北师范大学	武会青	大学生心理分离量表的编制	硕士生	路海东
2010—2011	东北师范大学	苑　健	我国城乡教育一体化机制研究	硕士生	邬志辉
2010—2011	东北师范大学	赵冬臣	小学数学优质课堂的特征研究	博士生	马云鹏
2010—2011	广州大学	曾婉玲	中国大陆公共政策的引导功能研究	硕士生	刘雪明
2010—2011	广州大学	林春亮	公共服务均等化：政府化解农民工融城难的问题研究	硕士生	谢建社
2010—2011	广州大学	孟卫青	基于大学生可雇佣性开发的高校课程设计实证研究	青年教师	黄　崴
2010—2011	广州大学	肖生福	公共政策学本土化与国际化研究	青年教师	郭小聪
2010—2011	广州大学	叶　咏	珠江三角洲地区非户籍务工人员子女义务教育财政分担机制研究	硕士生	吴开俊

获助年度	所在院校	受助者	申报论文题目	人员类别	导师
2010—2011	华东师范大学	董吉贺	论"负面"教育的意义	博士生	陆有铨
2010—2011	华东师范大学	高顺伟	农村干部领导实务及其领导力开发——对浙江省象山县 10 个村庄的实证调研	博士生	马钦荣
2010—2011	华东师范大学	赖秀龙	区域性义务教育师资均衡配置的政策研究	博士生	吴遵民
2010—2011	华东师范大学	李 飞	学校变革中的教师领导力研究——教师管理的新视角	博士生	杨小微
2010—2011	华东师范大学	李福春	美国教育学演进史(1832—1952)	博士生	王保星
2010—2011	华东师范大学	孟 凯	正名与正道：荀子的名学与伦理、政治思想研究	博士生	杨国荣
2010—2011	华东师范大学	齐秀华	当代小学社会科课程实施研究——以公民素养培养为取向的反思	硕士生	卜玉华
2010—2011	华东师范大学	邱明涛	新经学与现代性观念——马一浮"六艺论"研究	硕士生	高瑞泉
2010—2011	华东师范大学	魏小巍	情感心理学与民族主义	博士后	
2010—2011	华东师范大学	张 萌	中法高中办学国际化比较研究	博士生	霍益萍
2010—2011	华侨大学	陈燕武	我国农村教育公平与效率问题的实证分析——基于空间计量经济方法	青年教师	
2010—2011	华侨大学	余晓慧	世界历史进程中的文化认同研究	博士生	张禹东
2010—2011	华侨大学	张世远	社会科学方法论的科学化与中国现代化	青年教师	杨 楹
2010—2011	华侨大学	张翔堂	生态学马克思主义思潮的价值批判理论研究	硕士生	吴苑华
2010—2011	华侨大学	郑文智	转型期民营企业员工关系管理变革研究	青年教师	林 峰

续表

获助年度	所在院校	受助者	申报论文题目	人员类别	导师
2010—2011	清华大学	李兴川	低碳技术创新系统研究——以中国核电为例	硕士生	刘　立
2010—2011	清华大学	龙叶先	深圳电子信息工业的兴盛解读——从生产方式促进产业发展的角度分析	博士生	曾国屏
2010—2011	清华大学	张春峰	技术实践概念的理论分析	博士生	吴　彤
2010—2011	上海交通大学医学院	李　惠	上海市胎儿期砷暴露水平调查	硕士生	颜崇淮
2010—2011	上海交通大学医学院	夏卫萍	学龄儿童及父母 ADHD、焦虑障碍和情感障碍的共病调查及相关性分析	青年教师	张劲松
2010—2011	上海交通大学医学院	张　玲	学龄前儿童双语学习现状及发育特点的研究	硕士生	章依文
2010—2011	华中科技大学同济医学院	高晓晖	中小学学校教育与防止艾滋病扩散的政策和措施研究	博士生	杜玉开
2010—2011	华中科技大学同济医学院	刘　芳	离退休空巢老人心理健康现状和心理需求	硕士生	王增珍
2010—2011	华中科技大学同济医学院	刘卓娅	湖北贫困地区儿童青少年营养与饮食行为关系的研究	硕士生	余毅震
2010—2011	中国人民大学	马骁毅	阿伦特实践理论及其对当代中国政治哲学建构的意义	博士生	郝立新
2010—2011	中国人民大学	史现明	从解放的科学到科学的解放——一种超越新人文主义的构想	博士生	王鸿生
2010—2011	中国人民大学	肖红春	社会契约、政治证成与公民教育——洛克政治哲学思想研究	博士生	龚　群
2010—2011	中央广播电视大学	王　迎	农村青年流动人口的就业现状调查与教育政策分析	青年教师	
2010—2011	中央广播电视大学	徐　刚	基于 DISG 的远程学习者时间关键点干预研究	青年教师	孙福万

获助年度	所在院校	受助者	申报论文题目	人员类别	导师
2010—2011	中央民族大学	吕佩臣	民族多元文化与民族院校办学特色发展研究	博士生	苏德
2010—2011	中央民族大学	石玉昌	黎平侗族地区农村小学教师队伍建设研究	博士生	吴明海
2010—2011	中央民族大学	张天军	云南省乡土课程资源开发与乡土教材建设研究	博士生	滕星
2011—2012	北京大学	潘昆峰	我国高等教育入学机会地区差异的理论解释与政策研究	博士生	文东茅
2011—2012	北京大学	王东芳	学科文化视角中的博士生培养——以美国R大学为案例	博士生	陈洪捷
2011—2012	北京大学	郭俊	中美大学校长群体特征的比较研究	硕士生	马万华
2011—2012	北京大学	刘萨	西藏地区中小学教师教育技术能力现状、问题和建议	硕士生	吴筱萌
2011—2012	北京大学	马佳	初中语文教师课堂决策研究	博士生	陈向明
2011—2012	北京大学	屈仁丽	中外合作办学的国际化人才培养质量落差——以宁波诺丁汉大学为例	硕士生	蒋凯
2011—2012	北京大学	李春颖	张九成思想研究	博士生	张学智
2011—2012	北京大学	梁议众	康德对经验唯心论的批评——以形式唯心论对质料唯心论的反驳	博士生	韩水法
2011—2012	北京大学	王云飞	论魏晋南北朝时期玄学对《论语》学的影响——以王弼、郭象为中心	博士生	章启群
2011—2012	北京大学	张翔霞	马克思是如何超越古典政治经济学的？——以《1861—1863年经济学手稿》"亚当·斯密"部分为中心	硕士生	聂锦芳
2011—2012	北京师范大学	涂诗万	重建民主教育——哥伦比亚大学时期杜威教育思想的发展	博士生	张斌贤
2011—2012	北京师范大学	张英	中学师生防灾素养调查分析及课程教策略研究	博士生	王民

获助年度	所在院校	受助者	申报论文题目	人员类别	导师
2011—2012	北京师范大学	朱楠	小学数学学习困难儿童问题解决过程的认知特征及教育干预研究	博士生	王雁
2011—2012	北京师范大学	赵鑫	工作记忆刷新功能的可塑性研究	博士生	周仁来
2011—2012	北京师范大学	曹培杰	网络情境下学生认知发展特点及对策研究——聚焦创造力和注意力	博士生	何克抗
2011—2012	北京师范大学	杜云英	高等教育质量文化研究——以研究型大学X大学为例	博士生	周作宇
2011—2012	北京师范大学	刘颖	政府购买学前教育服务的政策研究：理论、国际经验与启示	硕士生	冯晓霞
2011—2012	北京师范大学	任海宾	教学伦理冲突论	博士生	王本陆
2011—2012	北京师范大学	王善峰	城市化进程中学校教育促进城乡学生理解与融合的研究——基于义务教育阶段学校的考察	博士生	朱晓蔓
2011—2012	北京师范大学	杨小敏	办学条件及其对学生成绩的影响——基于中国农村义务教育阶段中小学校的实证研究	博士生	杜育红
2011—2012	北京师范大学	张安梅	澳大利亚土著民族高等教育机会均等研究	硕士生	刘宝存
2011—2012	北京师范大学	张霞	普及背景下我国学前教育投入体制研究——治理视野下政府、社会、家庭的投入关系	博士生	庞丽娟
2011—2012	北京师范大学	祝刚	课堂教学公平性问题的人种志探究——对F中学的田野调查	硕士生	周逸先
2011—2012	北京师范大学	王锦	民族接触减少不同民族间内隐偏见的作用机制研究	博士生	寇彧
2011—2012	北京师范大学	邓莉	马克思私人领域思想研究	博士生	沈湘平
2011—2012	东北师范大学	王莹莹	新中国成立后农村教师生活样态研究——基于D村教师生活史的考察	博士生	曲铁华
2011—2012	东北师范大学	周艳培	学校教育的公共性研究——公共生活的视角	博士生	孙彩平

续表

获助年度	所在院校	受助者	申报论文题目	人员类别	导师
2011—2012	东北师范大学	岑艺璇	国外新职业主义教育的理论与实践研究	博士生	谷峪
2011—2012	东北师范大学	蒋春洋	我国高等职业教育发展研究——一种制度分析的视角	博士生	柳海民
2011—2012	东北师范大学	焦小燕	小学生自我调节能力、师生关系与学校适应的关系	硕士生	盖笑松
2011—2012	东北师范大学	王晨	认知风格及认知水平对视觉工作记忆资源分配特征的影响	硕士生	李力红
2011—2012	东北师范大学	吴海英	内地新疆高中班招生政策研究	博士生	杨颖秀
2011—2012	东北师范大学	姚舜	日本高中与大学衔接途径研究	硕士生	张德伟
2011—2012	东北师范大学	张妮妮	在耕耘中守望——乡村幼儿教师专业生活的叙事研究	博士生	姚伟
2011—2012	东北师范大学	张琦	美国中小学公民教育合作课程研究	硕士生	付轶男
2011—2012	东北师范大学	姜国峰	人之生命的实践生成论觉解——马克思生命哲学思想研究	博士生	崔秋锁
2011—2012	东北师范大学	谢少强	重构的天人：中国前卫艺术的现代性演进	硕士生	潘宏艳
2011—2012	广州大学	邵小文	中国知识分子：一个特殊的问题	青年教师	徐俊忠
2011—2012	广州大学	王俊哲	研究生学术不端认定问题研究	硕士生	王卫东
2011—2012	广州大学	张忠炉	汉字字谜任务中的限制解除和组块分解机制及其酝酿效应	硕士生	邢强
2011—2012	广州大学	付艳	我国高校德育生活化途径探析——日本高校德育生活化途径的启示	青年教师	刘莉
2011—2012	广州大学	龙其林	西方生态文化思潮与当代中国生态文学创作的关系研究	青年教师	吴定宇

续表

获助年度	所在院校	受助者	申报论文题目	人员类别	导师
2011—2012	广州大学	马汶青	区域城市群应急联动机制建设探析——基于珠三角城市群的思考	硕士生	卢汉桥
2011—2012	广州大学	王　霞	劳动者的尊严：社会主义改造中工人阶级的心态研究——以广州市为个案	青年教师	黄　滨
2011—2012	华东师范大学	顾彬彬	教育学视域下的现代童年问题研究	博士生	杨小微
2011—2012	华东师范大学	许庆如	变革与传承：近代山东乡村教育研究（1901—1937）	博士生	黄书光
2011—2012	华东师范大学	赵　萱	基础教育国际化进程中混班就读外籍学生的教育图景	博士生	丁　钢
2011—2012	华东师范大学	付　扬	学校安全风险及其应对策略研究	硕士生	周　彬
2011—2012	华东师范大学	黄　欣	论新公共服务理论视域下政府管理公立学校的有效性——基于校长的视角	硕士生	范国睿
2011—2012	华东师范大学	李怡明	基础教育均衡视域下异质化教学建构	博士生	熊川武
2011—2012	华东师范大学	刘　军	中国近代大学预科发展研究	博士生	杜成宪
2011—2012	华东师范大学	王晓芳	学校中的道德训练——课外活动的德育意义	硕士生	黄向阳
2011—2012	华东师范大学	叶宝玉	当前随迁子女的成长关怀问题研究——以上海部分学校为样本	硕士生	卜玉华
2011—2012	华东师范大学	丁乃顺	阿多诺道德哲学研究——一种康德道义论的诠释	博士生	郑忆石
2011—2012	华东师范大学	李　果	怀疑论的逻辑发展及其限度	硕士生	潘德荣
2011—2012	华东师范大学	苗　磊	金岳霖感觉论研究	博士生	高瑞泉

续表

获助年度	所在院校	受助者	申报论文题目	人员类别	导师
2011—2012	华东师范大学	俞跃	"乐"的内在超越性——以《礼记·乐记》为中心	硕士生	陈赟
2011—2012	华侨大学	汤兆云	生育政策对出生性别升高影响及未来生育政策的走向	青年教师	
2011—2012	华侨大学	孙琼如	海峡西岸经济区流动女性职业发展研究——以泉州市流动女性为例	青年教师	王丽霞
2011—2012	华侨大学	杨月萍	法治语境下食品安全事故中消费者权利救济研究	青年教师	齐树洁
2011—2012	华侨大学	郑路	农户借贷视角下的民间金融与正规金融关系研究——基于晋江市农村金融的实证分析	硕士生	林俊国
2011—2012	华侨大学	沈玲	海外新生代华裔的文化认同及国家对策研究	青年教师	
2011—2012	华侨大学	冯兵	制度伦理的儒家思想资源：以荀子为中心	青年教师	黄海德
2011—2012	华侨大学	袁小云	论齐泽克对主体性的意识形态论证	博士生	张禹东
2011—2012	华侨大学	张孟镇	意识形态批判视野中的互联网功能问题	硕士生	吴苑华
2011—2012	清华大学	尹雪慧	中国科技规划制定中的共识塑造——基于案例的研究	博士生	李正风
2011—2012	清华大学	吉日嘎拉	科学实践哲学视角下的民族植物学研究	博士生	吴彤
2011—2012	清华大学	张玲	从言语行为理论看科学概念的确立与变迁	博士生	蔡曙山
2011—2012	中国人民大学	李培挺	个人与组织积极共生论——福利特管理思想阐释	博士生	王霁
2011—2012	中国人民大学	聂静港	论共和主义公民身份	博士生	龚群
2011—2012	中国人民大学	白雪	工笔画研究	博士生	张法

续表

获助年度	所在院校	受助者	申报论文题目	人员类别	导师
2011—2012	中国人民大学	黄　婷	解构论的意义与困惑——德里达科学哲学思想评析	博士生	刘大椿
2011—2012	中国人民大学	秦国帅	山东全真教与社会各阶层互动研究(1368—1949)	博士生	何建明
2011—2012	中央广播电视大学	戴　婧	中国社区灾害教育的发展研究 —基于"跨机构危境教育网络(IN-EE)最低教育标准"的思考	青年教师	许瑞森
2011—2012	中央广播电视大学	魏顺平	远程学习者在线学习行为特点及其影响因素研究	青年教师	张少刚
2011—2012	中央民族大学	冯汝林	冲突视角下的国家知识和乡土知识研究——以广西乡土教材的开发、应用为线索	博士生	滕　星
2011—2012	中央民族大学	刘茜伦	中国少数民族传统体育拓展训练式教学研究	硕士生	曲木铁西
2011—2012	中央民族大学	陶染春	回族洁净概念的内隐结构分析及跨文化交际教育研究	硕士生	董　艳
2011—2012	中央民族大学	王渊博	少数民族初中生隐性辍学现象的课堂事实探究——以 K 镇傣族中学为例	硕士生	苏德毕力格
2011—2012	中央民族大学	殷文晶	内地新疆高中班学生同伴交往现状的实证研究	硕士生	张俊豪
2011—2012	中央民族大学	周　伟	学生适应视角看民族教育政策跨文化执行——四川省藏区学生"9+3"免费中职教育计划个案研究	硕士生	常永才
2011—2012	上海交通大学医学院	陈文娟	睡眠对儿童身心健康影响的评估	硕士生	江　帆
2011—2012	上海交通大学医学院	李　勍	照片引导式访谈法针对厌食症青少年的家庭饮食因素的特征性研究	青年教师	张劲松
2011—2012	上海交通大学医学院	王俊丽	ADHD学龄儿童及父母焦虑抑郁共病调查及相关性分析	青年教师	盛晓阳

续表

获助年度	所在院校	受助者	申报论文题目	人员类别	导师
2011—2012	上海交通大学医学院	吴　伟	胎儿期汞暴露水平及其对18月龄幼儿生长发育影响的前瞻性研究	硕士生	颜崇淮
2011—2012	华中科技大学同济医学院	梁修云	学龄儿童行为问题及预防性干预研究	硕士生	王礼桂
2011—2012	华中科技大学同济医学院	刘　起	基于气质的学龄前儿童行为问题干预模式研究	硕士生	吴　静
2011—2012	华中科技大学同济医学院	彭月华	缺血性脑卒中患者的早期简单干预效果研究	硕士生	王增珍
2011—2012	华中科技大学同济医学院	武　娇	大学新生适应不良与自杀意念的关系研究	硕士生	陈　辉
2011—2012	华中科技大学同济医学院	谢　姝	早期应激影响青少年抑郁的社会心理机制研究	硕士生	韩　娟
2011—2012	华中科技大学同济医学院	熊　超	孤独症患儿早期异常特征发现与诊疗情况分析	硕士生	张　静
2012—2013	北京大学	刘子瑜	美国联邦科技政策与战后研究型大学转型	博士生	陈洪捷
2012—2013	北京大学	王友航	高校毕业生基层就业政策的认受性研究	博士生	文东茅
2012—2013	北京大学	韩　萌	从财政健康视角探美国公立大学在金融危机背景下的财政资源分配策略——以加州大学Davis分校为例	博士生	施晓光
2012—2013	北京大学	蔺亚琼	学科场域中的划界实践与学科升级——对我国人文社科领域学科设置的案例研究	博士生	刘云杉

获助年度	所在院校	受助者	申报论文题目	人员类别	导师
2012—2013	北京大学	叶晓阳	为什么有些地方政府撤并了更多农村学校？	硕士生	丁延庆
2012—2013	北京大学	阎　妍	大学生网络生活的测量与分级研究——以北京大学本科生为例	硕士生	赵国栋
2012—2013	北京师范大学	卢　伟	农民工随迁子女教育公平制度设计——基于北京市实证调查	博士生	褚宏启
2012—2013	北京师范大学	姜金秋	我国中小学教师工资体系研究	博士生	杜育红
2012—2013	北京师范大学	年智英	日本研究型大学产学合作实践研究：以东京大学、早稻田大学、广岛大学为例	博士生	高益民
2012—2013	北京师范大学	赵　显	观点采择与自由意志信念对民族偏见的影响	硕士生	刘　力
2012—2013	北京师范大学	何　倩	美国少数民族高等教育入学政策的制度研究	博士生	刘宝存
2012—2013	北京师范大学	毕　妍	薪酬满意、教师绩效与学校绩效的关系——对教师个体激励与学校激励的机制探讨	博士生	蔡永红
2012—2013	北京师范大学	孙蔷蔷	构建中国本土化的幼小衔接——以"发展适宜性"理论为视角	硕士生	霍力岩
2012—2013	北京师范大学	王喜雪	基于多元视角的中等职业教育免费学费政策评价	博士生	俞启定
2012—2013	北京师范大学	黄万飞	当代批判性思维教育理论探析	硕士生	石中英
2012—2013	北京师范大学	李　辉	我国民办学前教育中公私合作模式研究	博士生	庞丽娟
2012—2013	北京师范大学	康晓伟	当代西方教师实践性知识思想研究	博士生	朱旭东
2012—2013	北京师范大学	祝　贺	追求黑人的平等教育权利：布朗案始末	博士生	张斌贤

续表

获助年度	所在院校	受助者	申报论文题目	人员类别	导师
2012—2013	北京师范大学	张海军	西部农村地区义务教育阶段处境不利儿童受教育状况及改进研究——基于公平有质量教育视角	博士生	毛亚庆
2012—2013	北京师范大学	原 琳	认知评价对负性情绪的调节：在正常和社交焦虑人群中的使用	博士生	周仁来
2012—2013	北京师范大学	白宝玉	腐败的社会心理机制研究——以贪污和滥用职权为例	博士生	寇 彧
2012—2013	东北师范大学	蹇世琼	生命历程视域下教师认同发展轨迹及其影响因素研究	博士生	饶从满
2012—2013	东北师范大学	刘霖芳	城市幼儿教师生存状态及改进策略研究	博士生	柳海民
2012—2013	东北师范大学	左恩玲	学前儿童社会退缩行为的发展特点及影响机制研究	博士生	张向葵
2012—2013	东北师范大学	樊 涛	民国时期农村教育制度研究	博士生	曲铁华
2012—2013	东北师范大学	关景媛	传统女性观与现代教育——基于女博士生的个案研究	博士生	于 伟
2012—2013	东北师范大学	曹雁飞	学科规训与理论重构：走向自我规训的中国教育学话语研究	硕士生	柳海民
2012—2013	东北师范大学	周兆海	隐性的分化：城乡学生学习时间差异及其对学习成绩的影响	硕士生	邬志辉
2012—2013	东北师范大学	倪 婷	"第二次世界大战"后美国联邦政府学前教育政策公平性推进历程研究	硕士生	朱永坤
2012—2013	东北师范大学	董玉祯	美国教师教育者专业标准研究	博士生	陈 欣
2012—2013	东北师范大学	王艳真	中国及各区域教育与收入分配差距的关系研究	硕士生	李秀敏
2012—2013	东北师范大学	薛 营	要素收入分配问题：基于技术进步偏向性视角的分析	博士生	王林辉
2012—2013	东北师范大学	蔡 冬	当代中国涉外网络民族主义研究——以国际关系为视角	硕士生	高英彤

获助年度	所在院校	受助者	申报论文题目	人员类别	导师
2012—2013	广州大学	蒋红军	城乡统筹发展中的农民身份转变与权益保护研究——基于广州的实证调查	青年教师	陈　潭
2012—2013	广州大学	苏启敏	教师专业生活中的道德决策研究	青年教师	石中英
2012—2013	广州大学	姚冬琳	穗港台小学社会科教科书多元文化教育内涵之比较分析	青年教师	
2012—2013	广州大学	李玉梅	广东省中小学教师工作室运行研究	硕士生	肖建彬
2012—2013	广州大学	窦　凯	自我损耗影响决策倾向的实证研究——行为与ERP的证据	硕士生	聂衍刚
2012—2013	广州大学	袁　健	城管行政执法中的公共冲突及其化解——以广州市城管为例	硕士生	卢汉桥
2012—2013	广州大学	陈玉燕	差序格局视阈下城市基层政府服务社区能力的提升路径	硕士生	卢汉桥
2012—2013	华东师范大学	李云星	学校变革中的冲突与观念生成——一项教育人类学田野考察	博士生	李政涛
2012—2013	华东师范大学	周　周	多元文化背景下美国发展性教育研究——以明尼苏达大学普通教育学院为视角	博士生	王保星
2012—2013	华东师范大学	杨运强	无声的呐喊：特殊学校聋生教育需求研究	博士生	马和民
2012—2013	华东师范大学	丁明利	徐复观政治哲学与政治实践研究——从民本到民主的跨越	博士生	高瑞泉
2012—2013	华东师范大学	谢文庆	本土化视域中的西部地区两种办学取向比较——以雷沛鸿和卢作孚为例	博士生	黄书光
2012—2013	华东师范大学	柳叶青	小学校长课程评价能力提升研究——基于课程领导的视角	硕士生	纪明泽
2012—2013	华东师范大学	杜保源	中国近代私立大学内部管理研究——以私立复旦大学（1905—1941）为个案	硕士生	蒋纯焦

获助年度	所在院校	受助者	申报论文题目	人员类别	导师
2012—2013	华东师范大学	马赵阳	当前美国中小学家校社合作的初步研究	硕士生	朱益明
2012—2013	华东师范大学	杜明峰	班干部权力的人种志研究	硕士生	程　亮
2012—2013	华东师范大学	汪亚琼	我国公平教育之检讨——基于学校待遇与学生公平观的调查	硕士生	黄向阳
2012—2013	华东师范大学	王凤祥	贝尔纳主义研究	博士生	安维复
2012—2013	华东师范大学	祁　程	西方马克思主义乌托邦思想研究	博士生	郑忆石
2012—2013	华东师范大学	韩建夫	个体与真——李贽哲学研究	博士生	顾红亮
2012—2013	华侨大学	曹文宏	政府信任问题的中外比较研究	青年教师	
2012—2013	华侨大学	王　健	基于复杂适应系统的利他行为演化仿真研究	青年教师	赵昕东
2012—2013	华侨大学	赵林海	科技创新政策制定理论与方法研究——创新系统理论的视角	青年教师	
2012—2013	华侨大学	张　华	仿真方法在知识转移网络研究中的价值与应用	青年教师	衣长军
2012—2013	华侨大学	檀革胜	中国当代音乐创作的交响思维研究	青年教师	郑锦扬
2012—2013	华侨大学	李栋材	融合 共生—海外华人文化范式研究	博士生	张禹东
2012—2013	华侨大学	叶惠珍	葛兰西文化领导权思想及其政治话语路径	博士生	杨　楹
2012—2013	华侨大学	李阿慧	通往解放之路——马克思与尼采的政治哲学比较研究	硕士生	许斗斗
2012—2013	华中科技大学同济医学院	冯淑秀	大学生适应障碍与自杀意念的关系研究	硕士生	陈　辉

获助年度	所在院校	受助者	申报论文题目	人员类别	导师
2012—2013	华中科技大学同济医学院	高　静	儿童期应激事件与创伤后应激障碍和情绪紊乱的相关性研究	硕士生	沈　敏
2012—2013	华中科技大学同济医学院	徐阳欢	农村留守儿童心理复原力及其保护因素的研究	硕士生	韩　娟
2012—2013	华中科技大学同济医学院	易艳红	武汉市流动儿童孤独感与同伴关系、孤独感应对方式的关系研究及干预效果评价	硕士生	王礼桂
2012—2013	华中科技大学同济医学院	王冬明 肖　杨	新型毒品滥用者生活质量及色氨酸对其短期干预效果评价	硕士生	王增珍
2012—2013	清华大学	赵正国	基于合著论文视角的中国产学科学技术知识生产合作研究	博士生	肖广岭
2012—2013	清华大学	沙德春	高新区创新系统转型机制研究	博士生	曾国屏
2012—2013	清华大学	张　寒	中国大学专利政策与技术转移实践冲突研究	博士生	李正风
2012—2013	上海交通大学医学院	李　锋	托幼机构保教人员急救知识长期保持情况和干预方法探讨	青年教师	沈晓明
2012—2013	上海交通大学医学院	郭保强	甲基汞暴露影响发育期皮层神经细胞迁移的机制研究	博士生	颜崇淮
2012—2013	上海交通大学医学院	徐小娟	反馈式家庭干预对儿童早期语言发育的促进作用	硕士生	章依文
2012—2013	中国人民大学	彭光灿	公民社会视域下的中国社会管理创新研究	博士生	刘敬鲁
2012—2013	中国人民大学	冯燕芳	拉克劳和墨菲的政治哲学研究	博士生	安启念
2012—2013	中国人民大学	袁和静	政府公共权力治理的伦理研究	博士生	葛晨虹
2012—2013	中国人民大学	喻长海	吉藏的二谛思想研究	博士生	方立天

获助年度	所在院校	受助者	申报论文题目	人员类别	导师
2012—2013	中国人民大学	刘洋	施特劳斯的政治哲学与神学—政治问题	博士生	何光沪
2012—2013	国家开放大学	袁松鹤	国外开放大学发展模式及其核心要素研究	青年教师	孙福万
2012—2013	国家开放大学	殷双绪	先前学习评价在学分银行建设中应用研究	青年教师	张少刚
2012—2013	中央民族大学	陈学金	中国教育人类学的历史研究	博士生	滕星
2012—2013	中央民族大学	沙尔娜	西南边境民族地区基础教育均衡发展研究——基于广西龙州县的田野调查与理论研究	博士生	苏德钟海青
2012—2013	中央民族大学	谭瑜	高校中外合作办学跨文化适应问题研究	博士生	常永才
2012—2013	中央民族大学	殷皓	语码转换视角下傣族和尚学生学习困难及其双语教育对策研究—以西双版纳地区为例	硕士生	董艳
2012—2013	中央民族大学	马楠	纳西族古代教育思想研究	硕士生	吴明海
2012—2013	中央民族大学	王燕燕	蒙语授课的蒙古族初中生汉语学习策略的调查研究	硕士生	高兵
2013—2014	北京大学	江涛	"人民教师"的诞生——一项关于教师发展机制的学校民族志研究	博士生	陈向明
2013—2014	北京大学	毛丹	教师评议会制度在美国研究型大学的扩散与变迁	博士生	阎凤桥
2013—2014	北京大学	朱琼	北京市公办初中流动人口子女的同伴关系及其对本地学生学业成就的影响	硕士生	杨钋
2013—2014	北京师范大学	谷小燕	国际组织对华教育援助项目运行模式研究	博士生	王晓辉
2013—2014	北京师范大学	苏德钰洁	义务教育阶段"择校"的福利分布变化及其评价	博士生	曾晓东

获助年度	所在院校	受助者	申报论文题目	人员类别	导师
2013—2014	北京师范大学	李函颖	美国佐治亚大学教师晋升评价制度研究——以制度变迁理论为视角	博士生	王英杰
2013—2014	北京师范大学	张兰鸽	元刻板印象对汉藏中学生交往意愿的影响：偏见内隐理论的作用	博士生	寇　彧
2013—2014	东北师范大学	马军海	马克思主义哲学与儒家哲学的关系研究	博士生	胡海波
2013—2014	东北师范大学	於素兰	生态文明视域下的我国绿色消费拓展研究	硕士生	孙育红
2013—2014	东北师范大学	李　涛	中国城镇化进程中统筹城乡教育发展的战略研究	博士生	邬志辉
2013—2014	东北师范大学	刘　航	学前儿童情绪伪装的发展特点及心理机制研究	博士生	刘秀丽
2013—2014	广州大学	曹艳丽	广州市义务教育阶段择校问题现状和对策研究	硕士生	吴开俊
2013—2014	广州大学	赖淑贤	两岸政府购买学前教育服务政策的比较研究及其对广州的启示	硕士生	周　燕
2013—2014	广州大学	汪珊珊	广州市小学生学习方式的实证研究	硕士生	王卫东
2013—2014	华东师范大学	葛孝艺	近代中国教育现代化的演进图景：以一个地方家族为研究中心	博士生	丁　钢
2013—2014	华东师范大学	唐开福	城镇化进程中农村女教师精神生活的民族志研究	博士生	李政涛
2013—2014	华东师范大学	陈祥龙	《论语》教本研究	博士生	杜成宪
2013—2014	华东师范大学	王薛时	我们如何做出道德判断	硕士生	颜青山
2013—2014	华东师范大学	庞　昕	技术化时代的文化共生问题研究	硕士生	潘德荣
2013—2014	华侨大学	王嘉顺	农民工的职业健康意识及其影响因素与机制研究	青年教师	刘林平

获助年度	所在院校	受助者	申报论文题目	人员类别	导师
2013—2014	华侨大学	马占杰	企业绿色创新行为影响因素的实证研究：以闽南地区民营企业为例	青年教师	
2013—2014	华侨大学	林荣策	高校教育中少数民族大学生归属感实证性研究	青年教师	黄安民
2013—2014	清华大学	王路昊	制度网络的建构：以在南方的某大学孵化器为例	博士生	曾国屏
2013—2014	中国人民大学	赵昆	"经济学帝国主义"之伦理反思	博士生	葛晨虹
2013—2014	中国人民大学	李厚羿	文化发展规律研究——基于唯物史观和文化史观的比较视角	博士生	郝立新
2013—2014	国家开放大学	赵丹	新媒体语境下网络反腐中的公共舆论及其应对路径	青年教师	王朝中
2013—2014	中央民族大学	魏静	延边朝鲜族单亲、留守儿童监护问题研究	硕士生	苏德
2013—2014	中央民族大学	王婕	景颇族6—8岁儿童数概念发展的特点与双语教学策略研究	硕士生	董艳
2013—2014	华中科技大学同济医学院	齐玲	残疾儿童自我污名现况调查及影响因素研究	博士生	杜玉开
2013—2014	华中科技大学同济医学院	张辉	快乐人生技能训练对中专生心理健康的影响	硕士生	王增珍
2014—2015	北京大学	韩亚菲	高校教师国际流动的特征与影响因素——基于中美国际比较的视角	博士生	马万华
2014—2015	北京大学	李璐	学术职业科研产出的影响因素及机制研究	博士生	阎凤桥
2014—2015	北京大学	魏戈	教师实践性知识的生成机制研究	硕士生	陈向明
2014—2015	北京师范大学	陈玥	美国公立研究型大学博士教育质量保障研究——基于质量三部曲理论的视角	博士生	马健生

获助年度	所在院校	受助者	申报论文题目	人员类别	导师
2014—2015	北京师范大学	曹春平	美国19世纪的心灵教育史	博士生	张斌贤
2014—2015	北京师范大学	夏培源	高等教育国际化背景下阿根廷学生国际流动政策研究	硕士生	刘宝存
2014—2015	北京师范大学	蔡　颁	东方文化下的权力感如何抑制腐败——当责的调节作用	博士生	寇　彧
2014—2015	东北师范大学	孙　杨	中美大学生创业意向的跨文化研究	博士生	张向葵
2014—2015	东北师范大学	刘红霞	教学与技术互动框架下大学生自我效能的干预研究	博士生	赵　蔚
2014—2015	东北师范大学	王　红	城镇化背景下城乡教师交流制度的实效性研究	硕士生	邬志辉
2014—2015	东北师范大学	姚　丽	空间统计与计量方法在区域经济一体化研究中的应用	博士生	谷国锋
2014—2015	广州大学	刁佩珍	广州市中学城乡教师交流困境研究：以支教教师群体为对象	硕士生	肖建彬
2014—2015	广州大学	李长玉	阻碍教师发展的专业信念——对一位小学教师的叙事研究	硕士生	王卫东
2014—2015	广州大学	张亚敏	广州市流动人口管理新探：基于网格化管理模式的研究	硕士生	刘　波
2014—2015	国家开放大学	赵　璇	多用户视角下基于Moodle平台的在线学习分析模式研究	青年教师	张少刚
2014—2015	华东师范大学	王　东	基于大数据的学生综合素质评价指标体系研究——以苏州市数字化平台为例	博士生	马和民
2014—2015	华东师范大学	柴军应	教，是为了不教：学生学习自主性及其教学策略研究	博士生	熊川武
2014—2015	华东师范大学	张　良	课程知识观研究——基于知识与课程关系的认识论思路	博士生	张　华
2014—2015	华东师范大学	陈　海	直觉与反思：对伦理直觉主义的辩护和捍卫	博士生	颜青山

续表

获助年度	所在院校	受助者	申报论文题目	人员类别	导师
2014—2015	华东师范大学	代利刚	康德和新康德主义科学哲学研究	博士生	安维复
2014—2015	华侨大学	邵岑	教育扩张、劳动力市场转型与城乡教育不平等	青年教师	罗建平
2014—2015	华侨大学	田文兵	文化寻根与海峡两岸和香港、文学比较研究	青年教师	
2014—2015	华侨大学	刘璇	企业知识型人才冲突风险预警研究	博士生	张向前
2014—2015	清华大学	郭兴华	科技成果转化问题及政策研究	博士生	李正风
2014—2015	华中科技大学同济医学院	李江	预防初中生手机依赖的健康教育策略与措施研究	硕士生	王增珍
2014—2015	华中科技大学同济医学院	谢胜男	儿童心脏缺损的影响因素及早期干预研究	硕士生	张静
2014—2015	中国人民大学	崔丽娜	转型期中国公共生活的道德缺失问题研究	博士生	郭湛
2014—2015	中国人民大学	赫雪	马克思伦理思想研究——基于古典道德哲学幸福论的分析	博士生	张文喜
2014—2015	中央民族大学	周兰芳	全球视野下教育人类学研究新进展——基于英国《民族志与教育》学术期刊的文献分析	博士生	滕星
2014—2015	中央民族大学	覃明	国家文化安全视域下的跨界民族双语教育研究——以云南省德宏州景颇族为个案	博士生	董艳
2015—2016	北京大学	蒋林浩	人文社会科学的一级学科评估指标体系及其政策影响研究	博士生	陈洪捷
2015—2016	北京大学	翁秋怡	社会阶层与家庭教育支出——基于中国家庭追踪调查数据的实证分析	博士生	丁小浩

获助年度	所在院校	受助者	申报论文题目	人员类别	导师
2015—2016	北京大学	张　恺	城乡背景给高校毕业生带来了什么？——基于就业差异的实证研究	博士生	岳昌君
2015—2016	北京师范大学	傅鑫媛	受助者权力对亲社会行为的影响	博士生	寇　彧
2015—2016	北京师范大学	滕　媛	学校氛围对学生数学成绩影响的跨文化研究：基于 PISA2012 数据的分析	硕士生	程凤春
2015—2016	北京师范大学	汪　明	信息化条件下中小学学生学习方式变革研究	博士生	王本陆
2015—2016	北京师范大学	吴佳妮	美国新自由主义教育改革下的控制与自治：基于麦迪逊民主教师生活史的考察	博士生	马健生
2015—2016	东北师范大学	高晓文	反抗"平庸之恶"——权威体制下教师教学行为的民族志研究	博士生	于　伟
2015—2016	东北师范大学	李婷婷	品格优势对情感幸福感的影响机制研究	博士生	刘晓明
2015—2016	东北师范大学	吴晓靓	社团活动经验对中学生积极品质发展的影响	硕士生	盖笑松
2015—2016	东北师范大学	王慧莹	社会主义核心价值观中"自由"问题研究	硕士生	段　妍
2015—2016	广州大学	毛　蕾	需求进化理论视野中的民办教育与流动人口子女教育需求研究——以广州市为例	硕士生	吴开俊邓云洲
2015—2016	广州大学	闫晓丽	教研员自主专业成长的叙事研究——以 Y 教研员为个案	硕士生	王卫东
2015—2016	广州大学	黎晓丹	中西具身认知理论的跨文化研究	硕士生	叶浩生
2015—2016	国家开放大学	李征宇	国内外 Mooc 发展的比较研究	青年教师	蒋国珍
2015—2016	华东师范大学	屈　博	《孟子》教本研究	博士生	杜成宪

获助年度	所在院校	受助者	申报论文题目	人员类别	导师
2015—2016	华东师范大学	吴　煌	小学初任教师课堂实践推理研究	硕士生	程　亮
2015—2016	华东师范大学	肖振南	教师轮岗政策过程中的利益博弈——给予南方M市的实证研究	博士生	吴遵民
2015—2016	华东师范大学	洪燕妮	马克思与苏格兰启蒙学派正义观的传承关系研究	博士生	郑忆石
2015—2016	华东师范大学	徐甲彬	道德运气与道德责任问题研究	硕士生	葛四友
2015—2016	华侨大学	郭荣茂	传统手工艺教育与传承人保护研究	青年教师	刘新宜
2015—2016	华侨大学	罗景峰	基于可变模糊集的乡村土地旅游化流转风险评价研究	青年教师	李登峰
2015—2016	华侨大学	张少平	少数民族大学生创业孵化机制研究	青年教师	刘　颖
2015—2016	清华大学	岳素芳	公共科技平台服务企业技术创新的机制研究	博士生	肖广岭
2015—2016	中国人民大学	曾自卫	论自然语言的"逻辑图像"——斯特劳森形而上学思想研究	博士生	冯　俊
2015—2016	中国人民大学	刘冬冬	产权与正义——以罗尔斯正义原则的制度安排为例	博士生	张志伟
2015—2016	中央民族大学	何　璇	地方知识传承与乡土教材——北京百年乡土教材历史变革研究	博士生	滕　星
2015—2016	中央民族大学	张琪仁	国家安全视野下西南边疆跨境民族教育的历史经验及发展战略研究	博士生	吴明海
2015—2016	华中科技大学同济医学院	叶小舟	湖北省留守流动女童身心健康现况调查	硕士生	王礼桂
2015—2016	华中科技大学同济医学院	陈家言	药物成瘾记忆量表的编制和应用	博士生	王增珍

续表

获助年度	所在院校	受助者	申报论文题目	人员类别	导师
2016—2017	北京大学	吴红斌	地方本科院校转型与学生发展——基于全国地方本科院校的实证分析	博士生	郭建如
2016—2017	北京大学	万蜓婷	倾斜性经费对高校学术生产的影响机制研究	硕士生	鲍　威
2016—2017	北京大学	马　潇	教师发展类慕课设计研究	硕士生	吴筱萌
2016—2017	北京师范大学	张墨涵	高职院校混合所有制路径分析	博士生	周海涛
2016—2017	北京师范大学	荆晓丽	世界一流学院国际化发展模式研究——基于世界一流教育学院的多案分析	硕士生	刘　强
2016—2017	北京师范大学	王成龙	社会变迁下新生代乡村教师的文化特质与乡村教育质量提升的关系研究	博士生	郑新蓉
2016—2017	北京师范大学	赵亚君	基于新一轮高考科目改革的普通高中内部制度研究	硕士生	刘复兴
2016—2017	北京师范大学	艾迪玛	偏见实体观倾向在元刻板印象降低接触意愿间的中介作用——以彝族大学生为例	硕士生	寇　彧
2016—2017	东北师范大学	金熳然	日本学龄前儿童教育与保育支持政策研究	博士生	柳海民
2016—2017	东北师范大学	李成宇	中国城镇化进程中的地方政府公共品供给问题研究	博士生	史桂芬
2016—2017	东北师范大学	姜　超	教师交流政策执行机制研究——基于天增县的实地考察	博士生	邬志辉
2016—2017	东北师范大学	王艳真	中国货币政策的有效性及优化研究	博士生	李秀敏
2016—2017	广州大学	林冬鸿	广东省幼儿园特色课程现状与问题研究	硕士生	叶平枝

续表

获助年度	所在院校	受助者	申报论文题目	人员类别	导师
2016—2017	广州大学	柳林	儒家伦理价值观与精神性的关系研究	硕士生	郭斯萍
2016—2017	广州大学	胡岑楼	不同类型的网络游戏经验对抗前摄干扰能力的改变	硕士生	张豹
2016—2017	国家开放大学	孙志娟	"新型产业工人培养和发展助力计划"远程教育质量评估研究	青年教师	
2016—2017	华东师范大学	刘天	走出"边缘化"和"满堂灌"误区：论问题导向教学	博士生	熊川武
2016—2017	华东师范大学	朱治军	效率与民主的博弈：20世纪前期美国学校课程变革取向研究	博士生	王保星
2016—2017	华东师范大学	李艳	知识生产的路径：对江苏省某高职院校一个工科专业发展史的微观考查	博士生	丁钢
2016—2017	华东师范大学	张鑫毅	模态与理由：语用表达主义及其应用	博士生	颜青山
2016—2017	华东师范大学	魏宇	计算的心智何以可能——物理系统中的计算问题研究	硕士生	郦全民
2016—2017	华侨大学	赵凯	中国与海上丝绸之路沿线国家汇率的联动与突变问题研究	青年教师	张五六
2016—2017	华侨大学	张进军	当代中国马克思主义话语体系构建研究	博士生	林怀艺
2016—2017	华侨大学	朱新球	我国高校科技成果转化问题及对策研究	青年教师	范月娇
2016—2017	清华大学	李晓洁	医学大数据时代中美知情同意比较研究	博士生	王蒲生
2016—2017	中央民族大学	李英源	理解日常生活中的教师——从文化心理学视角看民族地区教育改革发展	博士生	常永才
2016—2017	中央民族大学	英吉卓玛	少数民族乡村民间仪式中的本土教育实践研究——以青海省W藏族村为例	博士生	张俊豪

续表

获助年度	所在院校	受助者	申报论文题目	人员类别	导师
2016—2017	中国人民大学	陈广思	论历史唯物主义的二律相生结构	博士生	张文喜
2016—2017	中国人民大学	李晓龙	中国特色社会主义宗教安全观研究	博士生	叶小文
2016—2017	华中科技大学同济医学院	常雪凝	从孕期开始对0—2岁儿童生长发育监测的队列研究	研究生	沈 敏
2016—2017	华中科技大学同济医学院	陈 倩	中学生学业压力、心理健康问题及应对方式的研究	研究生	王礼桂
2016—2017	华中科技大学同济医学院	张敏莉	早期应激儿童心理弹性的发展及其影响因素的研究	研究生	韩 娟
2017—2018	北京大学	王 洋	图像理论与社会符号学视角下的教育质性研究方法	硕士生	林小英
2017—2018	北京大学	王晶心	基于网络软实力的慕课时代高校教师职业发展研究	硕士生	赵国栋
2017—2018	北京师范大学	丁瑞常	经合组织参与全球教育治理研究	博士生	顾明远
2017—2018	北京师范大学	杨 晓	简单阅读观（SVR）在汉语中的成分研究	硕士生	温红博
2017—2018	北京师范大学	汪冰冰	"我"是如何成为学徒的？——农村青少年制度外教育选择的研究	硕士生	周慧梅
2017—2018	北京师范大学	胡恒波	幼儿园教师差异教学能力的结构指标、诊断标准及培养策略研究	博士生	霍力岩
2017—2018	北京师范大学	高 玲	美国进步时代公立学校教师史	博士生	张斌贤
2017—2018	北京师范大学	杨 莹	自主动机对亲社会行为的影响：实施者和接受者的视角	博士生	寇 彧
2017—2018	北京师范大学	吴 娟	生活史视域下的校长课程领导研究——基于北京市B小学杜校长的个案分析	硕士生	周逸先

续表

获助年度	所在院校	受助者	申报论文题目	人员类别	导师
2017—2018	东北师范大学	李静美	"新中师"何以可能——乡村小学教师定向培养研究	博士生	邬志辉
2017—2018	东北师范大学	高 悦	体育锻炼对青少年心理幸福感的影响——基于东三省初级中学的实证分析	硕士生	于海峰
2017—2018	东北师范大学	李士平	网络学习环境下基于适应性反馈的元认知干预研究	博士生	赵 蔚
2017—2018	东北师范大学	呼连焦	城市社区协商民主制度化发展理论与实践研究——以吉林省为例	博士生	刘 彤
2017—2018	东北师范大学	徐 喆	我国科技政策对高技术产业创新的影响研究	博士生	李春艳
2017—2018	广州大学	刘秀清	家庭对孩子情绪智力影响的机制研究	硕士生	麻彦坤
2017—2018	广州大学	缪素媚	工作记忆中央执行功能训练对智障儿童的影响	硕士生	张 豹
2017—2018	广州大学	余玉荣	样例多样性、"学—测经验"及反馈方式对类别学习判断分辨率的影响	硕士生	邢 强
2017—2018	广州大学	王 帅	初中学生欺凌问题的研究	硕士生	王卫东
2017—2018	国家开放大学	蒋亦璐	国际视野中的开放大学学科专业设置研究——基于世界若干开放大学的个案比较	青年教师	李 莹
2017—2018	国家开放大学	狄晓暄	微信公众平台在远程教育学生中的设计与应用——以国家开放大学为案例	青年教师	江晓青
2017—2018	华东师范大学	李得菲	明清教子诗研究	硕士生	杜成宪
2017—2018	华东师范大学	杨来恩	中国近代比较教育学家的学术范式研究——以庄泽宣、常道直、罗廷光为个案	博士生	黄书光

续表

获助年度	所在院校	受助者	申报论文题目	人员类别	导师
2017—2018	华东师范大学	赵冬冬	小学教师伦理决策研究——基于关键事件的分析	硕士生	程　亮
2017—2018	华东师范大学	陈　悦	课堂中的地方知识：一种知识社会学的分析	硕士生	程　亮
2017—2018	华东师范大学	李妮娜	困境中的自我认同——中国现代自我观念研究	博士生	高瑞泉
2017—2018	华东师范大学	周正圆	适应性偏好与自主性关系的理论探究	硕士生	刘时工
2017—2018	华侨大学	罗兴鹏	个体认知、正向领导与团队情境对知识型员工建言行为的作用机制研究	博士生	张向前
2017—2018	华侨大学	曾健欣	机制·条件·限度——协商民主回应西方选举民主合法危机研究	硕士生	连朝毅
2017—2018	华侨大学	张文栋	人口结构变化对储蓄率的影响分析	硕士生	赵昕东
2017—2018	华侨大学	任智勇	学术资本主义与中国高等教育的转型——基于中西方大学的比较研究	青年教师	许斗斗
2017—2018	清华大学	王　公	中国科技与社会的一个侧面：抗战时期的营养问题研究	博士生	杨　舰
2017—2018	清华大学	陈晓旭	气候变化报道的图片表征及公众感知分析——以《人民日报》图片为例	硕士生	王程韡
2017—2018	中国人民大学	王　田	个体的共同体与共同体中的个体——马克思政治哲学中的共同体思想研究	博士生	张文喜
2017—2018	中国人民大学	刘祥乐	现代性境域中的价值虚无主义及其批判	博士生	马俊峰
2017—2018	中国人民大学	马　飞	海德格尔对黑格尔的现象学解释研究	博士生	张志伟
2017—2018	中央民族大学	罗银新	贵州省民族民间文化进校园的现状、问题及对策研究	博士生	滕　星

获助年度	所在院校	受助者	申报论文题目	人员类别	导师
2017—2018	中央民族大学	黄宁宁	日本教育人类学理论与实践研究	博士生	张俊豪
2017—2018	中央民族大学	何林志	"一带一路"背景下西南民族地区旅游职业教育发展战略研究	硕士生	吴明海
2017—2018	华中科技大学同济医学院	李帅奇	合成毒品滥用的家庭因素探究及家庭心理干预效果评价	研究生	王增珍
2017—2018	华中科技大学同济医学院	赵若兰	大学生社会适应性发展及影响因素研究	研究生	陈　辉
2017—2018	华中科技大学同济医学院	康　纯	大学生抑郁症状与父母教养方式和心理弹性的关系研究	研究生	韩　娟

注：国家开放大学，为原中央广播电视大学，于 2012 年 7 月改制；
　　上海交通大学医学院，为原上海第二医学院，于 2005 年 7 月改制；
　　华中科技大学同济医学院，为原同济医学院，于 2000 年与华中理工大学合并；
　　广州大学，为原广州师范学院，于 2000 年改制后多校合并组建。

附录二　资助机构、单位和个人（简介）

资助机构简介

香港圆玄学院是一间不谋利的宗教及慈善团体，成立 50 多年来，在弘扬中华优秀文化、支持学术研究等范畴均不遗余力。圆玄学院倡教育、重科学，尊崇儒、释、道三教传统美德，认同民族复兴，促进和谐社会发展。在香港，圆玄学院创办有中小学及幼儿园共 10 所，并开办多所老人、妇女及儿童的福利机构，更在内地捐建希望工程中小学超过 60 多所，为国育才，济困扶危，厥功至伟，获得国人的普遍赞誉。现任主席为全国政协委员汤伟奇博士，副主席为陈国超博士、邓锦雄先生及赵耀年先生。

"联校论文奖计划"自创立以来，一直得到香港圆玄学院的鼎力支持，创立初期还曾先后获得香港九龙总商会、吴仲亚基金、许李基金、信泰科技、杜祖贻教授、卢强华先生等慷慨支持。自 2007 年至今，香港圆玄学院一直资助论文奖计划的发展，在此一并致以衷心的谢忱。

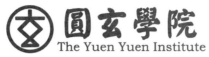

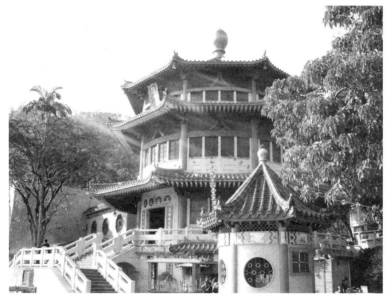

香港圆玄学院外景

附录三　"联校论文奖计划"各参与校徽标

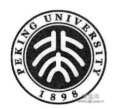

北京大学

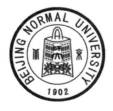

北京师范大学

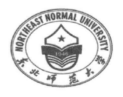

东北师范大学

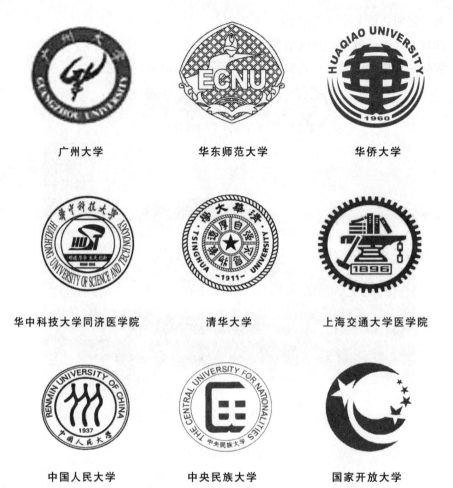

广州大学　　　　　　　华东师范大学　　　　　　华侨大学

华中科技大学同济医学院　　　清华大学　　　　上海交通大学医学院

中国人民大学　　　　　中央民族大学　　　　　国家开放大学

附录四　"联校论文奖计划"管理机构和各校负责人名录

"联校教育社科医学研究论文奖计划"理事会　主席：汤伟奇先生

"联校教育社科医学研究论文奖计划"学术委员会　主席：顾明远教授

"联校教育社科医学研究论文奖计划"评审委员会　主席：杜祖贻教授

分别负责计划项目的财政、学术和评审的领导工作；

"联校教育社科医学研究论文奖计划"学术委员会成员名单

顾明远教授　杜祖贻教授　汪永铨教授　李文利教授　曲恒昌教授

曾国屏教授　滕　星教授　张志伟教授　杜成宪教授　许积德教授

张禹东教授　张人杰教授　柳海民教授　刘宝存教授

"联校教育社科医学研究论文奖计划"评审委员会成员名单

杜祖贻教授　王增珍教授　张劲松教授　丁小浩教授　阎凤桥教授

石中英教授　申继亮教授　朱旭东教授　蒋劲松教授　李四龙教授

高瑞泉教授

下设："联校教育社科医学研究论文奖计划"秘书处

秘书长：刘宝存

成　员：曾晓洁　蒋　凯　李春萍　张玉婷

各参与院校负责人如下：

北京大学　　　　　　　　侯华伟

北京大学　　　　　　　　李四龙

北京师范大学　　　　　　张玉婷

清华大学　　　　　　　　王　巍

中国人民大学　　　　　　张志伟

中央民族大学　　　　　　苏德毕力格

国家开放大学　　　　　　陈守刚

东北师范大学　　　　　　刘国军

华东师范大学　　　　　　杜成宪

华东师范大学　　　　　　高瑞泉

华侨大学　　　　　　　　陈巧玲

广州大学　　　　　　　　王卫东

上海交通大学医学院　　　张劲松

华中科技大学同济医学院　王增珍

附录五 课题申报指南(选登：2011—2013 年)

联校论文奖申报指南(2011 年)

教育学及心理学

★1. 我国义务教育公平与质量问题研究

2. 我国农村留守儿童教育问题研究

3. 进城务工人员子女教育问题研究

4. 农村义务教育教师发展状况与保障机制研究

★5. 我国学前教育发展政策研究

6. 学校公共安全问题研究

7. 基础教育课程改革比较研究

8. 中小学生课外补习问题研究

9. 教师专业发展研究

10. 教育考试与评价制度研究

11. 教师任用制度与评价激励机制研究

12. 公民与道德教育研究

13. 道德教育中的学校、家庭、社区合作机制研究

★14. 高等教育质量保障与评估研究

★15. 创业教育与高校毕业生就业问题研究

16. 学位与研究生教育改革研究

17. 高校学生宗教信仰问题研究

18. 当前发达国家及我国教育改革与国民素质提升的比较研究

19. 当前若干发展中国家教育变革研究

20. 发达国家普及高中阶段教育发展战略研究

21. 俄罗斯、印度、巴西科技人才培养模式及其效果的研究

22. 国际组织与教育发展研究

23. 中国传统文化与当代中国教育改革研究

24. 孔子学院与中华文化传播研究

25. 民族团结教育研究

26. 我国少数民族多元文化教育研究

27. 学校教育中少数民族的国家认同与族群认同研究

28. 少数民族教育政策（比较）研究

29. 中职与高职教育有效衔接的研究

30. 职业技术教育办学模式与人才培养模式研究

31. 校园信息化建设与运用现状研究

32. 中小学信息技术教育研究

★33. 教育研究方法的科学性问题

★34. 网络时代的学生生活方式研究

35. 我国环境问题的现状及环境教育研究

36. 脑与认知学习

37. 中小学生心理健康问题研究

说明：

①★为重点研究项目；

②部分选题可开展国别和比较研究；

③课题指南有的较为具体，可直接按题目开展研究，但绝大多数课题涵盖的内容和涉及的面较宽，因此在申报时可从中选取某一问题或从某一视角进行研究。例如，"我国义务教育公平与质量问题研究"一题，既可进行国别研究，也可进行国际比较研究；既可就其中的某些问题，如教育公平的理论、各国教育公平的政策、措施、教育资源的公平分配、教育过程和结果的公平，等等，开展专题研究，也可就上述问题开展综合研究。其他课题大致如此。

哲学及社会科学

1. 华侨华人文化与中华文化研究

2. 海外新儒学研究兴盛的历史成因与中华文化的当代发展研究

3. 道教与中国和谐社会建设研究

4. 现代性观念的中西比较研究

5. 西方人文主义对中国近现代的影响

6. 中国本土传统信仰对外来宗教的制衡作用

7. 应用伦理学的中国传统资源

8. 西方思潮对于 20 世纪中国社会思潮的影响

9. 西方思想对 20 世纪儒学的影响研究

10. 社会科学的本土化、国际化研究

11. 自然科学方法在社会科学领域的重要性与应用

12. 新公共管理研究

13. 世界历史进程中多元文明互动与共生研究

14. 西方美学对中国近现代美学的影响

15. 科学、技术和产业前沿问题的哲学和社会问题研究

16. 科技成果转化问题及政策研究

17. 科技体制改革与自主创新问题研究

18. 我国政府对当前贫富悬殊与贪腐问题的政策分析

19. 民族文化传统与产品质量、食品安全研究

医学

1. 特殊家庭组织与儿童身心发展及教育

2. 营养与婴幼儿成长和教育

3. 中国人口与优生问题

4. 传统中国医学的科学性研究

5. 中小学性教育与性传染病的预防

6. 青少年的吸烟吸毒行为及教育对策研究

7. 健康教育课程教材及课本的检讨与分析

8. 学生社会适应性及影响因素研究

9. 青少年网络成瘾的神经生物学机制研究

10. 儿童生长发育监测

11. 认知科学、脑神经科学与我国小学语文教育研究

12. 青春期发育行为及青春期教育研究

13. 儿童行为障碍的神经心理学机制

14. 儿科医学教育

15. 学校教育与防止艾滋病扩散的政策、措施研究

16. 环境与儿童健康

17. 小儿语言发展与干预

18. 儿童和青少年创伤后应激障碍和情绪障碍的研究

19. 农民工亚健康状况研究

20. 全民保健教育及实施途径研究

联校论文奖申报指南(2012 年)

教育学及心理学

★1. 促进学生全面而有个性的发展研究

2. 保障适龄儿童接受基本而有质量的学前教育政策和机制研究

3. 流动人口子女在流入地义务教育后升学考试研究

★4. 流动人口子女社会融合教育研究

5. 中国城镇化进程中的城乡教育一体化发展战略研究

6. 缩小校际教育质量差距研究

7. 中小学生出国留学现象研究

8. 中小学生学业能力评价研究

9. 幼小衔接研究

10. 幼儿教师供给保障机制研究

11. 学生积极心理品质研究

12. 学生抗挫折心理训练研究

13. 学校营养配餐研究

14. 学生艺术素养培养研究

15. 学生数字化学习研究

16. 学生环保和低碳生活教育研究

17. 特殊儿童全纳教育研究

18. 家庭教育消费研究

★19. 高校招生制度改革研究

20. 大学章程研究

21. 大学生学力问题研究

22. 大学生创业教育研究

★23. 大学生就业问题研究

24. 高校社会服务模式研究

25. 中职和高职教育有效衔接研究

26. 职业教育师资队伍建设问题研究

27. 地方中高职与地方经济社会发展适切性研究

★28. 提高我国教育国际化水平研究

29. 内地与港澳台教育协同发展战略研究

30. 教育捐赠制度研究

31. 校长领导力建设研究

32. 城乡教师队伍交流机制研究

33. 教师专业伦理及专业发展研究

34. 困难群体受教育权保障研究

35. 农村富余劳动力转移培训研究

36. 我国少数民族多元文化教育研究

37. 学校教育中少数民族的国家认同与族群认同研究

38. 少数民族教育政策（比较）研究

39. 内地援助民族地区教育模式创新研究

40. 国际组织在世界教育发展中的作用研究

41. 欧盟教育标准框架研究

42. 周边国家教育发展战略与政策研究

43. 国际教育援助策略研究

★44. 教育社会科学研究方法的创新及科学性研究

说明：

①★为重点研究项目；

②部分选题可开展国别和比较研究；

③课题指南有的较为具体，可直接按题目开展研究，但绝大多数课题涵盖的内容和涉及的面较宽，因此在申报时可从中选取某一问题或从某一视角进行研究。既可进行国别研究，也可进行国际比较研究；既可开展专题研究，也可就问题开展综合研究。

哲学及社会科学

1. 华侨华人文化与中华文化研究

2. 海外新儒学研究兴盛的历史成因与中华文化的当代发展研究

3. 道教与中国和谐社会建设研究

4. 中西的现代性观念研究

5. 西方人文主义对中国近现代的影响

6. 中国本土传统信仰对外来宗教的制衡作用

7. 应用伦理学的中国传统资源

8. 西方思潮对于 20 世纪中国社会思潮的影响

9. 西方思想对 20 世纪儒学的影响研究

10. 社会科学的本土化、国际化研究

11. 自然科学方法在社会科学领域的重要性与应用研究

12. 新公共管理研究

13. 世界历史进程中多元文明互动与共生研究

14. 西方美学对中国近现代美学的影响

15. 科学、技术和产业前沿问题的哲学和社会问题研究

16. 科技成果转化问题及政策研究

17. 科技体制改革与自主创新问题研究

18. 我国政府对当前贫富悬殊与贪腐问题的政策分析

19. 民族文化传统与产品质量、食品安全研究

医学

1. 特殊家庭组织与儿童身心发展及教育研究

2. 营养与婴幼儿成长和教育研究

3. 中国人口与优生问题研究

4. 传统中国医学的科学性研究

5. 中小学性教育与性传染病的预防研究

6. 青少年的吸烟吸毒行为及教育对策研究

7. 健康教育课程教材及课本的检讨与分析研究

8. 学生社会适应性及影响因素研究

9. 青少年网络成瘾的神经生物学机制研究

10. 儿童生长发育监测研究

11. 认知科学、脑神经科学与我国小学语文教育研究

12. 青春期发育行为及青春期教育研究

13. 儿童行为障碍的神经心理学机制研究

14. 儿科医学教育研究

15. 学校教育与防止艾滋病扩散的政策、措施研究

16. 环境与儿童健康研究

17. 小儿语言发展与干预研究

18. 儿童和青少年创伤后应激障碍和情绪障碍的研究

19. 农民工亚健康状况研究

20. 全民保健教育及实施途径研究

联校论文奖申报指南(2013 年)

教育学及心理学

全球化中的教育治理研究；

国际组织重要教育政策及其影响研究；

★我国教育国际化发展策略与问题研究

中华优秀传统文化教育研究

道德文化的当代困境及其教育应对策略研究

★品格与公民教育实践模式研究；

国际视野下的教育与生态文明建设研究

中小学环保和低碳生活教育研究

★中国城镇化进程中的城乡教育一体化发展战略研究

农民工培训的现状、问题与对策研究

流动人口子女社会融合教育研究

流动人口子女在流入地义务教育后升学考试研究

促进义务教育均衡发展的教师流动机制研究

教师教育生活问题研究

★大城市义务教育阶段择校问题现状和对策研究

我国学前教育政策和保障机制研究

学校布局调整研究

★学生体质健康状况及阳光体育活动的实施效果研究

学生性别教育及社会化研究

青少年心理健康问题及心理健康教育研究

学生学习方式问题研究

★高校招生制度改革研究

研究生招生制度改革研究

高校创新能力国际比较教育研究

大学生创业教育及就业的国际比较研究

大学生就业统计与监测研究

高校内部治理及管理机制改革研究

中国环境下的现代大学制度研究

中国高等教育的现时代发展路向转型研究（由外延发展数量扩张转向内涵发展提高质量）

学校教育中少数民族的国家认同与族群认同研究

民族团结教育实践模式研究

少数民族的语言与文化传承研究

职业教育与普通教育融合研究

教育社会科学研究方法的创新及科学性研究

信息化与教学及学习方式的研究

哲学及社会科学

社会科学的本土化、国际化研究

促进区域协调发展的宏观调控政策国际比较研究

全面加强惩治和预防腐败体系建设研究

当代西方政治制度困境和历史局限研究

世界经济转型调整趋势及战略应对研究

全球化背景下多种文化共存的理论与实践

传统文化与现代化之间关系的理论研究

当代政治哲学的最新进展

价值多元化与道德相对主义研究

医学与社会

青少年心理健康状况研究

青少年问题行为研究

青少年心理行为干预研究

青少年快乐成功技能研究

特殊人群的心理健康研究

说明：

①★为重点研究项目；

②部分选题可开展国别和比较研究；

③课题指南有的较为具体，可直接按题目开展研究，但绝大多数课题涵盖的内容和涉及的面较宽，因此在申报时可从中选取某一问题或从某一视角进行研究。既可进行国别研究，也可进行国际比较研究；既可开展专题研究，也可就问题开展综合研究。

后 记

　　凝聚了众多专家学者和青年学子"科研创新、科研报国"之心的《树蕙滋兰　青胜于蓝》一书的出版，是一件很有意义的事情。本书篇幅不是很长，但成书过程却不算短。

　　我们清楚记得，2010 年 11 月在北京师范大学召开"联校论文奖计划"十五周年庆典暨学术研讨会期间，许多青年学子代表和参与院校的负责老师都不约而同地表达一个心声：把"联校论文奖计划"十多年无偿资助国内 10 多所高校青年学子开展科研的丰功伟绩写出来，让其经验得以传播开来，以推动我国教育社会科学研究的发展。

　　会议结束后，"联校论文奖计划"专家委员会部分成员和秘书处成员认真研究并接受代表们的建议，认为确有必要编写一本有关"联校论文奖计划"的专书，真实介绍和描述它的创立、改革、发展的历程，揭示其灵魂、本质、特色、业绩和主要经验，这不仅有助于受助青年学子的成长，而且对全国教育及社会科学研究的健康发展也会发挥某种引导和示范作用。

　　2011 年"联校论文奖计划"秘书处根据专家委员会的指示精神和要求，在较广泛搜集了各种文献资料的基础上，初步拟定了专著编写的原则和基本框架结构，以及各部分的大致内容，并呈交专家委员会的各位专家，听取他们的修改意见和建议。专家们认真审阅了这份建议初稿，提出了许多宝贵意见。同年，"联校论文奖计划"评审委员会主席杜祖贻教授还特别捐赠了专款资助书稿的编写。

　　2012 年至 2013 年，几位老一辈专家学者和中青年学术骨干，陆续将本人写的相关论文寄交秘书处。秘书处的大多数成员也按计划规定，完成各自分担的编写部分。

　　2014 年至 2015 年，秘书处按预先确定的论著框架结构，将所有书稿按章节汇集成书，然后送交各位专家委员会成员，请他们对全书及各篇论文进行审阅。

2016 年，秘书处成员根据各位专家反馈提出的意见和建议，对整个书稿进行了较大程度地修改和完善，并将修改后的书稿再一次送交部分专家委员会成员，请他们继续批评指正。

2017 年秘书处成员先后两次召开会议，专门讨论书稿的最终定稿问题，并将初步确定的书稿样本寄送给十多位专家，请他们终审把关。

特别令我们感动的是，专家委员会主席顾明远教授和评审委员会主席杜祖贻教授，这两位学术前辈，自始至终对书稿的编写极为关切，不仅多次细心审阅书稿，提出极为中肯宝贵的指导意见，而且亲自为本书作序。

还要特别指出的是，国内 12 所高校的 1 400 多位计划项目的受助者，通过"科研工作总结"、访谈、座谈会和大会发言等多种形式，也为本书提供了感人心扉的"体悟"篇。

总之，近 6 年多来，"联校论文奖计划"的新老专家、青年学子，以及相关管理人员，都非常用心地、力争完美地编写此书，以奉献给广大读者。

本书主要是介绍、描述"联校论文奖计划"创立 20 多年来的发展、改革和成效。因此，本书写作的基本原则是尊重历史、尊重事实，态度严谨、评述客观。

本书按时间顺序或专题编写，大致包括以下几部分。

第一部分（包括一、二、三章），比较详尽地记述了"联校论文奖计划"的缘起、早期的重要活动，及其管理体制改革与发展壮大。

第二部分（即第四章），客观、真实地介绍和评述了"联校论文奖计划"取得令人瞩目的业绩及其主要特色和基本经验。

第三部分（包括五、六、七章），刊载了"联校论文奖计划"专家委员会部分委员、资深研究生导师发表的指导和引领科学研究的论著；伴随着"联校论文奖计划"成长起来的青年学者探寻科学研究经验的佳作，以及获得资助的青年学子的研究体悟和心声。

第四部分为附录，主要刊登了"联校论文奖计划"1994 年至 2017 年 12 所参与院校受助青年学子的名录，总计 1 470 多人次（按年度、学校），其中不少是目前活跃于国内社会各界，特别是学术界的精英和重要管理人员。本部分还简要介绍了资助机构、单位和个人，"联校论文奖计划"管理机构和各参与院校负责人名录。所有这些都是很有价值的历史记忆。

毫无疑问，本书的编著和出版是各方共同努力和奋进的结果。杜祖贻教授、顾明远教授、汪永铨教授等老一辈专家、学者，不仅共同创建了"联校论文奖计划"这艘巨大的学术航船，为其指明了前进的方向，引导其沿着正确的路径破浪前进，而且亲自指导本书的编写。

"联校论文奖计划"专家委员会、评审委员会的专家、各参与校的负责老师、1 400 多名受助者的指导教师，他们不仅是"联校论文奖计划"这个庞大学术共同体的共同建设者和推进者，而且是本书的重要编纂者。

众多青年学子不仅是"联校论文奖计划"大家庭的自觉、主动的参与者和建设者，而且也为本书提供了丰富、生动的营养要素。

秘书处的各位同事不辞辛苦、勤勤恳恳、踏踏实实、自始至终地为"联校论文奖计划"的创立、成长、发展服务，为本书的最终定稿发挥了不可替代的作用。

本书出版之日，再多的溢美之词也难以表达我们的感谢之情。

当然，我们要特别感谢的是圆玄学院主席汤伟奇先生，香港九龙总商会、吴仲亚基金、许李基金、信泰科技和卢强华先生等。没有他们的无私、慷慨捐助，"联校论文奖计划"便无从谈起。

感谢北京师范大学出版社对本书出版的鼎力支持。

"联校论文奖计划"作为特定历史时期的资助高校青年学子科学研究的民间性质的公益性事业，20 多年来取得了不平凡的业绩，积累了许多有价值的经验和启示。但是，进入 21 世纪后，随着国家社会、经济的快速发展，国家用于科研经费的不断增加，以及国内外有资质的社会资助的逐步兴起，国内高校科研经费获得的渠道和途径也不断扩展，资助力度也持续增大。这意味着，从某种意义上说，"联校论文奖计划"已完成了它的历史使命，高校科研资助已进入了一个新阶段。然而，"联校论文奖计划"对我国青年学子成长的贡献是永存的，它积累的许多经验是具有某种普世和启示价值的。

曲恒昌　刘宝存

2017 年 12 月